儿科
常见病临床治疗学

孙雁 主编

汕頭大學出版社

图书在版编目（CIP）数据

儿科常见病临床治疗学 / 孙雁主编. －汕头：汕
头大学出版社，2019.1
ISBN 978-7-5658-3805-7

Ⅰ．①儿… Ⅱ．①孙… Ⅲ．①小儿疾病－常见病－诊
疗 Ⅳ．①R72

中国版本图书馆CIP数据核字（2019）第029529号

儿科常见病临床治疗学
ERKE CHANGJIANBING LINCHUANG ZHILIAOXUE

主　　编：孙　雁
责任编辑：宋倩倩
责任技编：黄东生
封面设计：蒲文琪
出版发行：汕头大学出版社
　　　　　广东省汕头市大学路243号汕头大学校园内　邮政编码：515063
电　　话：0754-82904613
印　　刷：朗翔印刷（天津）有限公司
开　　本：880mm×1230mm　1/32
印　　张：9.75
字　　数：246千字
版　　次：2019年1月第1版
印　　次：2019年9月第1次印刷
定　　价：60.00元
ISBN 978-7-5658-3805-7

作者简介

孙 雁

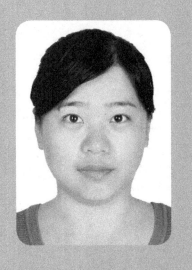

女，山东大学硕士研究生，淄博市妇幼保健院儿科副主任医师。山东省医师协会儿科医师分会神经专业委员会委员，山东省抗癫痫协会青年委员会第一届委员，淄博市医学会儿科重症医学专业委员会委员。曾至北京儿童医院进修学习，多次参加国家级、省级儿科专业学习班。工作二十余年，对儿科常见病及多发病有丰富临床经验，特别擅长神经系统疾病诊疗、重症监护、脑电图等专业。先后主研科研一项，参研科研一项，发表论文十余篇。

前 言

　　儿科学是一门研究小儿生长发育规律、营养、卫生保健、疾病防治的医学科学。儿科很多疾病如病毒性脑膜炎、婴幼儿腹泻病、支气管哮喘、先天性心脏病、再生障碍性贫血等多属于危急重症，若得不到及时、正确的诊断和治疗，将会错过最佳的治疗时机，导致严重的并发症和后遗症，甚至会威胁患儿的生命。因此，如何早期诊断并组织抢救处理，就成为问题的关键。近年来，儿科学取得了重大突破，在基础研究与临床应用方面均取得了较大进展，新技术、新方法、新药物不断涌现。为了推广目前儿科临床诊治领域的先进经验，提高儿科疾病的诊断率与临床治愈率，特编写了本书。

　　本书从临床实用的角度出发，在理论知识与临床实践之间架设起一座桥梁，使刚步入临床工作的医师能在短时间内掌握儿科疾病诊疗的基本流程，提高专业技能。全书内容共十章，涉及了儿科临床中各种常见病和多发病，针对不同疾病，分别详细阐述了其病因、发病机制、临床表现、诊断、鉴别诊断、治疗与预后。本书内容新颖，简明扼要，重点突出，同时又兼顾知识面的广度及临床实用性，旨在提高医师的临床诊疗水平，是住院医师、基层医务工作者、高等医学院校学生常备的参考书。

鉴于学识水平和编写时间有限，书中疏漏和错误在所难免，祈望各位读者不吝赐教。

孙 雁

淄博市妇幼保健院

2018 年 5 月

目录

第一章 绪 论

儿科学是研究婴儿、儿童、青少年的身心健康、生长发育、疾病防治以及如何促使他们成长至成人时发挥全部潜能的一门科学。儿童是社会中最脆弱或最易受到伤害的人群，为此，他们需要得到特别的关心。儿科医师担负着从受孕到儿童发育成熟全过程中的体格、精神、心理发育及疾病防治的重任，所以必需关注危害儿童及其家庭健康、幸福以及影响其器官、系统功能和生物过程的社会或环境因素。

第一节 儿科学的范畴

随着科学的发展，尤其与儿科有关的边缘学科的发展，儿科学研究的范围逐渐扩大及深入。如果以年龄来分，有新生儿学、青少年（青春期）医学。如果从临床的角度以器官系统的疾病来分，包括小儿心脏病学、小儿神经病学、小儿肾脏病学、小儿血液病学、小儿胃肠道疾病学、小儿精神病学等。从小儿发育的角度考虑有发育儿科学，从研究社会与儿科有关的问题考虑有社会儿科学等。

残疾儿童是全社会关心的问题，先进的国家已建立了残疾儿科学，由神经病学、精神病学、心理学、护理学、骨科、特殊教育、语言训练、听力学、营养学等许多专科所组成，专门讨论残疾儿童的身心健康。相信今后一定还会有新的与儿科学有关的边缘学科兴起，为儿童的健康服务。

第二节 儿童期的年龄划分

儿童处在不断生长发育的过程中，全身各系统、器官及组织逐渐增大，趋向完善；其功能亦趋向成熟；这个过程是连续的，但也表现出一定的阶段性。各阶段在解剖、生理、免疫、病理等方面各有其特点，因此在疾病的发病率、引起疾病的原因、疾病的表现等方面均有不同；而更重要的是在身心保健方面的重点各阶段有所侧重，因此对儿童进行年龄期的划分对小儿疾病的临床及预防保健均是有益的。

从受精卵开始到生长发育停止可分为以下 6 期。

一、胎儿期

从受精卵开始到婴儿出生前称为胎儿（fetus）期，共 40 周（从末次月经第 1 天算起，实际上从受精开始为 38 周）。受精后 8 周内称为胚胎期（或称成胚期），这个阶段各系统的器官、组织迅速分化发育，已基本形成胎儿；如果受到内外因素的作用，胚胎形成受到影响，会发生各种严重畸形，甚至流产。

从受精 8 周后到出生为胎儿期，这阶段各器官进一步增大，胎儿迅速增大、发育逐渐完全，如果到胎龄满 37 周后娩出，称为足月儿，在母亲的照顾下逐渐生长、发育。

临床上又将整个妊娠过程分为 3 个时期，即：①妊娠早期，此期共 12 周，胎儿已基本形成。②妊娠中期，此期共 16 周，各器官迅速生长、生理上趋于成熟。但在妊娠 20 周前、体重均在 500g 以下、肺未发育好的情况下，即使生下，也不能存活；妊娠 28 周时胎儿体重已达 1000g，肺泡结构已经比较成熟，故妊娠 28 周后娩出的早产儿在精心护理的条件下可以存活。③妊娠后期，此期共 12 周，以肌肉及脂肪组织迅速生长为主，故胎儿的体重增加迅速。

引起胎儿病理改变的主要原因在妊娠早期主要是基因及染色体的异常（包括突变）及孕母的各种感染；妊娠中期及后期主要

是胎盘、脐带的异常而导致缺氧、感染，放射及有毒化学物质的损害，免疫性血液病（溶血症）及孕母的营养障碍等。

胎儿期的保健措施应包括孕前咨询、孕母感染性疾病的预防（尤其是弓形体病，巨细胞病毒感染，风疹、疱疹病毒感染及梅毒）、孕母营养的合理指导、定期产前检查、高危妊娠的监测及早期处理、孕期合理用药及某些遗传性疾病的早期筛查等。

二、婴儿期

从出生后到满 1 周岁之前称为婴儿期。此期生长发育迅速，第 1 年内体重增加 2 倍，身长比出生时增加 50%，脑发育也迅速。婴儿主要从乳类中获得营养。

婴儿期的保健重点为提倡母乳喂养，及时添加离乳食品，预防营养缺乏性疾病（维生素 D 缺乏性佝偻病、营养性缺铁性贫血及消化道功能紊乱）；有计划地接受预防接种，完成基础免疫程序；创造条件与婴儿多接触，促进正常发育。

围生期国内的定义是指胎龄满 28 周（体重≥1000g）至出生后 7 天。这一阶段包括妊娠后期、分娩的过程及生后的第 1 周。该阶段内的死亡率较高，需产科与儿科医师共同合作处理好胎儿及新生儿所发生的种种问题。

新生儿（newborn）系自出生后脐带结扎到生后 28 天内的婴儿。新生儿期是婴儿出生后离开母体适应外界环境、开始独立生活的阶段。生理上出现血液循环的改变并建立自主的呼吸，但是生理调节和适应能力还不够成熟。此期发病率及死亡率均高。疾病中以产伤、窒息、颅内出血、溶血、各种感染、先天畸形等为主。

根据上述特点应做好分娩前及分娩过程中的各项工作，婴儿出生后的保健重点是保证母乳喂养，保温和预防感染（如皮肤、脐带的清洁护理、消毒隔离），早期的母婴接触等。有条件的地区进行苯丙酮尿症、先天性甲状腺功能减低症及先天性听力障碍等疾病的筛查，早发现、早治疗。

三、幼儿期

从 1 周岁后到 3 周岁之前为幼儿（toddler）期。此期生长发育的速度减慢。已能独走，活动范围较前广泛；已能用语言表达自己的想法与要求；识别危险的能力不足；饮食上已逐渐过渡到成人膳食。至 3 足岁时乳牙已出齐。

此期的保健重点是合理营养、平衡膳食；防止各种意外伤害的发生；家长要正确对待及处理好第一阶段的逆反心理；重视牙齿保护；重视教养，从小培养各种良好的习惯。

四、学龄前期

3 周岁后到入小学前（6～7 周岁）为学龄前（preschool）期，即小儿进入幼儿园的年龄阶段。此期生长速度减慢，每年体重平均增加 2000g，身高增加 5～7cm。语言及思维发展迅速，好奇多问，模仿性强，求知欲强。到此期末已具备入小学的条件。

此期的保健重点为加强安全教育，预防各种意外伤害；注重口腔卫生，预防龋齿；注重眼的保健；重视良好的道德品质教育，养成良好的卫生、学习、劳动习惯。

五、学龄期

从入小学（6～7 岁）到青春期（女 12 岁、男 13 岁）开始之前为学龄（school）期。此期体重、身高每年稳定增加，乳牙逐渐脱落，换上恒牙。除生殖系统外，其他各系统的发育均将接近成人。认知能力进一步加强，社会心理进一步发育，求知欲进一步加强，是长知识、接受各方面教育的重要时期，应进行德、智、体、美、劳全面教育，为今后进入初中、高中的学习打好基础。

该阶段的保健重点是继续做好口腔及眼的保健，矫治慢性疾患，端正坐、立、站的姿势，防止脊柱畸形。可能因离开家庭进入学校或者因学习困难而产生各种心理尤其情绪方面的问题，家长要予以足够的关心。应注意道德品质的教育。

六、青春期

女孩从 11~12 岁开始到 17~18 岁，男孩从 13~14 岁开始到 18~20 岁为青春期，这仅仅是人为的划分，因为个体差异较大。青春期的特点是生殖系统迅速发育，并趋向成熟，女孩出现月经，男孩有遗精。在性激素的影响下，体格发育出现第二次高峰（第一次在1岁以内），体重增加，肌肉发达，身高有明显增加。但是增长高峰之后出现减慢的过程，直到身高停止增加，生殖系统发育成熟。随着年龄的增加，接触社会的机会增多，外界环境的影响逐渐扩大，由于逐渐趋向成熟，在这阶段会出现第二次的心理违拗期。

此年龄期的保健重点为应保证足够的营养以满足生长发育之需。此阶段容易出现内分泌及自主神经功能不稳定的现象，如高血压病、甲状腺功能亢进症、月经周期紊乱、痛经等；还可由于学习紧张而出现一些心理上的问题，如忧郁、焦虑等，应加强生殖、生理卫生知识的教育。

第三节 循证医学与临床实践

循证医学（evidence based medicine）是近年国际临床医学领域迅速发展起来的一个学说。循证医学是临床医学的新范例，它提供给患者的医疗是建立在目前所能提供证据的基础上的，它并不简单根据直觉得到的、非系统的临床经验以及疾病的病理生理的基础知识，而是强调临床证据。其核心思想是：医务人员应认真地、明智地、深思熟虑地运用临床研究中得到的最新、最有力的科学信息来诊治患者。任何医疗决策的确定都应基于客观的临床科学研究依据，临床医师开处方、专家制订治疗指南、政府制订医疗卫生决策等也应依据现有的最可靠的科学依据进行。

循证医学要求临床医师根据科学研究的依据来处理患者，在仔细采集病史和体格检查的基础上，要做到：①进行有效的文献检索；②运用评价临床文献的正规方法；③发现最相关和正确的信息，最有效地应用文献即证据；④根据证据解决临床问题，制订疾病的预防措施和治疗措施。

随着临床医学近年来的迅速发展，人们越来越认识到动物试验不能取代人的试验，因为人体远较动物复杂；并对长期以来单纯根据病理生理机制指导临床治疗的现状产生了疑问，许多学者认为随机对照试验在医学研究中的广泛应用可与显微镜的发明相媲美，根据临床研究依据来处理患者的观念已形成。循证医学将帮助培养21世纪的医师用医学证据解决临床问题的能力，将医学研究的结果用于临床实践。儿科学专业具有与其他专科不同的特点，儿科循证医学实践的核心除了检索文献和评价文献外，一旦证据被认为是真实可靠，关键是结合实际患儿，并与患儿的监护人进行商量，在充分考虑了患儿及其监护人的意见后作出临床的决策。

医疗实践在迅速进步，临床医师可以通过以下途径来了解信息进展：①查找医学文献，包括综述、实践指导、编者按、广告文章等；②向专家进行咨询；③听医学讲座、看广告栏、与医药公司代表交谈。但来源于上述的资料都可能带有不同程度的偏倚，有时各种来源的意见并不统一。如不对上述资料进行评价，对临床实践的应用不会有很多的帮助，医师可能会听信某位权威专家的意见，而对独立判断发生困难。

1984年由加拿大McMaster大学制订了《阅读者指南》，指南的主要目的是帮助临床医师阅读文献，确保知识更新。后来，该大学的工作小组与北美的同事制订了一套《使用者指南》（*user's guides*），它指导临床医师如何更有效的搜集文献，指导如何解读临床的研究结果，以及如何将它用于医疗上。新指南更注重提倡用医学文献的证据解决患者的问题。即用从文献中测定、总结出来的信息回答每天碰到的临床问题。

近30年来，临床研究进展迅速，20世纪60年代临床随机对照研究（RCT）还十分少见，现在已被普遍采用。任何一种新药上市都必须通过有效的临床试验。荟萃分析作为对 RCT 结果进行综合分析的手段，越来越被更多的人所接受。

循证医学与传统医学在处理临床问题上有着很大区别。传统医学对于预后、诊断试验、治疗有效性的观察建立在非系统观察的临床经验、对发病机制和病理生理知识的理解、对专家与经验的依赖性基础上，所以传统医学解决临床问题的方法是：①根据自己的经验和生物学知识；②阅读教科书；③请教专家；④阅读有关文献。而循证医学系统地记录治疗结果，可明显地增强患者对疾病的预后、诊断、治疗的信心。循证医学认为，对于疾病基础知识的理解十分重要，它可以帮助说明临床观察的结果和证据，但对于临床实践的指导是不够的。循证医学还认为，为恰当解决临床问题，应仔细采集病史、进行必要的体格检查，为诊断和治疗的决定提供尽量多的客观的证据，在此基础上应阅读有关原始文献并进行科学评价，决定如何用于临床，当然也不排斥向同事及老师请教。

循证医学证据的来源主要是随机对照试验或随机对照试验荟萃分析结果。在不可以进行随机对照试验或没有随机对照试验结果时，非随机对照试验包括观察性、描述性研究也可作为证据，但可靠程度不及随机对照试验。证据即相关资料必须在具有可供使用、可获得、可被接受、可应用和可被审评性五个先决条件后才能开展循证医学。

循证医学的具体做法和步骤如下文所示。首先要提出一个拟解决的具体的临床问题，然后进行有效的文献检索，选择有关的最佳研究资料，并用《使用者指南》中的标准评价，了解其优缺点，分析其是否合理正确，最终提取有用的临床信息用于解决患者的问题。在考虑该信息是否适用于自己的患者时既需要有关的病理生理基础知识，还需要有行为医学的知识。评价文章时要考虑及回答以下问题：①研究结果是否正确？②结果是什么？③这些结果对处理我的患者有帮助吗？

归纳起来，进行循证医学可分下面四个步骤：①从患者存在的问题提出临床要解决的问题；②收集有关问题的资料；③评价这些资料的真实性和有用性；④在临床上实施这些有用的结果。

循证医学中对收集的医学文献都要进行评价，评价方法需遵循《使用者指南》提出的标准进行评价，如评价有关治疗和预防的文章，《使用者指南》有下列规定。

一、测定研究结果是否正确

（1）患者是否随机分组。

（2）是否所有进入试验的患者都归入原先随机化分配的各组中进行分析，并在结论中加以说明，即打算治疗分析。失访者越多，结果的偏倚越大，因为他们可以有不同的结局，有些可能因好转而不继续求医；有的可能很差，或因不良反应或因死亡而离开试验。故如有失访者，应将可能有的两种结果都计算一遍，如结论不变，则较可信。

（3）患者、医师及研究者对治疗是否都是"盲"的。

（4）患者的分组在研究开始时是否是相同的。

（5）除了实验干预外，各组其他的治疗是否都相同。

二、结果是什么，治疗的作用有多大，可以通过下列方法计算及表达

（1）绝对危险度。

（2）相对危险度。

（3）治疗作用的估计有多少精确度？实际上，从来也没有人能知道真正危险度的减少有多大，对此只能做出估计，上述的计算是估计，我们常用95％可信限（CI）来表示其范围。

三、结果是否对自己的患者有帮助

（1）该结果能否用于自己的患者，将您自己的患者与文献报道中选择患者的标准相比。

（2）是否考虑到所有的临床上的重要结果？每一种药物的治疗作用主要看其对患者是否重要。

（3）治疗的好处与可能发生的不良反应及费用：应考虑可能的治疗作用是否值得。这可以用需要治疗的患者数目（number needed to treat，NNT）来表示。

总之，在评价说明治疗作用的文章时首先要确立问题，再用检索手段获得可提供的最佳证据测定该证据的质量，如果质量是好的，那么就测定治疗作用的范围，考虑患者是否与自己的患者相同。结果的测定十分重要。最后考虑到治疗不良反应，测定干预措施的可能结果，在纸上写出治疗的好处、不良反应和费用，决定是否采用此治疗。

《使用者指南》发表了一系列对医学文献评价的标准，包括对诊断试验的评价、疾病预后的评价、病因结论的评价等，均可用作循证医学对医学文献的评价。

总之循证医学就是在提出问题的基础上寻找证据，对这些证据进行评价说明，最后用这些证据指导临床实践。

系统综述是系统全面地收集全世界所有已发表或未发表的有关临床研究的文章，筛选出符合质量标准的文章，进行定量综合，得出可靠的结论。由于传统医学解决临床问题在方法上存在缺陷，某些疗法虽有充分证据证明有效，但长期未被采用；另一些疗法根本无效，甚至有害，却长期广泛应用；某些医学问题已有答案但仍在进行研究。系统综述就是用来解决这些问题的方法之一。1979 年，Archie Cochrane 提出各专业应将所有的有关 RCT 的研究论文收集起来进行系统综述，并随新的临床试验出现随时更新，为临床治疗实践提供可靠依据。20 世纪80 年代出现跨国合作，对某些常见重要疾病（心血管、癌症、消化道疾病）、某些疗法做了系统综述，它们对世界临床实践和指导临床研究课题的方向产生了划时代的影响，被认为是临床医学发展史上的一个里程碑。系统综述由于经过系统评价结果，使其结论最接近真实情况，从而可以为临床提供质量高、科学性强、可信度大、重复性好的医疗措施、治疗方法和药物，以指导临床实践，推动医疗质量的提高。另一方面亦为临床科研提供重要信息，为立题提供科学的基础，从而避免了走弯路及重复研究浪费科研经费。

系统综述的步骤可分为：①确立综述目的；②确定资料来源和收集有关资料；③对收集的文献资料按循证医学的原则和方法进行评价；④应用描述性方法将资料进行数量上的合并；⑤应用荟萃分析方法将资料进行定量综合；⑥小结和分析综合结果；⑦提出应用指南。循证医学提倡个人的临床实践经验与从外部得到的最好的临床证据结合起来，这在患者的诊治决策中至关重要。但是必须强调，忽视临床实践经验的医师，即使得到了最好的证据也可能用错，因为最好的证据在用于每一个具体患者时，也必须因人而异，结合临床资料进行取舍；而如果缺乏最好、最新的外部证据，临床医师可能采用已经过时的旧方法，给患者造成伤害。1972—1989 年共有 7 项 RCT 研究均显示用泼尼松龙治疗早产孕妇可降低早产儿的死亡率，幅度达 30％～50％，但在 1989 年前由于未开展该试验的系统性综述分析，大多数产科医师根本不知道该疗效有效，结果有 1％的早产儿由于没有得到相应治疗而死亡。

近年来，采用各种临床指南作为临床医师医疗行为的标准已成为国际的趋势。临床指南是以循证医学为基础，由官方政府机构或学术组织撰写的医疗文件，将规范化医疗与个体化医疗相结合，对提高医疗质量有重要的推动作用，其目的是为了提高医疗质量和控制医疗费用的不断上涨。自 1993 年起，在《医学索引》（*Index Medicus*）可以用"实践指南"作为关键词检索到所需要的内容，美国国立卫生研究院公布的临床指南和专家组意见分两个目录收集在 http：/text nlm nih gov。不同的疾病临床指南也可以在网上找到。如哮喘的诊治指南可以从美国国立心肺血液研究所的网址查到，其网址是 http：/www. nhlbi. nih. gov/。此外，在网上也可查阅加拿大医学会（http：/www. cma. ca/cpgs/index. htm）和澳大利亚医学会（http：/www. mja. com. au/public/guides/guides.

htm）提供的临床指南。中华医学会发布的临床诊治指南虽然没有收集到一起，但中华医学会期刊系列均已全文上网（http：/www.chinainfo. gov. cn/periodical/zhyxh. htm），读者上网查找原文非常方便。我国第一部以循证医学为依据的脑血管病临床指南（《BNC脑血管病指南》）也已问世，为我国神经科医师明确诊断和规范化治疗脑血管病提供了循证医学的依据。以循证医学为基础的临床指南的产生具有以下几方面的重要意义：①可以提高医疗机构的医疗质量，给予经治患者最佳的治疗和合理的治疗，因为临床指南上形成的诊断治疗决策都是以循证医学为基础，集中了新近最佳临床科学研究成果和专家意见；②由于诊断和治疗建议是以正式医疗文件形式在各种医疗机构和临床医师中进行传播，因此可以改变临床医师的医疗行为，减少不同医疗机构和不同临床医师之间由于素质不同造成的医疗水平的差异；③可以减少医疗费用，不少临床指南的形成，都经过临床经济学"成本－效果"分析，所形成的诊断治疗意见"成本－效果"分析都是最好的；④有助于继续教育，临床指南收集了所有有关文献，并对文献中的结论进行了系统评价，集中了新近最佳临床科研结果，并且不断更新，因此也是很好的继续教育教材；⑤可以作为官方政府部门对医疗机构医疗质量检查的依据，因为指南具有一定的权威性；⑥可作为医疗保险机构掌握医疗保险政策的凭据。

不同水平的实证（按强度排序）包括：来自对所有相关随机对照试验的系统评价的实证；来自至少设计良好的随机对照试验的实证；来自设计良好、有对照但非随机试验的实证；来自设计良好的队列研究或病例对照分析研究，特别是多中心研究；来自多时间序列研究，有干预或没有干预；来自权威的意见，基于临床经验、描述性研究或专家委员会的报告。

目前高水平的有关儿童的证据在很多方面是不足的，而成人的研究不能完全照搬应用于儿童。由于儿童对药物的吸收、分布和代谢与成人有着根本的区别，儿童与成人相同的疾病但病因不同，对治疗产生的效果也不同，如大剂量、长疗程使用糖皮质激素会造成小儿生长发育迟缓的危险，而在成人则没有这种危险。很多研究不包括儿童或没有年龄的分组结果，这意味着儿科医师没有适当的结果可以推广于患儿，现在有科克伦儿童健康领域来提供儿童的证据，如科克伦儿童健康领域已制订了关于儿童的证据指南和相关与年龄的亚组分析。与成人相比，小儿往往缺乏有价值的病史资料和体格检查，特别是这些资料的获得是通过第3人（家长）和一些受限的检查（患者不合作），根据病史和检查能得到的验后概率和以前的实验室研究信息都十分有限。儿童的研究证据常存在诊断的不确定，缺乏客观的终点指标，小样本和医德问题而影响研究的内部的真实性。加强儿科领域里的大样本的多中心随机对照研究将会大大改变目前临床决策中的失误、偏倚。

尽管儿科循证临床实践存在着这些障碍，但循证医学的实践对保证患儿采用最好的和最适宜的临床处理，保证最适宜的证据应用于儿科临床决策是必要的。虽然循证儿科临床实践实施存在困难，但克服这些困难的方法和策略也在不断地发展、完善。

第二章 儿童生长发育

第一节 生长发育规律

一、生长发育的连续性

小儿生长发育是一个连续的过程，但各年龄生长发育并非等速，除在母体宫内的生长期外，出生后第1年末身长为出生时的1.5倍，体重为出生时的3倍，此为生长发育的第一个高峰。至青春期，身高及体重生长又迅速加快，出现生长发育的第二个高峰。

二、各系统器官发育的不平衡性

各系统的发育快慢不同，各有先后。如神经系统发育较早，生殖系统发育较晚，淋巴系统则先快而后回缩，皮下脂肪发育年幼时较快，而肌肉组织则须到学龄期才发育加速（见图2-1）。

三、生长发育的一般规律

生长发育遵循由上到下、由近到远、由粗到细、由低级到高级、由简单到复杂的规律。如出生后的运动发育：先抬头，后抬胸，再会坐、立、行（自上到下）；从臂到手，从腿到脚的活动（由远到近）；手拿物品先用全掌握持，以后发展到能以手指摘取（从粗到细）；先会画直线，进而能画圈，再画人（由简单到复杂）；先学会观看和感觉事物，认识事物，再发展到记忆、思维、分析、判断（由低级到高级）。

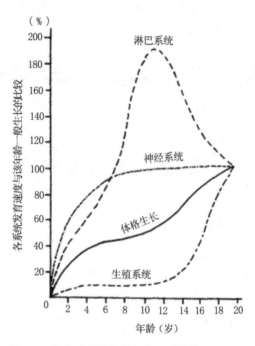

图 2-1　出生后不同年龄各主要系统的生长规律

四、生长发育的个体差异

　　小儿生长发育虽按上述一般规律发展，但由于受遗传、性别、环境、锻炼等的影响而存在很显著的个体差异，如矮身材父母的小儿与高身材父母的小儿相比，两者身长就可相差很多，但都属正常范围，故每个小儿有其自己的生长模式。因此所谓正常值不是绝对的，要考虑个体不同的影响因素，才能做出较正确的判断。体格上的个体差异一般随年龄增长而越来越显著，青春期差异更大。因此系统连续地观察比一次性调查更能反映小儿生长发育的真实情况，避免在评价时做出错误的判断。

第二节　影响生长发育的因素

一、遗传因素

染色体上的基因是决定遗传的物质基础。小儿生长发育的特征、潜力、限度、趋向，都受父母双方遗传因素的影响。人体生长发育多项指标，如身高、体重、皮下脂肪、血压、性成熟的迟早等都有家族倾向，尤以身高为明显。在良好的生活条件下，2岁以后逐渐体现出遗传因素的影响，青春期后极为明显。小儿身高与父母平均身高相关最密切，可以根据父母平均身高来预测小儿的最终身高。因此在评价小儿体格生长时，必须考虑遗传因素。

二、性别因素

男女小儿生长发育各有特点，除青春早期外，一般女孩平均身长、体重较同年龄男孩为小，在评价小儿体格发育时男女标准应分开。

三、内分泌因素

内分泌腺的功能对生长发育起重要调节作用。内分泌疾病，如：甲状腺功能低下基础代谢缓慢，造成体格矮小、智力障碍；脑垂体功能不全生长激素不足引起侏儒症；性腺可促使骨骺愈合，故青春期开始较早者比迟者身材矮小。各内分泌腺之间互相影响，与神经调节密切相关。

四、环境因素

（一）宫内环境

胎儿宫内发育受孕妇生活环境、营养、情绪、疾病等各种因素的影响。妊娠早期如患病毒性感染可导致胎儿先天性畸形；孕妇严重营养不良可导致流产、早产和胎儿发育迟缓；孕妇接受某些药物、X线、环境毒物污染和精神创伤等，均可使胎儿发育受阻，因而影响出生后的生长发育。

（二）出生后的环境

1. 营养

营养是小儿生长发育的物质基础，当营养摄入不足，首先导致体重不增甚至下降，长期营养不良最终也会影响生长。20世纪以来，人类身材有逐渐增高的趋势，性发育也提前，这主要是经济、生活水平提高，营养好转所致。

2. 疾病

急性感染性疾病常使体重减轻、生长迟缓，但只要在疾病恢复阶段为小儿提供良好的营养和生活条件，则小儿可"赶上生长"。但长期的慢性疾病，如哮喘、先天性心脏病，对体格发育有一定影响。

3. 生活环境和心理因素

良好的居住环境，如充足的阳光、新鲜的空气、清洁的水源等，能减少小儿疾病，促进小儿生长发育。合理安排生活制度、护理、教养、锻炼，对小儿体格和智力的成长能起促进作用。家长的爱抚和良好的学校及社会教育对小儿性格、品德的形成、智能的发育具有深远影响。

4. 物理和化学因素

X线照射及某些药物如细胞毒性药物、激素、抗甲状腺药物等，都可直接或间接影响生长，如长期应用肾上腺皮质激素者，身高增长减慢。

以上情况说明小儿的生长受遗传和环境两者的作用。遗传赋予人类生长的潜力，如种族特点、父母身高、体型和成熟速度等均制约着儿童的生长。生长潜力是否能充分表现出来，决定于环境因素，如战争和自然灾害对儿童体格生长有不利影响。随着人民生活水平的改善和医疗保健水平的提高，小儿生长速度逐年增加，如我国1995年小儿体格生长标准高于1985年。但当遗传潜力充分发挥后，环境因素的影响越来越小，小儿体格生长的水平不再提高。

神经精神和智力发育也与体格生长一样，自始至终贯穿着遗传和环境的相互作用。研究证明遗传关系越亲近，智力发展越相似，同卵双生子之间的智商相关系数达 0.9 以上。遗传素质有缺陷，如染色体异常与多种代谢缺陷病都会引起严重的智力迟缓。

环境因素中凡影响体格生长的因素，都能影响神经精神的发育，脑细胞对缺氧和营养不良等因素特别敏感。在后天环境中教养是影响神经精神发育最主要的环境因素，家庭、学校及社会应密切配合，才能培养下一代成为德、智、体全面发展的人才。

了解小儿生长发育规律及遗传和环境因素的影响，使医务工作者在实际工作中可按照发育规律，较正确地评价小儿生长发育情况，及时发现问题，追查原因，予以矫治。另外也可根据不同年龄的生长发育特点，探索和加强有利条件，防止不利因素，以促进小儿的正常生长发育。

第三节　儿童体格发育

一、体格生长的常用指标

一般常用的形态指标有体重、身高（长）、坐高（顶臀长）、头围、胸围、上臂围、皮下脂肪等。

（一）体重的增长

体重为各器官、系统、体液的总重量，是衡量儿童生长与营养状况的重要指标，也是儿科临床作为计算药量、静脉输液量的重要依据。

新生儿出生体重与胎次、胎龄、性别以及宫内营养状况有关。我国 1995 年九大城市城区调查结果显示平均男婴出生体重为（3.3±0.4）kg，女婴为（3.2±0.4）kg，与世界卫生组织的参考值相近（男 3.3kg，女 3.2kg）。生后 1 周内如摄入不足，加之水分丢失、胎粪排出，可出现暂时性体重下降或称生理性体重下降，约在生后 3～4 天达最低点（下降 3%～9%），以后逐渐回升，至出生后 7～10 天恢复到出生时体重。若体重下降超过 10%或至第 10 天还未恢复到出生时的体重，则为病理状态，应分析其原因。生后及时合理喂哺，可减轻或避免生理性体重下降的发生。

小儿体重的增长不是等速的，年龄愈小，增长速率愈快。生后第一年内婴儿前 3 个月体重的增加值约等于后 9 个月内体重的增加值，即 12 个月龄时婴儿体重约为出生时的 3 倍（9kg），是生后体重增长最快的时期；生后第二年体重增加 2.5～3.5kg，2 岁时体重约为出生时的 4 倍（12kg）；2 岁至青春前期体重增长减慢，年增长值约 2kg。因此，小儿体重可按以下公式计算。

1～6 个月婴儿体重（kg）＝出生体重（kg）＋月龄×0.7（kg）

7～12 个月婴儿体重（kg）＝6kg＋月龄×0.25（kg）

2 岁至青春前期体重（kg）＝年龄×2＋7（或 8）（kg）

（二）身材的增长

1. 身高（长）

身高（长）指头顶到足底的垂直长度。3 岁以下儿童应仰卧位测量，称为身长；3 岁以上小儿一般立位测量，称为身高。身高（长）的增长规律与体重相似。年龄越小增长越快，也出现婴儿期和青春期两个生长高峰。出生时身长平均为 50cm，生后第一年身长增长最快，约为 25cm；前 3 个月身长增长 11～12cm，约等于后 9 个月的增长值，1 岁时身长约 75cm；第二年身长增长速度减慢，约 10cm 左右，即 2 岁时身长约 85cm；2 岁以后身高每年增长 5～7cm。故 2～12 岁身长的估算公式为：年龄×7＋70（cm）。

身高（长）的生长受遗传、内分泌、宫内生长水平的影响较明显，短期的疾病与营养波动不易影响身高（长）的生长。

2. 坐高（顶臀长）

坐高指头顶到坐骨结节的高度。坐高增长代表头颅与脊柱的生长。

3. 指距

指距是两上肢水平伸展时两中指尖距离，代表双上肢长骨生长。

(三) 头围的增长

头围的增长与脑和颅骨的生长有关。胎儿期脑生长居全身各系统的领先地位，故出生时头围相对大，平均 32～34cm；第一年前 3 个月头围的增长约等于后 9 个月头围的增长值 (6cm)，即1 岁时头围约为46cm；生后第二年头围增长减慢，约为 2cm，2 岁时头围约 48cm；以后增长更慢，至 15 岁后接近成人，为55～58cm。头围的测量在 2 岁以内最有价值，尤其是连续追踪测量头围更有意义。较小的头围常提示脑发育不良，头围增长过速往往提示脑积水。

(四) 胸围的增长

沿乳头下缘至肩胛骨下缘绕胸一周的长度，取呼、吸的平均值，即为胸围。胸围代表肺与胸廓的生长。出生时胸围 32cm，略小于头围 1～2cm，1 岁左右胸围约等于头围。1 岁至青春前期胸围应大于头围 (约为头围＋年龄－1)。婴儿期应注意适度的啼哭和被动体操，练习爬行是促进婴儿胸廓发育的良好方法。

(五) 上臂围的增长

上臂围代表肌肉、骨骼、皮下脂肪和皮肤的生长。1 岁以内上臂围增长迅速，1～5 岁增长缓慢，约1～2cm。因此，有人认为在无条件测体重和身高的情况下，可测量左上臂围筛查 5 岁以下儿童营养状况：大于 13.5cm 为营养良好；12.5～13.5cm 为营养中等；小于12.5cm为营养不良。

(六) 身体比例与匀称性

在生长过程中，身体的比例与匀称性生长有一定规律。

1. 头身比例

头的生长在宫内与婴幼儿期领先生长，而躯干、下肢生长则较晚，生长时间也较长。这样，头、躯干、下肢长度的比例在生长进程中发生变化，头长占身长（高）的比例在婴幼儿为 1/4，到成人后为1/8（见图2-2）。

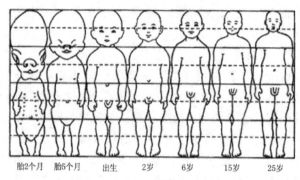

| 胎2个月 | 胎5个月 | 出生 | 2岁 | 6岁 | 15岁 | 25岁 |

图 2-2　头与身长比例的变化

2. 体型匀称

表示体型（形态）发育的比例关系，如身高/体重（weight-for height，W/H）、胸围/身高（身高胸围指数）、体重/身高×1000（Quetelet 指数）、体重/身高^2×10^4（Kaup 指数），年龄的体块指数（BMI/岁）等。

3. 身材匀称

以坐高与身高的比例表示身材匀称程度，反映下肢的生长情况。坐高占身高的比例由出生时的 0.67 下降到 14 岁时的 0.53。任何影响下肢生长的疾病，可使坐高与身高的比例停留在幼年状态，如甲状腺功能低下与软骨营养不良。

4. 指距与身高

出生时，指距略小于身高（长），到 12 岁左右两者相等。如指距大于身高 1～2cm，对诊断长骨的异常生长有参考价值，如蜘蛛样指（趾）（马方综合征）。

二、骨骼和牙齿的生长发育

（一）骨骼

1. 头颅骨

除头围外，还可根据骨缝闭合及前后囟闭合时间来衡量颅骨的发育。小儿出生时颅骨缝稍有分离，于 3～4 个月时闭合。出生时后囟很小或已闭合，至迟生后 6～8 周闭合。前囟出生时 1～2cm，以后随颅骨生长而增大，6 个月左右逐渐变小，在 1～1.5 岁闭合。前囟检查在儿科临床很重要，如脑发育不良时头围小、前囟小或关闭早；甲状腺功能低下时前囟闭合延迟；颅内压增高时前囟饱满；脱水时前囟凹陷。颅骨随脑的发育而逐渐长大。

2. 脊柱

脊柱的增长反映脊椎骨的生长。生后第一年脊柱生长快于下肢，以后四肢生长快于脊柱。1 岁左右开始行走，形成 3 个自然弯曲，有利于身体平衡。到 6～7 岁自然弯曲才被韧带所固定。

3. 长骨

长骨的生长和成熟与体格生长有密切关系。长骨干骺端的骨化中心按一定的顺序和部位有规律地出现，可以反映长骨的生长发育成熟程度。通过 X 线检查长骨骨骺端骨化中心的出现时间、数目、形态变化及其融合时间，可判断骨骼发育情况。一般摄左手 X 线片，了解其腕骨、掌骨、指骨的发育。腕部出生时无骨化中心，其出生后的出现顺序为：头状骨、钩骨（4～6 个月后出现）；下桡骨（约 1 岁）；三角骨（2～3 岁）；月骨（3 岁左右）；大、小多角骨（3.5～5 岁）；舟骨（5～8 岁）；下尺骨骺（6～7 岁）；豆状骨（9～13 岁）。10～13 岁时出齐，共 10 个。尺骨远端则 6～8 岁形成。故 1～9 岁腕部骨化中心的数目（称为骨龄）约为其岁数加 1。临床上常测定骨龄以协助诊断某些疾病，如生长激素缺乏症、甲状腺功能减低症、肾小管酸中毒时明显落后；中枢性性早熟、先天性肾上腺皮质增生症则常超前。正常骨化中心出现的年龄差异较大，诊断骨龄延迟时一定要慎重。

（二）牙齿

牙齿生长与骨骼有一定关系。人一生有乳牙（20 个）和恒牙（32 个）两副牙齿。出生后 4～10 个月乳牙开始萌出，12 个月后未萌出者为乳牙萌出延迟。乳牙萌出顺序一般为下颌先于上颌，自前向后，约 2.5 岁时出齐。2 岁以内的乳牙数目为月龄减 4～

6个。乳牙萌出时间个体差异较大,与遗传、内分泌、食物性状有关。6岁左右萌出第一颗恒牙,7~8岁乳牙按萌出先后逐个脱落代之以恒牙,17~30岁恒牙出齐。出牙为生理现象,出牙时个别婴儿可有低热、唾液增多、流涎、睡眠不安、烦躁等表现。

三、青春期的体格生长发育

青春期是儿童到成人的过渡期,受性激素等因素的影响,体格生长出现第二个高峰(peak height velocity,PHV),有明显的性别差异。男孩的身高增长高峰约晚于女孩2年,但持续时间长,且每年身高的增长值大于女孩,因此男孩比女孩高。一般来说男孩骨龄15岁、女孩骨龄13岁时,身高生长达最终身高的95%。女孩在乳房发育后(9~11岁)、男孩在睾丸增大后(11~13岁)身高开始加速生长,1~2年内生长达PHV,此时女孩每年身高平均增加8~9cm,男孩9~10cm,以下肢增长最快。在第二生长高峰期,身高增加值约为最终身高的15%。

青春期体重的增长与身高平行,同时内脏器官增长。女性有耻骨与髂骨下部的生长与脂肪堆积,臀围加大。男性则有肩部增宽,下肢较长,肌肉增强的不同体形特点。

生殖系统发育受内分泌系统的下丘脑—垂体—性腺轴的控制。小儿进入青春期后,下丘脑对性激素负反馈作用的敏感度下降,促性腺激素释放激素(GnRH)分泌增加,使垂体分泌的促卵泡激素(FSH)、促黄体生成激素(LH)和生长激素增多,性腺和性征开始发育,持续6~7年,最终生殖系统完全成熟。

四、体格生长评价

生长评价主要是通过人体测量学指标以及常用辅助检查,根据各年龄段生长发育规律对小儿进行评价,及时发现生长障碍,给予适当的指导与干预,对促进儿童的健康生长十分重要。

（一）资料分析方法

1. 常用的体格生长评价方法

（1）均值离差法：适用于常态分布状况，以平均值（$\overline{X}$）加减标准差（SD）来表示，如 68.3% 的儿童生长水平在 $\overline{X} \pm 1SD$ 范围内；95.4% 的儿童在 $\overline{X} \pm 2SD$ 范围内；99.7% 的儿童在 $\overline{X} \pm 3SD$ 范围内。

（2）百分位数法：当测量值呈偏正态分布时，百分位数法能更准确地反映所测数值的分布情况。

（3）标准差的离差法（Z 积分，SDS）：Z 积分 $= (\overline{X}) / SD$，可进行不同体质人群间比较，用偏离该年龄组标准差的程度来反映生长情况，结果表示也较精确。其中 X 为实值。Z 积分可为正值，也可为负值。

（4）中位数法：当样本变量为正态分布时中位数等于均数与第 50 百分位数。当样本变量分布不是完全正态时，因此时样本中少数变量分布在一端，用算术平均数作为中间值对个别变量值影响大，故用中位数表示变量的平均水平较妥。

2. 界值点的选择

通常以均值离差法 $\overline{X} \pm 2SD$（包括总体的 95%）为正常范围；百分位数法以 $P_3 \sim P_{97}$（包括样本的 94%）为正常范围；标准差的离差值以 $\pm 2SD$ 以内为正常范围。

3. 测量值的表示

（1）表格：将测量数值以表格形式列出，便于查询，但不够直观。

（2）生长曲线：按各等级的数值绘制成曲线图。优点是较等级数值直观，不仅能较准确了解儿童的发育水平，还能对儿童某项指标进行定期纵向观察，易看出该小儿生长的趋势有无偏离现象，以便及早发现原因，采取干预措施。

（二）体格生长评价

正确评价儿童体格生长状况，必须注意采用准确的测量用具及统一的测量方法。中国卫生部建议采用 1995 年中国九大城市儿童的体格生长数据为中国儿童参照人群值。儿童体格生长评价包括发育水平、生长速度及匀称程度3个方面。

1. 发育水平

将某一年龄点所获得的某一项体格生长指标测量值（横断面测量）与参考人群值比较，得到该儿童在同质人群中所处的位置，即为此儿童该项体格生长指标在此年龄的生长水平，通常以等级表示其结果。生长水平包括所有单项体格生长指标，如体重、身高等，可用于个体或群体儿童的评价。对群体儿童的评价可了解该群体儿童的体格状况；对个体儿童评价仅表示该儿童已达到的水平，不能说明过去存在的问题，也不能预示该儿童的生长趋势。

2. 生长速度

生长速度是对某一单项体格生长指标定期连续测量（纵向观察），将获得的该项指标在某一年龄阶段的增长值与参照人群值比较，得到该儿童该项体格生长指标的生长速度。以生长曲线表示生长速度最简单、直观，定期体检是生长速度评价的关键。生长速度的评价较发育水平评价更能真实了解儿童生长状况。生长速度正常的儿童生长基本正常。

3. 匀称程度

匀称程度是对体格生长指标之间关系的评价。①体形匀称度：表示体形（形态）生长的比例关系。常选用身高和体重表示一定身高的相应体重增长范围，间接反映身体的密度与充实度。②身材匀称：以坐高/身高的比值反映下肢生长状况。按实际测量计算结果与参照人群值比较。

第四节　儿童的神经心理发育

一、中枢神经系统的发育

神经、精神发育与中枢神经系统的发育成熟密切相关。胎儿时期神经系统发育最早。胚胎3周形成神经管，4周其两端的前后神经孔关闭，头端发育成脑泡，后端形成脊髓，5周脑泡形成前、中、后脑。此期胎儿若受到有害因素影响，则发生神经管发育障碍。

大脑皮质从胚胎第8周开始形成；第10~18周神经元大量增殖、移行，分布到大脑皮质基底神经节和小脑。如因致病因素使神经元增殖受阻，造成皮质体积减小，可发生小头畸形。5个月时皮质细胞开始分化，并逐渐形成6层结构（分子层、外颗粒层、锥体细胞层、内颗粒层、巨大锥体细胞层和多形层）。大脑皮质细胞的增生、长大、分化在胎儿末期和新生儿初期达最高峰。小儿出生后，皮质细胞的数目不再增加，以后的变化主要是细胞增大、分化、功能发育成熟。

出生时脑重约370g，相当于体重的1/9~1/8，6个月时达600g，1岁时达900g，成人的脑重约1500g相当于体重的1/40。新生儿的大脑已基本上具备沟和回，但较成人浅，灰质也较成人薄，细胞分化不全，树突与轴突少而短，3岁时细胞分化基本完成，8岁时已与成人无区别。

神经髓鞘的形成是传导纤维形态学成熟的重要标志。其形成按一定顺序，至4岁神经纤维才完成髓鞘化。在婴幼儿时期，由于神经髓鞘形成不全，当外界刺激作用于末梢神经而传入大脑时，因无髓鞘的隔离，兴奋可波及邻近纤维，在大脑皮质就不能形成一个明确的兴奋灶，同时无髓鞘神经传导较慢，因而小儿对外界刺激反应较慢，而且易于泛化。

新生儿的皮质下系统如丘脑、苍白球在功能上已较成熟，但大脑皮质及新纹状体发育尚未成熟，新生儿活动由皮质下系统调节，因此新生儿出现很多无意识的手足徐动，肌肉张力高。以后脑实质逐渐增长成熟，运动主要由大脑皮质调节。延髓在出生时已基本发育成熟，有呼吸、循环、吸吮、吞咽等维持生命的重要中枢。脊髓在初生时已具备功能，重量2~6g，2岁时构造已接近成人。脊髓成长和运动功能的发育相平行。

新生儿的脑富于水分和蛋白质，而类脂质、磷脂和脑苷脂含量较少，脑化学成分至 1.5 岁以后和成人相同。蛋白质在婴儿为 46%，成人为 27%；类脂质在婴儿为 33%，成人为 66.5%。

二、神经、精神发育

小儿神经、精神活动能力的发育以神经系统组织结构上的不断发育成熟为其物质基础。常从大运动、细运动、语言及对周围人、物的反应等几方面进行评价。婴幼儿的发育程度大量反映在日常行为上，因此也称为"行为发育"。

（一）感知觉的发育

1. 视觉

视觉与整个心理发育关系甚大，视觉缺陷可造成学习障碍，小儿视觉的发育如下。

新生儿：已有瞳孔对光反射和短暂的原始注视，目光能跟随近距离缓慢移动的物体，能在 19cm 处调节视力和两眼协调。

1 个月：开始出现头眼协调，眼在水平方向跟随物体在 90°范围内移动。

3 个月：调节范围扩大，头眼协调好。仰卧位时水平位视线可跟随 180°，能看见直径 0.8cm 的物体，视觉集中时间可达 7～10 分钟。

6 个月：视线跟随在水平及垂直方向移动的物体转动，并改变体位以协调视觉，可以注视远距离的物体，如飞机、汽车，并能主动观察事物。

9 个月：较长时间地看相距 3～3.5m 以内人物的活动，喜欢鲜艳的颜色。

18 个月：注意悬挂在 3m 处的小玩具。

2 岁：区别垂直线与横线。

4 岁：视力约 20/40（Snellen 表），能区别基本颜色。

5 岁：区别斜线、垂直线与水平线，视力约 20/30。

6～9 岁：视力达 20/20。

10 岁：正确判断距离与物体运动的速度，能接住从远处掷来的球。

2. 听觉

近年的研究表明新生儿已有良好的听觉灵敏度，50～90dB 的声响可引起呼吸的改变。一般小儿到 3 个月时能感受不同方位发出的声音，转头向声源；4 个月听悦耳声音时会微笑；6 个月对母亲语音有反应；9 个月寻找来自不同高度的声源；1 岁听懂自己的名字；2 岁听懂简单的吩咐；4 岁听觉发育已较完善。

3. 味觉

新生儿对不同味觉物质已有不同反应，半个月左右时对甜味作吸吮动作，露出愉快表情，对苦、酸、咸的物质则表示不安、皱眉、闭眼、恶心。3～4 个月婴儿对食物的微小改变已能区分。

4. 皮肤觉

皮肤觉（包括温、痛、触觉）是最早出现的感觉。新生儿触觉已很发达，当身体不同部位受到刺激时就会做出不同的反应。新生儿皮肤对刺激的敏感性已接近成人。新生儿对冷热的感觉十分灵敏，3 个月的小儿已能分辨 33℃和 31℃的水温。新生儿对痛觉反应较迟钝，第 2 个月起对痛刺激才表示痛苦。

（二）运动的发育（动作能）

随着大脑皮质功能逐渐发育以及神经髓鞘的形成，小儿运动发育渐趋完善。运动发育的规律是：由上而下，由近而远，由不协调到协调，由粗大到精细。运动的发育可分大运动和细运动（精细动作）。

1. 大运动

大运动包括抬头、翻身、坐、爬、立、走、跑等方面。小儿大运动发育程序如下。

新生儿：俯卧位能将脸从一边转向另一边以避免窒息。仰卧位可出现颈紧张姿势。

1 个月：能俯卧位抬头片刻。

2 个月：能俯卧抬头 45°，从仰位拉至坐位，头后仰。

3 个月：俯卧位抬头 90°，垂直位能抬头，但控制尚不稳定，出现头晃动。

4个月：仰卧头向中央，四肢对称；俯卧抬头高，并以肘支撑抬起胸部。

5个月：腰肌继颈肌发育，能直腰靠背坐。

6个月：已能用下肢支持身体，喜欢扶腋下跳跃。

7个月：会翻身，俯卧位能向左右旋转追逐物体。

8个月：长时间稳坐，开始学爬。

9个月：扶着栏杆能站立。

10个月：会自己从座位攀栏站起。

11个月：会扶栏行走或牵着一手走。

12个月：会独立片刻，约1/4小儿能独自行走。

15个月：一般小儿都会独走，会蹲下拣物。

18个月：行走快，很少跌跤，会自己扶栏一次一级地上楼梯，会倒退行走数步。

2岁：能跑。

3岁：双足交替登楼。

4～5岁：会单足跳，能奔跑。

2. 细运动

细运动是指手及手指的功能，如取物、搭积木、绘图、扣纽扣等。视觉的发育是细运动发展的必要基础。新生儿手接触物体时出现握持反射；3个月左右随着握持反射消失，出现了主动抓握；5～6个月以后出现了以视觉为线索的抓握，并进而出现手、眼及其他部位肌肉的协调。手的功能发展也有成熟过程：①先用手掌尺侧握物，后用桡侧，再用手指。②先会用4个手指以一把抓方式取物，后用拇指与示指钳取。③先会抓握，后能主动放松。小儿细运动发育程序如下。

出生～2个月：紧握触手物。

2个月：能短暂留握如摇荡鼓一类物体。

3个月：两手放松，常拉自己的衣服及大人的头发。

4个月：两手在胸前玩弄，见到新鲜物体两臂会活动起来。

5个月：手伸向物体，碰到时会随手抓起。

6个月：双手能各拿一块边长 2.5cm 左右的方木。

7个月：可在两手间传递玩具。能用 4 个手指一把抓的方式取到小糖丸。

8个月：出现捏弄、敲打及抛掷玩具的动作。

9个月：伸出示指拨弄小物件。此时拇、示指能配合用钳形动作摘拿小丸，但近尺侧腕部仍贴住桌面。

12个月：拇、示指用钳形动作取小丸时已不需尺侧腕部的支持，称为"垂指摘"。

15个月：试搭方木 2 块。能将小丸放入小瓶中。

18个月：搭方木 3～4 块。会将小丸从瓶中倒出以取得小丸。开始会用笔在纸上乱画。

2岁：搭方木 5～6 块。会模仿画竖线、横线。会逐页翻书。

2.5岁：搭方木 8 块。会穿上短裤和便鞋。

3岁：会模仿用 3 块方木"搭桥"，串木珠，解纽扣。会画圆圈、"十"字。

4岁：会画方形。

5岁：会画人。

6岁：会画三角，能折纸。

7～8岁：会画菱形，能做手工、泥塑。

（三）语言的发育（语言能）

语言是人类所特有的一种高级神经活动形式，是表达思维和意识的一种形式。小儿语言的发育除受语言中枢控制外，还需要正常的听觉和发音器官。语言能分理解和表达两方面。小儿学语是先理解而后表达，先会发语音而后会用词和句。在词的理解应用上，先是名词而后为动词、形容词、介词。语言能力发展程序如下。

新生儿出生时能大声啼哭。

1个月：能发很小喉音。

2～3个月：能发 a（啊）、o（喔）等元音。

4个月：在愉快的社交接触中能大声笑。

6～7 个月：发唇音，并能将元音与辅音结合起来，如 ma、da 等。

8 个月：常重复某一音节，如 ma-ma、da-da、ba-ba 等。

8～9 个月：能区别大人语气，对大人的要求有反应，如"拍手"。能模仿发 ma、ba 等音。

12 个月：懂得某些物体的名称，如"灯灯""鞋鞋""帽帽"，并会用手指出。同时还知道自己的名字。约半数 12 个月的小儿能有意识叫"爸爸""妈妈"。

18 个月：能说 10 个左右有意义的词。会指出身体各部分。

2 岁：会说 2～3 个词构成的简单句。能说出身体各部分的名称。

3 岁：词汇增加很快。能说出姓名、性别，懂得介词（如上、下），能唱简单的儿歌。

4～5 岁：能听懂全部说话内容，能简单地叙说一件事情及讲故事。这年龄的特点为喜欢提问。

6 岁：说话流利，句法正确。

语言的发育是在第一信号系统基础上形成的，是小儿高级神经活动进入一个质变的阶段，语言发育加深了认识、理解、推理，使小儿智力更进一步发展。语言发育重要时期在生后 9～24 个月，应早期进行语言训练。

（四）对周围人和物的反应（应人能、应物能）

包括对周围人和物的反应和交往的能力以及独立生活能力。应人能、应物能是随年龄增长而逐渐发展的。其发展程序如下。

新生儿：对周围较淡漠，反复逗引方有反应。对强光反应较快。

1 个月：喜欢看熟悉人的脸和颜色鲜艳的物体。

2 个月：双眼会追随移动的物体，会注意母亲的脸，开始微笑。

3 个月：认识母亲。

4 个月：逗引时能发出笑声，能主动以笑脸迎人，母亲离去或不在时会表现不愉快。

5～6个月：能区别熟人和陌生人，喜欢做用手帕遮脸的游戏。会向镜中人微笑。能抚摸或抱着奶瓶。

7～8个月：能注意周围人的行动与表情。能体会说话人的语调，如大人用斥责语调说"不许动"，小儿可出现恐惧表现或马上停止动作。

9～10个月：能模仿成人动作，会招手表示"再见"，对外人表示疑惧。

12个月：对人有爱憎之分，能配合大人穿衣。

18个月：会用语言或手势表示要求，会表示大小便。

2岁：能自己用匙吃饭，动作准确，但吃不干净。基本能控制大小便。能听懂命令，执行简单任务。

3岁：会参加其他孩子的活动，会洗手。

4岁：好奇心强，求知欲强，不断提问。能自己上厕所，脱衣服。

5～6岁：喜欢集体游戏，常扮演想象中的角色，会做简单的家务劳动如擦桌、扫地等。

小儿中枢神经系统一切功能活动的发育，虽以神经、肌肉和骨骼系统正常发育为前提，但外界环境条件、训练和教养起着重要作用。多让小儿接触外界环境，加强教养、训练，会对小儿神经、精神的发育有促进作用。

（五）神经反射的发育

新生儿一出生即具有某些先天性反射活动，并持久存在，如觅食、吸吮、吞咽反射，对疼痛、寒冷、强光亦有反应。婴儿的暂时性反射如拥抱反射、紧张性颈反射、踏步反射、握持反射，以后随着小儿发育逐渐消退。一般握持反射和拥抱反射于3～4个月消失。腹壁和提睾反射于1岁时开始稳定，巴氏征在2岁时转阴。如这些反射在该出现时不出现，或应消失时不消失，特别表现出不对称时，常提示神经系统有异常。后天性反射（条件反射）是在先天性反射基础上随着大脑及各感觉器官的发育而产生的。

小儿在出生后9～14天即出现第一个条件反射：母乳喂养儿9～14天开始，每当母亲刚一抱起小儿，乳头尚未放入小儿口中，小儿即出现吸吮动作。2个月起逐渐形成与视、听、味、嗅、触觉等感觉有关的条件反射。3～4个月开始出现兴奋性和抑制性条件反射。

三、小儿神经、精神发育的评价

为了检出小儿神经、精神发育是否异常，世界卫生组织提出可用动作发育和语言发育作为最简便的评定指标。运动方面如4个月时不能抬头，10个月不会坐，1岁不会站，1岁半不能走；语言方面如出生时哭声不洪亮，4个月不会微笑，6个月不会大笑，不能发出"啊"声，10个月不能发出"爸爸""妈妈"等复音，1岁半不会说单词均提示小儿神经、精神发育异常，应首先从环境因素和教养、训练等方面找原因，其次应探查有无神经系统器质性病变。

检查时可先参考小儿神经、精神发育进程表（见表2-1）进行评价，如与该表偏离过大，可采用智能筛查方法。

表 2-1　小儿神经、精神发育进程表

年龄	动作	语言	接触人物的反应（智力）	感觉和反射
新生儿*	不协调动作	能哭叫	不能注视	有觅食、吸吮、吞咽、拥抱、握持等先天性反射，对疼痛、寒冷、强光有反应
1月*	直立和俯卧位时能抬头	发出和谐的喉音	微笑	握持反射减弱，腹壁和提睾反射不易引出
2月*	从俯卧位扶起时能仰头	发出和谐的喉音	注意人面和玩具	
3月*	仰卧扶起时头不后垂	咿呀发声	认识奶头，头转向声源	握持反射可消失，屈肌张力高，克氏、巴氏征阳性

续表

年龄	动作	语言	接触人物的反应（智力）	感觉和反射
4 月*	坐头竖直，会翻身	大声发笑	抓面前物件	拥抱反射消失
6 月*	扶腋下能站立、跳跃、抱奶瓶	发单音，听到叫喊声有反应	伸手取物，能辨认生人	
7 月*	会爬，独坐，将玩具从一手换到另一手	能发出爸爸、妈妈等复音	能听懂自己的名字	
9 月*	坐稳，扶站	能听懂较复杂的词句，如再见等	见熟人要抱	
12 月*	能独立，但不稳，用拇指、示指捡物	能叫出物品名字，指出自己手指	能指出物件表示需要	吸吮反射逐渐开始消失，腹壁和提睾反射开始稳定
15 月*	走得稳，能蹲着玩	听懂一些日常用语	能叠 2 块方木	
18 月	爬台阶，扶栏上楼	认识身体各部分	能表示大、小便	
2 岁	能跑，会踢球	会说 2～3 字拼成的句子	能完成简单的动作，如戴帽	巴氏征阴性
3 岁	会骑三轮车，会洗手、脸，脱衣服	说短歌谣，数 3 个数	认识画中物	
4 岁	能爬梯子，会穿鞋	能唱歌	能分辨颜色	
5 岁	能单腿跳，会系鞋带	开始认字	分辨 4 种颜色	
6～7 岁	参加简单劳动	讲故事，开始写字	数几十个数	

* 世界卫生组织提出的衡量婴幼儿神经、精神发育主要动作和语言出现的月龄

下面介绍几种常用的智能筛查方法。

（一）丹佛发育筛选检查

丹佛发育筛选检查（denver development screening，DDST）在世界范围内广泛应用，我国也已进行标准化。DDST 适用于出生至 6 岁小儿。共有 105 个项目，分属 4 个功能区：①应人能力（个人－社会）：小儿对周围人们应答及料理自己生活的能力。②精细动作：包括手、眼协调，手指精细动作（摘小物体，画图，叠方木等）。③语言能力：听觉、理解及言语表达能力。④大运动（粗动作）：抬头、坐、站立、行走、跳等的能力。

DDST 测验表顶边线和底边线有年龄标度，每一项目以自左向右排列的横条来表示（见图2-3），4 个箭头所指之点，分别提示 25％、50％、75％及 90％的正常小儿能完成该项目的年龄。

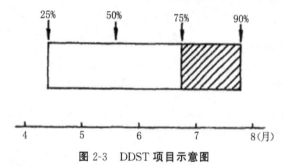

图 2-3　DDST 项目示意图

DDST 仅作筛查之用，筛查结果评为正常、可疑、异常、无法测定，评定主要根据"迟长"项目数。凡在年龄线以左的项目，如小儿失败称为"迟长"。本测验应用工具简便，操作时间约 20 分钟，易为小儿接受。

20 世纪 70 年代原作者对 DDST 进行改进，称为 DDST-R，项目排列成阶梯式。90 年代针对 DDST 的不足再行修订，称为 Denver Ⅱ 儿童发育筛查量表，共有 125 个项目，语言能项目增加较多。

（二）50 项测验

50 项测验或称入学合格测验，操作方法简便，评分明确，可作为 4～7 岁儿童筛选方法之一。内容包括问题和操作两大类，共50题。具体有：①自我认识 13 项，如指出身体部分、说出姓名等。②运动能力13项，包括大运动及精细动作。③记忆能力 4 项，复述数字、句子、故事内容。④观察能力 6 项，指出图画中缺损、错误，拼图等。⑤思维能力 9 项，包括左右概念、日期概念、分析推理。⑥常识 5 项，认识颜色、几何图形、动物名称。每题1分，满分为 50 分。再以实际得分查得相应的能力商（采用离差法）。

（三）绘人试验

绘人试验是简单易行的儿童智力测试方法，可反映小儿的观察力、注意力、记忆力、空间和方位知觉及眼手协调等方面的能力。

工具简单，取一张图画纸，大小为 21cm×27cm，1 支铅笔及1 块橡皮。让小儿画一张全身人像，不限时间。可用于 5～12 岁儿童，较适合的范围为 5～9 岁。根据所画人像评分（满分为 50 分）再查出智商。

（四）图片、词汇测试法

图片、词汇测试法（peabody picture vocabulary test，PPVT）适用于 3.25～9 岁小儿，尤其对语言障碍、性格内向的儿童比较合适。我国修订本工具为 120 张图片，每张图片上有 4 幅不同的图画，由易到难。若8 张中连续失败 6 次即停止，以最末一张的总数减去总错误数，即为总分，再算出智商。

（五）瑞文测验

瑞文测验原名"渐进矩阵"，是一种非文字智力筛查方法。现常用的是瑞文测验联合型，适用范围为5岁至成人。测验有 6 个单元共 72 幅图，结果以智商表示。

（六）0～6 岁发育筛查测验

0～6 岁发育筛查测验（development screening test，DST）适用于我国0～6 岁小儿。该测验采用运动、社会适应及智力三个能区的模式，共 120 个项目。结果以智力指数（MI）和发育商（DQ）表示。

以上所介绍的智能筛查方法如第一次检查结果有问题应于 2～3 周后予以复试，复试时应更为慎重，选择更为适宜的时间和环境。如复试结果仍有问题，应采用智能诊断方法进行更详细深入的检查。目前国际上所推崇的智能诊断量表，婴幼儿为盖泽儿发育诊断法及贝利婴儿发育量表。学龄前期及学龄期阶段为斯坦福－比奈量表（S-B 量表）及韦氏智力量表。后者包括学龄前与学龄初期（4～6.5 岁）儿童智力量表（WPPSI）；儿童（6～16 岁）智力量表（WISC）；成人智力量表（WAIS）。如肯定智力低下应转至有关专业科（心理，神经，视、听觉，遗传等科）做进一步检查和治疗。

第五节　儿童心理行为异常

儿童在发育过程中出现行为异常较为多见，对儿童的健康发育影响很大。近年调研资料表明，我国少年儿童的行为问题检出率为 8.3%～12.9%。儿童行为异常表现在儿童日常生活中，容易被家长忽略或被严重估计。因此，区别正常和异常行为非常必要。儿童的行为异常一般可分为：①生理功能行为异常，如遗尿、遗便、多梦、睡眠不安、夜惊、食欲不佳、过分挑剔饮食等。②运动行为异常，如咬指甲、磨牙、吸吮手指、咬或吮衣物、挖鼻孔、咬或吸唇、活动过多等。③社会行为异常，如破坏、偷窃、说谎、攻击等。④性格行为异常，如惊恐、害羞、忧郁、社交退缩、交往不良、违拗、易激动、烦闹、胆怯、过分依赖、要求注意、过分敏感、嫉妒、发脾气等。⑤语言问题，如口吃等。男孩的行为问题常多于女孩，男孩多表现为运动与社会行为问题；女孩多表现为性格行为问题。儿童行为问题的发生与父母对子女的期望、管教方式、父母的文化、学习环境等显著相关。多数儿童的行为问题可在发育过程中自行消失。常见的儿童行为异常有以下几种。

一、屏气发作

屏气发作是指儿童因发脾气或需求未得到满足而剧烈哭闹时突然出现呼吸暂停的现象。多发于 6 个月～3 岁左右的婴幼儿，5 岁前会逐渐自然消失。呼吸暂停发作常在情绪急剧变化时，如发怒、恐惧、剧痛、剧烈叫喊时出现。常有换气过度，使呼吸中枢受抑制。哭喊时屏气，脑血管扩张、脑缺氧可有昏厥、口唇发绀、躯干四肢挺直，甚至四肢抽动，持续 0.5～1 分钟后呼吸恢复，严重者可持续 2～3 分钟以后逐渐减轻。必要时可用苯巴比妥钠减少发作，症状缓解，全身肌肉松弛而入睡，1 天可发作数次。这种婴儿性格多暴躁、任性、爱发脾气，应加强家庭教养，遇矛盾冲突时应耐心说理解释，避免粗暴打骂，尽量不让孩子有发脾气、哭闹的机会。

二、吮手指癖、咬指甲癖

吮手指癖、咬指甲癖是指儿童反复自主或不自主地吸吮手指或咬指甲的行为。3～4 个月后的婴儿正常会吸吮手指尤其是吮拇指以安定自己，这是一种生理现象，常发生在饥饿和睡前，多随年龄增长而消失。但 1 岁以后小儿因心理上得不到满足、精神紧张、恐惧焦急、未获父母充分的爱抚、缺少音画玩具等听视觉刺激，孤独时便吮手指、咬指甲自娱，渐成习惯，独自读书或玩耍时也常发生，直至年长时尚不能戒除。长期吮手指可影响牙齿、牙龈及下颌发育，致下颌前突、齿列不齐，妨碍咀嚼。咬指甲行为因经常发生，使指甲凹凸不平，不能覆盖指端，少数重者将指甲和指甲周围皮肤咬破，严重者可合并感染如甲床炎、甲沟炎，有的甚至致整个指甲脱落或变形。对这类孩子要多加爱护和关心，消除其抑郁、孤独心理。当吮拇指或咬指甲时，应将其注意力分散到其他事物上，鼓励小儿改正坏习惯，切勿打骂、讽刺，使之产生自卑心理；对于较严重的行为可采用厌恶疗法，即手指上涂辣椒水、辣酱或戴手套，经过儿童吸吮时厌恶刺激的多次训练，可减轻吸吮手指、咬指甲行为。亦可采用习惯矫正训练法：当患儿想咬指甲时，家长立即握住患儿手。

三、遗尿症

正常小儿在 2～3 岁时已能控制排尿，如在 5 岁后仍发生不随意排尿即为遗尿症。大多数发生在夜间熟睡时，较少发生在白天。遗尿症可分为原发性和继发性两类。原发性遗尿症较多见，多半有家族史，男多于女，无器质性病变，多因控制排尿的能力迟滞所致；继发性遗尿症大多由于全身性或泌尿系疾病，在原发疾病处理之后症状即可消失。原发性遗尿发生频率不一，可以每周 1～2 次或每夜 1 次甚至 1 夜数次不等。疲倦、过度兴奋或紧张、情绪波动等可使症状加重。约 50％患儿可于 3～4 年内发作次数逐渐减少而自愈，也有一部分患儿持续至青春期或成人，往往造成严重心理负担，影响正常生活与学习。原发性遗尿症的治疗首先要取得家长和患儿的合作，建立信心，坚持训练，指导家长安排适宜的生活制度和坚持排尿训练，绝对不能在小儿发生遗尿时加以责骂、讽刺、处罚，否则会加重患儿心理负担。午后应适当控制入水量，使排尿间隔逐渐延长；睡前不宜过度兴奋，排尿后再睡，熟睡后父母可在其经常遗尿时间之前唤醒，使其习惯于觉醒时主动排尿。常用治疗药物为去氨加压素，属抗利尿药，$100\mu g/$次，晚饭前口服，疗程 3～6 个月。

四、儿童习惯性擦腿综合征

儿童习惯性擦腿综合征是儿童反复用手或其他物件擦自己外生殖器而引起兴奋的一种行为障碍。在儿童中并不少见，女孩与幼儿更多见。多随年龄增长而逐渐自行缓解。儿童智力正常，发作时神志清醒，多在睡前、醒后或玩耍时发作，可被分散注意力而终止。常表现为双腿内收摩擦双腿，或将被子枕头等塞到两腿中间。女孩喜坐硬物，手按腿或下腹部，双下肢伸直交叉夹紧，手握拳或使劲抓住东西；男孩多表现俯卧在床上来回蹭，或与女孩类似表现。女孩发作后外阴充血，分泌物增多或阴唇色素加重；男孩阴茎勃起，尿道口稍充血，有轻度水肿。有人认为儿童擦腿综合征是因外阴局部受刺激形成的反复发作习惯，亦有人认为与儿童性激素水平紊乱有关。使患儿生活轻松愉快，解除心理压力，鼓励其参与各种游戏活动等心理行为治疗是公认的必要措施。发作时以有趣事物分散儿童的注意力，睡前让儿童疲倦以很快入睡，醒后立即起床等均可减少发作机会。

五、注意力缺乏多动症

为学龄儿童中常见的行为问题。主要表现为注意力不集中、多动、易冲动，常伴有学习困难，但智能正常或接近正常。男孩发生率明显高于女孩。病因尚不清楚。

第三章 儿科常见症状及鉴别

第一节 发 热

发热（fever）即指体温异常升高。正常小儿的肛温波动于36.9~37.5℃之间，舌下温度比肛温低0.3~0.5℃，腋下温度为36~37℃，个体的正常体温略有差异，一天内波动少于1℃。发热指肛温>37.8℃，腋下温度>37.4℃，当肛温、腋下温度、舌下温度不一致时以肛温为准。因腋下、舌下温度影响因素较多，而肛温能真实反映体内温度。根据体温高低，将发热分为（均以腋下温度为标准）：低热≤38℃，中度发热38.1~39℃，高热39.1~41℃，超高热>41℃。发热持续1周左右为急性发热，发热病程2周以上为长期发热。本节重点讨论急性发热。

发热是小儿最常见的临床症状之一，可由多种疾病引起。小儿急性发热的病因主要为感染性疾病，常见病毒感染和细菌感染。大多数小儿急性发热，为自限性病毒感染引起，预后良好，但部分为严重感染，可导致死亡。

一、病因

（一）感染性疾病

病毒、细菌、支原体、立克次体、螺旋体、真菌、原虫等病原引起的全身或局灶性感染，如败血症、颅内感染、泌尿系感染、肺炎、胃肠炎等。感染性疾病仍是发展中国家儿童时期患病率高、死亡率高的主要原因。

（二）非感染性疾病

（1）变态反应及风湿性疾病：血清病、输液反应、风湿热、系统性红斑狼疮、川崎病、类风湿关节炎等。

（2）环境温度过高或散热障碍：高温天气、衣着过厚或烈日下户外运动过度所致中暑、暑热症以及先天性外胚层发育不良、家族性无汗无痛症、鱼鳞病等。

（3）急性中毒：阿托品、阿司匹林、苯丙胺、咖啡因等。

（4）代谢性疾病：甲状腺功能亢进症。

（5）其他：颅脑外伤后体温调节异常、慢性间脑综合征、感染后低热综合征等。

二、发病机制及病理生理

正常人在体温调节中枢调控下，机体产热、散热呈动态平衡，以保持体温在相对恒定的范围内。在炎症感染过程中，外源性致热源刺激机体单核巨噬细胞产生和释放内源性致热源（EP）包括白细胞介素（IL-1、IL-6）、肿瘤坏死因子（TNF-2）干扰素（INF）及成纤维生长因子等。EP 刺激，丘脑前区产生前列腺素（PGE），后者作用于下丘脑的体温感受器，调高体温调定点，使机体产热增加、散热减少而发热。发热是机体的防御性反应，体温升高在一定范围内对机体有利，发热在一定范围可促进 T 细胞生成，增加 B 细胞产生特异抗体，增强巨噬细胞功能；发热还可直接抑制病原菌，减少其对机体损害。但另一方面，发热增加了机体的消耗，体温每升高 1℃，基础代谢率增加 13％，心脏负荷也相应地增加。发热可致颅内压增高，体温每升高 1℃，颅内血流量增加 8％；发热时消化功能减退，出现食欲缺乏、腹胀、便秘；高热时可致烦躁、头痛、惊厥甚至昏迷、呕吐、脑水肿；超高热可使细胞膜受损，胞质内线粒体溶解、变性，加上细菌内毒素作用引起横纹肌溶解、肝肾损害、凝血障碍、循环衰竭等。

三、诊断

发热是多种疾病的表现，诊断主要依靠病史的采集和详细全面的体格检查及对某疾病的高度认知性。

（一）病史

重视流行病学资料：注意年龄、流行季节、传染病接触史、预防接种史、感染史。小儿感染热性疾病中，大多数为病毒感染（占60%），而病毒感染常呈自限性过程，患儿一般情况良好，病毒性肠炎、脑膜炎则病情严重，细菌感染大多严重，为小儿危重症的主要原因。

1. 发病年龄

不同年龄感染性疾病的发生率不同，年龄越小，发生严重的细菌感染的危险性越大，新生儿、婴儿感染性疾病中以细菌感染发生率高，且感染后易全身扩散，新生儿急性发热12%～32%系严重感染所致，血培养有助病原诊断。2岁以内婴幼儿发热性疾病中严重的细菌感染发生率为3%～5%，主要为肺炎链球菌（占60%～70%）、流感嗜血杆菌（2%～11%）感染。其他如金黄色葡萄球菌、沙门菌感染等，另外泌尿系感染也常见。

2. 传染病史

对发热患儿应询问周围有无传染病发病及与传染源接触史，有助传染病诊断，如：粟粒性结核患儿有开放性肺结核患儿密切接触史。冬春季节，伴皮疹，警惕麻疹、流脑，近年来发生的各种新病毒感染如严重急性呼吸综合征（SARS）、禽流感、肠道病毒EV71型感染（手足口病）、甲型流感H1N1感染，均有强传染性，且部分患儿可发生严重后果，流行疫区生活史、传染源及其接触史很重要，须高度警惕。

（二）机体免疫状态

机体免疫状态低下。如：营养不良、患慢性消耗性疾病、免疫缺陷病、长期服用免疫抑制剂、化疗后骨髓抑制、移植后，此时患儿易发生细菌感染，发生严重感染和机会性条件致病菌感染如真菌感染、卡氏肺孢子菌感染等的风险大。

（三）病原体毒力

细菌感染性疾病中军团菌性肺炎、耐药金黄色葡萄球菌感染、产超广谱 β-内酰胺酶革兰阴性耐药菌感染往往病情较重；而变异的新型病毒如冠状病毒（引起 SARS）、禽流感病毒、肠病毒 EV71型（肠炎、手足口病）、汉坦病毒（引起流行性出血热），可致多器官功能损害，病情凶险。

（四）发热时机体的状况

发热的高低与病情轻重不一定相关，如高热惊厥，患儿常一般情况良好，预后好，但脓毒症时，即使体温不很高，一般也会情况差，中毒症状重，预后严重。有经验的临床医师常用中毒症状或中毒面容来形容病情危重，指一般状况差、面色苍白或青灰、反应迟钝、精神萎靡，以上现象提示病情笃重，且严重细菌感染可能性大。对所有发热患儿应测量和记录体温、心率、呼吸频率、毛细血管充盈时间，还要注意观察皮肤和肢端颜色、行为反应状况及有无脱水表现。英国学者 Martin Richardson、Monica Lakhanpaul 等提出了对 5 岁以下发热患儿的评估指南（表 3-1）。

表 3-1　5 岁以下发热儿童危险评估

项目	低危	中危	高危
颜色	皮肤、口唇、舌颜色正常	皮肤、口唇、舌颜色苍白	皮肤、口唇、舌颜色苍白，有瘀点，呈青色或蓝色
活动	对刺激反应正常，满足或有笑容，保持清醒或清醒迅速，正常哭闹或不哭闹	对刺激反应迟缓，仅在延长刺激下保持清醒，不笑	对刺激无应答，明显病态，不能被唤醒或不能保持清醒，衰弱，尖叫或持续哭闹
呼吸	正常	鼻翼翕动；呼吸急促：呼吸频率>50 次/分钟（6～12 个月龄）；呼吸频率>40 次/分钟（>12 个月龄）；血氧饱和度<95%，肺部听诊湿啰音	呼吸急促：任何年龄>60 次/分钟，中重度的胸部凹陷

续表

项目	低危	中危	高危
含水量	皮肤、眼睑无水肿，黏膜湿润	黏膜干燥，皮肤弹性降低，难喂养，毛细血管再灌注时间＞3秒，尿量减少	皮肤弹性差
其他	无中危、高危表现	持续发热＞5天，肢体或关节肿胀，新生肿块直径＞2cm	体温：0～3个月龄＞38℃，3～6个月龄＞39℃，出血性皮疹，囟门膨隆、颈强直，癫痫持续状态，有神经系统定位体征，局灶性癫痫发作，呕吐胆汁

　　将以上评估结果比作交通信号灯，则低危是绿灯，中危是黄灯，而高危是红灯。临床可依此对患儿做出相应检查和处理。

　　（五）发热的热型

　　根据发热特点分为以下几种。

　　1. 稽留热

　　体温恒定在39～40℃以上达数天或数周，24小时内体温波动范围不超过1℃。常见于大叶性肺炎、斑疹伤寒、伤寒高热期。

　　2. 弛张热

　　体温常在39℃以上，波动幅度大，24小时体温波动超过2℃，且都在发热水平。常见于败血症、风湿热、重症肺结核及化脓性炎症等。

　　3. 间歇热

　　体温骤升达高峰后持续数小时又迅速降至正常水平，无热期可持续一天至数天，发热期与无热期反复交替出现，见于急性肾盂肾炎、痢疾等。

　　4. 波状热

　　体温逐渐上升达39℃以上，数天后又逐渐下降至正常水平，持续数天后又逐渐升高如此反复多次，常见于布鲁菌病。

5. 回归热

体温急骤上升至 39℃ 或更高，持续数天后又骤然下降至正常水平，高热期与无热期各持续若干天后，规律性交替一次，见于回归热、霍奇金病、鼠咬热等。

6. 不规则热

体温曲线无一定规律，见于结核、风湿热、渗出性胸膜炎等。

因不同的发热性疾病常具有相应的热型，病程中热型特点有助于临床诊断，但由于抗生素广泛或早期应用、退热剂及糖皮质激素的应用的影响，热型可变得不典型或不规则，应注意不能过分强调热型的诊断意义。

（六）症状体征

不同的症状、体征常提示疾病的定位。小儿急性发热中，急性上呼吸道感染是最常见的疾病，占儿科急诊首位，而绝大多数为病毒性感染，表现发热、流涕、咳嗽、咽部充血、精神好，外周血白细胞总数和中性粒细胞及 CRP 均不增高。咳嗽、肺部啰音提示肺炎；呕吐、腹泻提示胃肠炎；发热伴面色苍白，要注意有无出血、贫血；发热时前胸、腋下出血点、淤斑，要警惕流脑或 DIC；黏膜、甲床淤点伴心脏杂音或有心脏病史者杂音发生变化时，要警惕心内膜炎；有骨关节疼痛者注意化脓性关节炎、化脓性骨髓炎、风湿热、Still 病、白血病、肿瘤。淋巴结肿大要考虑淋巴结炎、川崎病、Still 病、传染性单核细胞增多症、白血病、淋巴瘤等；发热伴抽搐要考虑热性惊厥、中毒性痢疾、颅内感染等。值得注意的是在采集病史和体格检查后，约 20% 的发热儿童没有明显感染定位灶，而其中少数为隐匿感染，包括隐匿性菌血症、隐匿性肺炎、隐匿性泌尿系感染，极少数为早期细菌性脑膜炎。

四、与危重症相关的情况

（一）发热伴有呼吸障碍

肺炎是儿童多发病常见病，也是发展中国家 5 岁以下儿童死亡主要原因之一，占该年龄小儿死亡总人数的 19%，肺炎的主要病原菌为细菌、病毒、肺炎支原体、肺炎衣原体等，重症感染多为细菌性感染看，主要为肺炎链球菌、流感嗜血杆菌，也有金黄色葡萄球菌及革兰阴性菌等。临床最早表现为呼吸障碍，包括呼吸急促和呼吸困难。呼吸急促指新生儿呼吸频率＞60次/分，1岁以内患儿呼吸频率＞50次/分，1岁以上患儿呼吸频率＞40次/分；呼吸困难指呼吸费力，呼吸辅助肌也参与呼吸活动，并有呼吸频率、深度与节律改变，表现为鼻翼翕动、三凹征、点头呼吸、呼吸伴呻吟、喘息、呼气延长等。当发热出现发绀、肺部体征、呼吸障碍时，或2岁以内患儿虽无肺部体征只要血氧饱和度＜95％，均提示有肺部病变，胸片可了解肺部病变，血气分析有助于呼吸功能判断。

（二）发热伴循环障碍

皮肤苍白、湿冷、花纹、毛细血管充盈时间延长、脉搏细弱、尿量减少、血压下降均提示循环障碍，要警惕心功能不全、休克存在，伴腹泻者多为低血容量休克，伴细菌感染者则为感染性休克。

（三）严重脓毒症

脓毒症是感染引起的全身炎症反应综合征（systemic inflammatory response syndrome，SIRS），当脓毒症合并休克或急性呼吸窘迫综合征（acute respiratory distress syndrome，ARDS）或不少于两个以上其他脏器功能障碍即为严重脓毒症。严重脓毒症病原以细菌为主，其中葡萄球菌最多，其次为肺炎链球菌和铜绿假单胞菌，而致死率最高的是肺炎链球菌。临床以菌血症、呼吸道感染多见，其次为泌尿系感染、腹腔感染、创伤、皮肤感染。所有感染中致死率最高的是心内膜炎和中枢神经系统感染。凡有中性粒细胞减少、血小板减少以及应用免疫抑制剂、化疗药物、动静脉置管等感染高危因素的患儿，一旦发热应警惕脓毒血症，血液肿瘤患儿发生脓毒血症时死亡率＞60％。

（四）严重中枢神经系统感染

常有发热、抽搐、昏迷等症状，最常见的中枢神经系统感染为化脓性脑膜炎、病毒性脑膜炎、结核性脑膜炎，均表现为前囟饱满、颈项强直、意识障碍、抽搐或癫痫持续状态。

（1）化脓性脑膜炎：新生儿以金黄色葡萄球菌为主要致病菌，3个月以内婴儿以大肠埃希菌为主要致病菌，婴幼儿以肺炎球菌、流感嗜血杆菌、脑膜球菌为主；年长儿主要为脑膜炎双球菌和肺炎链球菌感染。

（2）病毒性脑膜炎：以柯萨奇病毒和埃可病毒感染最常见，夏秋季多见，乙型脑炎夏季多见，腮腺炎病毒脑膜炎冬春季多见，而单纯疱疹脑膜炎无明显季节性。

（3）结核性脑膜炎：多发生于3岁以内未接种卡介苗的婴幼儿，在结核感染后1年内发生。

另外，中毒型痢疾脑型表现为急性起病、高热、剧烈头痛、反复呕吐、呼吸不规则等。重者嗜睡、谵妄、抽搐、昏迷，抽搐易发生呼吸衰竭。

（五）感染性心肌炎

感染性心肌炎是感染性疾病引起的心肌局限或弥漫性炎性病变，为全身疾病的一部分，心肌炎最常见的病因是腺病毒、柯萨奇病毒A和B、埃可病毒和巨细胞病毒，艾滋病病毒（HIV）也可引起心肌炎。典型心肌炎表现有呼吸道感染症状，发热、咽痛、腹泻、皮疹、心前区不适，严重的有腹痛、肌痛症状。重症者或新生儿病情凶险可在数小时至2天内暴发心力衰竭、心源性休克，表现烦躁不安、呼吸困难、面色苍白、末梢青紫、皮肤湿冷、多汗、脉细数、血压下降、心音低钝、心动过速、奔马律、心律失常等，可致死亡。

（六）泌尿系感染

泌尿系是小儿常见的感染部位，尤其7岁以内儿童多见，严重的泌尿系感染可引起严重脓毒症而危及生命，泌尿系感染大多数由单一细菌感染，混合感染少见，病原菌主要是大肠埃希菌占60%～80%，其次为变形杆菌、克雷白杆菌、铜绿假单胞菌，也有 G$^+$ 球菌如肠球菌、葡萄球菌等，新生儿B族链球菌占一定比例，免疫功能低下者，可发生真菌感染。此外，沙眼衣原体、腺病毒也可引起感染。年长儿常有典型尿路刺激症状；小年龄儿常缺乏典型泌尿系统症状，只表现发热、呕吐、黄疸、嗜睡或易激惹；多数小儿尤其2岁以内婴幼儿，发热是唯一症状，而尿检有菌尿改变。泌尿系感染所致的发热未能及时治疗，可致严重脓毒症。Hober-man 等报道在有发热的泌尿系感染婴幼儿中，经 ^{99}Tc-二巯丁二酸肾扫描证实约 60%～65% 为肾盂肾炎。泌尿系感染小儿原发性膀胱输尿管反流率达 30%～40%，值得临床注意。凡泌尿系感染者应在专科医师指导下，进一步影像学检查：超声检查、静脉肾盂造影（IVP）、排泄性肾盂造影（VCUG）和放射性核素显影等。

（七）人禽流感病毒感染

在我国发病甲型禽流感病毒（H5N1 亚型）感染是鸟类的流行病，可引起人类致病，其病死率高。由鸟禽直接传播给人是人感染 H5N1 的主要形式，WHO 指出 12 岁以下儿童最易禽流感感染。人禽流感，其潜伏期一般 2～5 天，最长达 15 天，感染后病毒在呼吸道主要是下呼吸道复制，可播散至血液、脑脊液。

临床特点：急性起病，早期表现为其他流感症状，常见结膜炎和持续高热，热程 1～7 天，可有呼吸道症状和消化道症状。50% 患儿有肺实变体征，典型者常迅速发展为呼吸窘迫综合征（ARDS）为特征的重症肺炎，值得注意的是儿童感染后，常肺部体征不明显，甚至疾病进入典型重症肺炎阶段，临床也会仅表现为上呼吸道感染症状而缺乏肺炎体征。少数患儿病情迅速发展，呈进行性肺炎、ARDS、肺出血、胸腔积液、心力衰竭、肾衰竭等多脏器功能衰竭，死亡率达 30%～70%。有以下情况者预后不佳：白细胞减少，淋巴细胞减少，血小板轻度减少和转氨酶、肌酸、磷酸激酶升高，低蛋白血症和弥散性血管内凝血（DIC）。

（八）手足口病

由柯萨奇 A16（也可由 A5、A10 等型）及肠道埃可病毒 71 型（EV71）引起流行，近年来在亚太地区及我国流行的手足口病部分由 EV71 感染所致，病情凶险，除手足口病变外易引起严重并发症，以脑损害多见，可引起脑膜炎、脑干脑炎、脑脊髓炎，引起神经源性肺水肿表现为急性呼吸困难、发绀、进行性低氧血症，X线胸片示双肺弥漫渗出改变，引起神经源性心脏损害，出现心律失常、心脏受损功能减退、循环衰竭，死亡率高。

临床特点：①可见有手足口病表现，急性起病，手足掌、膝关节、臀部有斑丘疹或疱疹、口腔黏膜疱疹，同时伴肌阵挛、脑炎、心力衰竭、肺水肿；②生活于手足口病疫区，无手足口病表现，即皮肤、手足掌及口腔未见疱疹、皮疹，但发热伴肌阵挛或并发脑炎、急性弛缓性麻痹、心力衰竭、肺水肿，应及早诊断、早治疗。对手足口病伴发热患儿应密切观察病情变化，若出现惊跳、肌阵挛或肌麻痹、呼吸改变，可能迅速病情恶化危及生命，应及时送医院抢救。

五、实验室指标

（1）依患儿危重程度选择有关实验室检查。

低危：①常规查尿常规以排除尿路感染；②不必常规作血化验或 X 线胸片。

中危：①尿常规；②全血象、CRP；③血培养；④胸片〔T＞39℃和（或）WBC＞20×10^9/L 时〕；⑤脑脊液检查（1 岁以内）。

高危：①全血象；②尿常规；③血培养；④胸片；⑤脑脊液；⑥血电解质；⑦血气分析。

（2）外周血白细胞总数、中性粒细胞比例和绝对值升高，若同时测血清 C-反应蛋白（CRP）升高，多提示细菌感染，当 WBC＞（15～20）×10^9/L，提示严重细菌感染。

（3）CRP 在正常人血中微量，当细菌感染引发炎症或组织损伤后 2 小时即升高，24～48 小时达高峰，临床上常作为区别细菌感染和病毒感染的指标。CRP＞20mg/L 提示细菌感染。CRP 升高幅度与细菌感染程度正相关，临床上 CRP＞100mg/L 提示脓毒症严重感染。CRP＜5mg/L 不考虑细菌感染。在血液病、肿瘤、自身免疫性疾病时也可增高。

（4）血降钙素原（PCT）：PCT 被公认为鉴别细菌感染和病毒感染的可靠指标，其敏感性和特异性均较 CRP 高，健康人血清水平极低，当细菌感染时，PCT 即升高，升高程度与细菌感染严重程度呈正相关，而病毒感染时 PCT 不升高或仅轻度升高。PCT＞0.5mg/L 提示细菌感染，局部或慢性感染只有轻度升高，全身性细菌感染才大幅度升高，PCT 也是细菌感染早期诊断指标和评价细菌感染严重程度的指标。

（5）尿常规：发热但无局灶性感染的 2 岁以内小儿，应常规进行尿常规检查，尿沉渣每高倍视野白细胞＞5/HP 提示细菌感染。

（6）脑脊液检查：发热但无局灶性感染的小婴儿，常规脑脊液检查，脑脊液白细胞数增加提示细菌感染。

发热婴儿低危标准：临床标准为既往体健，无并发症，无中毒症状，经检查无局灶感染。实验室标准：WBC（5～15）×10^9/L，杆状核＜$1.5×10^9$ 或中性杆状核/中性粒细胞＜0.2，尿沉渣革兰染色阴性，或尿 WBC＜5/HPF，腹泻患儿粪便 WBC＜5/HPF，脑脊液 WBC＜8/mm^3，革兰染色阴性。

严重细菌感染筛查标准：①外周血白细胞总数＞$15×10^9$/L；②尿沉渣白细胞＞10/HP；③脑脊液白细胞＞$8×10^6$/L，革兰染色阳性；④X 线胸片有浸润。

六、发热的处理

发热如不及时治疗，极易引起高热惊厥，将给小儿身体带来一定损害，一般当体温（腋温）＞38.5℃时予退热剂治疗，WHO 建议当小儿腋温＞38℃应采用安全有效的解热药治疗。

（一）物理降温

物理降温包括降低环境温度、温水浴、冷盐水灌肠以及使用冰枕、冰帽和冰毯等。新生儿及小婴儿退热主要采取物理降温，如解开衣被、置 22～24℃室内或温水浴降温为主。物理降温时按热以冷降，冷以温降的原则，即高热伴四肢热、无寒战者予冷水浴、冰敷等降温，而发热伴四肢冰冷、畏寒、寒战予 30～35℃温水或30％～50％的温乙醇擦浴，至皮肤发红转温。

（二）药物降温

物理降温无效时，可用药物降温，儿童解热药应选用疗效明确、可靠安全、不良反应少的药物，常用对乙酰氨基酚、布洛芬、阿司匹林等。

1. 对乙酰氨基酚

对乙酰氨基酚又名扑热息痛,为非那昔丁的代谢产物。是WHO推荐作为儿童急性呼吸道感染所致发热的首选药。每次10～15mg/kg,4～6小时可重复使用,每日不超过 5 次,疗程不超过5 天,3 岁以内的小儿 1 次最大量<250mg。服药 30～60 分钟血药浓度达高峰,不良反应少,但肝肾功能不全或大量使用者可出现血小板减少、黄疸、氮质血症。

2. 布洛芬

布洛芬是环氧化酶抑制剂,是 FDA 唯一推荐用于临床的非甾体抗炎药。推荐剂量为每次 5～10mg/kg。每 6～8 小时 1 次,每日不超过 4 次。该药口服吸收完全,服药后 1～2 小时血药浓度达高峰,半衰期1～2小时,心功能不全者慎用,有尿潴留、水肿、肾功能不全者可发生急性肾衰竭。

3. 阿司匹林

阿司匹林是应用最广泛的解热镇痛抗炎药,因不良反应比对乙酰氨基酚大得多,故 WHO 不推荐 3 岁以下婴幼儿呼吸道感染时应用,目前不做常规解热药用,主要限用于风湿热、川崎病等。剂量每次 5～10mg/kg,发热时服 1 次,每日 3～4 次。用量大时可引起消化道出血,某些情况下可引起瑞氏综合征(如患流感、水痘时)、过敏性哮喘、皮疹。

4. 阿司匹林赖氨酸盐

阿司匹林赖氨酸盐为阿司匹林和赖氨酸的复方制剂,用于肌内、静脉注射。比阿司匹林起效快、作用强。每次 10～25mg/kg,不良反应少。

5. 萘普生

解热镇痛抗炎药,解热作用为阿司匹林的 22 倍。每次5～10mg/kg,每日 2 次。口服后 2～4 小时血药浓度达高峰,半衰期为13～14 小时。适用于贫血、胃肠疾病或其他原因不能耐受阿司匹林、布洛芬的患儿。

6. 类固醇抗炎退热药

类固醇抗炎退热药又称肾上腺糖皮质激素，通过非特异性抗炎、抗毒作用，抑制白细胞致热源生成及释放，并降低下丘脑体温调节中枢对致热源的敏感性而起退热作用，并减轻临床不适症状。但因为：①激素可抑制免疫系统，降低机体抵抗力，诱发和加重感染，如结核、水痘、带状疱疹等；②在病因未明前使用激素可掩盖病情，延误诊断治疗，如急性白血病患儿骨髓细胞学检查前使用激素，可使骨髓细胞形态不典型而造成误诊；③激素退热易产生依赖性。故除对超高热、脓毒症、脑膜炎、无菌性脑炎或自身免疫性疾病可使用糖皮质激素外，对病毒感染应慎用，严重过敏反应和全身真菌感染禁用。必须指出的是糖皮质激素不应作为普通退热药使用，因对机体是有害的。

7. 冬眠疗法

超高热、脓毒症、严重中枢神经系统感染伴有脑水肿时，可用冬眠疗法，氯丙嗪＋异丙嗪首次按 0.5～1mg/kg，首次静脉滴注入半小时后，脉率、呼吸均平稳，可用等量肌内注射 1 次，待患儿沉睡后，加冰袋降温，对躁动的患儿可加镇静剂，注意补足液体，维持血压稳定。一般用药 2～4 小时后体温下降至 35～36℃（肛温），一般每2～4 小时重复给冬眠合剂 1 次。

注意：退热剂不能预防热性惊厥，不应以预防惊厥为目的的使用退热剂。通常不宜几种退热剂联合使用或交替使用，只在首次用退热剂无反应时，考虑交替用两种退热剂。没有感染指征或单纯病毒感染不应常规使用抗菌药物。急性重症感染或脓毒症时，宜早期选用强力有效抗菌药物，尽早静脉输注给药，使用强力有效抗菌药物后才能使用激素，且在停用抗菌药前先停激素。

第二节　剧烈啼哭

剧烈啼哭是婴幼儿对来自体内或体外不良刺激引起不适的一

种本能反应，2 岁以下小儿一般不能用语言表达或语言表达能力尚不成熟，而是用啼哭这种形式来表达。一般分为生理性啼哭和病理性啼哭。如果只为达到某种要求的啼哭，称之为生理性啼哭；疼痛是机体不适，由疼痛或其他因素引起的啼哭，处理不及时，有可能产生严重的后果，这种啼哭称之为病理性啼哭。临床上因啼哭而来诊的婴幼儿，特别是长时间或阵发性剧烈啼哭者，一定要仔细检查，找出病因，及时处理。

一、啼哭的特点

（一）时间

婴幼儿缺乏语言表达能力，多数是以啼哭来表达某种要求，故婴幼儿啼哭多是生理性的。这种啼哭的特点是：啼哭的时间多较短暂，当要求得到或以玩具分散注意力时，啼哭即停止，活动如常。不同的生理要求有不同的啼哭时间，如在进食 4 小时或午夜的啼哭多为饥饿所致。每于进食时啼哭或一会儿吸乳一会儿啼哭，则可能是鼻塞或口腔炎影响吸乳所致；或可能乳头过短，奶嘴过小不能吸到足够的奶量。若进食后抽出奶头或奶嘴即啼哭，则可能为进食不足或奶嘴过大吸入过多的空气所致。患有某些疾病时，常因无力吸乳而啼哭，如先天性心脏病、肺部疾患或严重贫血等。排便时啼哭要注意肠炎、肛裂、脱肛、尿道口炎、尿道畸形等。疾病所致的啼哭，因致哭原因不能马上去除，常为持续性啼哭或反复发作。

（二）声调

生理性啼哭在声调上较为平和一致。但在 2 岁以上的幼儿，有时为达到要挟的目的会将声调忽然提高，出现哭声时高时低的特点，这种声调提高的时间不长，要求得到满足即中止；未能满足时，也不会长时间高声啼哭。高调尖叫声或哭声发直的啼哭多为脑部疾病所致，如颅内出血、胆红素脑病、脑膜炎等，称为脑性啼哭或脑性尖叫。哭声嘶哑多为喉部疾病所致，如喉炎、喉头水肿或白喉。哭声嘶哑而低调者，见于声带损伤或甲状腺功能低下患儿。哭声细小提示先天性肌弛缓综合征或疾病严重、衰弱无力。猫叫样哭声提示染色体异常。

（三）强弱

突然啼哭，哭声洪亮，往往是受惊吓或被刺痛等强烈刺激引起；伴有烦躁不安、面色苍白者，多为腹痛引起，如肠套叠、嵌顿疝或肠痉挛等。哭声细弱，或为低钾，或病情严重。哭声由强变弱，全身软弱无力，呈困倦无力状者，多为病情严重的表现。哭声嘶哑，多为发音器官疾病。

二、生理性啼哭的常见原因

（一）饥饿性啼哭

在餐前发生，哭声响亮，抱起婴儿时头转向母体一侧，做吸吮的动作，喂乳后仍哭，应注意是否奶头过大、过小、过短致吸吮困难；或因母乳分泌过多或过少，不能及时吞咽或吞咽过少。

（二）外界环境刺激

外界环境刺激包括尿布湿了，衣服过多、过少、粗糙不平，硬物或不洁性刺激，过强的声、光刺激，情绪变化、口渴、睡眠不足、体位不当，饮食改变如断奶、食物过冷过热、喂乳不当咽气过多，见到生人，粪便前肠蠕动加剧及不良习惯（喜抱或昼眠夜哭）等。

（三）要挟性啼哭

哭声洪亮或时大时小，可伴有自暴行为，不予理睬，自行止哭。

（四）生理性夜啼

生理性夜啼多见于4个月内的婴儿，表现为昼眠夜哭，即白天睡的很多，夜晚则很兴奋，喜抱和逗其玩耍，熄灯或大人睡觉时即啼哭不止。此为习惯问题，6个月后多有缓解。婴儿躯体不适时，饥饿、过冷过热、被服过重、噪音刺激等，或睡眠环境改变，也可出现夜啼。睡眠时被惊吓，特别是被反复惊吓，则会形成条件反射而夜啼。

三、肠道疾病引起的啼哭

任何疾病都是引起病理性啼哭的常见原因，处理不及时往往会带来严重的后果。

（一）肠套叠

肠套叠是婴幼儿病例性啼哭最常见且特征性的疾病。患儿表现为突然阵发性剧烈啼哭，多伴有面色苍白、屈腿，每次发作约数分钟，发作后可入睡或玩耍如常。以后反复发作，发作次数越多，持续时间越长，间歇时间越短，则示病情越重应积极治疗。病程中有呕吐，初期为内容物，继之为胆汁，甚至粪质。发病后数小时可有血便（开始可有正常粪便）。腹部以扣及腊肠状包块为特征，但如套至结肠肝曲亦可扣不到包块。对可疑病例做肛查、腹部 B 超、空气灌肠进行 X 检查，以便确定诊断。后者对肠套叠具有确诊价值。但如肠套叠已超过 24 小时，不宜做灌肠检查，以免发生肠穿孔。

（二）婴幼儿阵发性腹痛

婴幼儿阵发性腹痛为功能性疾病。多见于 4 个月内的小婴儿，起病常在出生后 1～2 周，多在喂乳时或傍晚发生，表现为阵发性啼哭，烦躁不安，严重者可产生阵发而规律的剧哭，持续数分钟至数十分钟后转而安静入睡。发作时肠鸣音亢进，但无腹部包块，亦无血便及面色苍白，排气或排便后可缓解。需与肠套叠鉴别。原因可能与更换饮食或进食糖类过多致肠积气有关。

（三）嵌顿疝

嵌顿疝为婴幼儿啼哭的常见原因。突然发作为其特征，过去多有同样发作史。检查腹股沟有疝囊突出可明确诊断。

（四）肠道感染

常因腹痛引起婴幼儿啼哭。多伴有典型的消化道症状，如腹泻、呕吐、发热。查体肠鸣音亢进。排便后腹痛可暂时缓解。

（五）肠道寄生虫

学爬后的婴幼儿，特别是生活在农村者，常感染肠道寄生虫，以蛔虫、蛲虫多见。蛔虫引起的腹痛可呈发作性，不甚剧烈（胆道蛔虫排除），患儿哭闹时体态不定，腹软喜按，肠鸣音亢进，常反复发作，有排蛔虫史或粪便检查发现蛔虫卵可明确诊断。蛲虫所致啼哭常发生在睡眠时，蛲虫从肛门爬出引起肛周瘙痒，哭时可在肛门周围发现蛲虫。驱虫后阵发性啼哭可缓解。

（六）其他肠道疾病

其他肠道疾病包括各种机械性肠梗阻、腹腔脏器穿孔、腹膜炎等。机械性肠梗阻常伴有呕吐，呕吐物为梗阻部位以上的胃肠内容物，有时可见肠型，扪及包块，肠鸣音早期亢进，有气过水声。腹膜炎者可有腹膜刺激征，但在婴幼儿常不典型。

四、神经系统疾病引起的啼哭

神经系统疾病如颅内出血、颅内感染、颅内占位性疾病等均可引起颅内压增高，引起啼哭，往往为高调尖叫性啼哭，伴有呕吐，常为喷射性呕吐。婴儿癫痫亦可以啼哭为先导，继而抽搐。周围神经炎如维生素 B_1 缺乏症，多在夜间啼哭，声音嘶哑，腱反射异常。此外，还有以下几种具有特征性啼哭的神经系统疾病。

（一）新生儿破伤风

啼哭具有特征性，且是最早出现的症状。因为咀嚼肌痉挛不能吸乳，患儿啼哭，但哭不成声，同时有找乳头的动作，喂奶患儿又拒食，继续啼哭不止，表现出想吃又不能吃的症状。因此，新生儿破伤风的主诉往往是长时间啼哭、拒乳。患儿拒抱或转换体位时哭喊加剧，并伴有发热、牙关紧闭、苦笑面容。

（二）脊髓灰质炎

由脊髓灰质炎病毒引起，主要侵犯中枢神经系统，以脊髓前角运动神经细胞受损明显。在瘫痪前期有感觉过敏的表现，患儿拒抱，一碰即哭，烦躁不安，同时伴发热、出汗等。

五、其他疾病引起的啼哭

任何引起疼痛的疾病均可导致患儿啼哭，仔细查体可找到炎症或损伤部位，常见的有以下几种疾病。

（一）口腔疾病

患儿口腔疾病时，常因吸乳疼痛而啼哭。患儿可同时有拒食、流涎。检查口腔可见黏膜有溃疡或糜烂，患有鹅口疮时口腔黏膜有不易擦去的白色膜状物。

（二）中耳炎

婴幼儿耳咽管短且呈水平位，上呼吸道感染时很容易蔓延到中耳。典型的中耳炎有耳流脓，不典型者可无耳流脓的症状。婴幼儿啼哭伴发热而又无明确病因时，应想到中耳炎的可能，及时检查耳鼓膜。

（三）低钙血症

低钙血症的小儿神经肌肉兴奋性高，早期可出现兴奋、烦躁、啼哭、易激动、惊跳、睡眠不安。注意询问户外活动情况，有无鱼肝油添加史，有无长期腹泻史，查体有无佝偻病体征，化验血清钙＜2mmol/L和（或）钙剂治疗有效可明确诊断。

（四）病理性夜啼

最常见为活动性佝偻病，患儿可伴有多汗、枕秃、前囟过大或闭合延迟等，患蛲虫病时，雌虫常在夜间爬出肛门产卵，肛门瘙痒引起婴幼儿夜啼。严重维生素 B_1 缺乏，可出现脑型脚气病的症状，患儿烦躁不安，并有夜啼，同时伴有前囟饱满、头后仰等症状。湿疹、荨麻疹可因痒感引起患儿啼哭。

六、诊断

首先应根据婴幼儿啼哭的时间、声调、强弱和伴随症状等，区别是生理性啼哭，还是病理性啼哭。生理性啼哭一般时间不长，声调、强弱较平和一致，不伴有其他症状。如啼哭时间过长、声调尖叫，可能有中枢神经系统疾病，应注意是否伴有呕吐、发热、精神异常，检查囟门有无饱满隆起等。伴有症状对诊断很重要。如面色好，食欲和大小便正常，无呕吐，多为生理性啼哭。如面色苍白、便秘、呕吐者，应注意是否有肠梗阻。阵发性啼哭应注意肠套叠的可能。肠套叠的发展是以小时计算的，延误诊断，轻则失去非手术复位的机会，重则会发生肠穿孔，因此，对任何一个长时间啼哭或阵发性啼哭者，都应排除肠套叠的可能。对于夜啼的婴幼儿，还应注意有无活动性佝偻病。

第三节　呼吸困难

呼吸困难（dyspnea）指患者主观上呼吸道感染觉到缺氧和呼吸费力，客观上表现为辅助呼吸肌参与呼吸运动，出现呼吸增快，或呼吸节律、深度及呼气/吸气相之比发生改变。

一、发生机制

正常呼吸维持是一个复杂的生理过程，包括呼吸中枢的控制，神经、化学感受器的反射调节，胸廓的正常结构及运动，呼吸道畅通及足够通气，血循环正常，使吸入肺泡的氧气能与血液中的二氧化碳进行有效的交换等。在病理因素作用下，以上任何一环节发生障碍，均可引起机体缺氧和（或）二氧化碳潴留而致呼吸困难。机体通过辅助呼吸肌参与呼吸运动及呼吸频率、深度等的改变进行代偿，有时仍可维持血气正常；当代偿不全时，即可导致血 PaO_2 降低和（或） $PaCO_2$ 升高，严重者出现低氧血症（Ⅰ型呼吸衰竭）和（或）高碳酸血症（Ⅱ型呼吸衰竭）。

二、病因及分类

临床上根据病因和发生部位不同，呼吸困难可归纳为肺源性、心源性、中毒性、神经精神性和血源性呼吸困难。

（一）肺源性呼吸困难

呼吸系统疾病时，通气、换气功能障碍导致机体缺氧和（或）二氧化碳潴留所致。临床上又可细分为三种类型。

1. 吸气性呼吸困难

炎症、水肿、痉挛、异物或肿瘤等因素使上呼吸道（喉部、气管、支气管等）狭窄和阻塞所致。表现为吸气显著费力，吸气相延长，严重者由于呼吸肌极度用力，胸腔负压增加而出现三凹征。喉部炎性水肿导致狭窄时，可伴有犬吠样咳嗽；喉软骨发育不全梗阻时，可出现高调吸气性喉鸣；鼻腔或咽部梗阻时则可出现张口呼吸及鼾声。此外，较小婴儿常不会张口呼吸，也可引起吸气性呼吸困难。

2. 呼气性呼吸困难

主要由于肺泡弹性减弱和（或）细小支气管等下呼吸道炎症、水肿和痉挛所致。常见于喘息型支气管炎、支气管哮喘和弥漫性毛细支气管炎等疾病。表现为呼气费力和缓慢，呼吸时间延长，可伴有呼吸音降低和呼气哮鸣音。

3. 混合性呼吸困难

主要由于肺或胸腔病变使肺泡面积减少，换气功能障碍所致。见于重症肺炎、重症肺结核、严重肺不张、弥漫性肺间质性疾病、大量胸腔积液、气胸和广泛性胸膜增厚等疾病，表现为吸气和呼气均费力，呼吸频率增快，深度变浅，可伴有异常呼吸音和湿啰音。

（二）心源性呼吸困难

主要见于各种严重心血管疾病，如先天性心脏病、心肌炎和心力衰竭等引起，表现为混合性呼吸困难。

左心衰竭所致的呼吸困难较为严重，其发生原因和机制为：①肺淤血，气体弥散能力下降。②肺泡弹性减退，肺活量减少。③肺泡张力增高及肺循环压力增高，对呼吸中枢具有反射性刺激作用。

急性左心衰患儿可出现夜间阵发性呼吸困难和心源性哮喘，

其发生原因和机制是：①睡眠时迷走神经兴奋性增高，冠状动脉收缩，心肌供血减少，心功能降低；②小支气管收缩，肺通气量减少；③卧位时肺活量减少，下半身静脉回心血量增加，使肺淤血加重；④睡眠时呼吸中枢敏感性降低，对肺淤血引起的轻度缺氧反应迟钝，只有当淤血加重，缺氧明显时刺激呼吸中枢引起应答反应。

右心衰竭所致的呼吸困难相对较轻，主要体循环淤血所致。其发生机制是：①右心房和上腔静脉压升高，刺激压力感受器反射性地兴奋呼吸中枢；②血氧含量降低，无氧酵解增强，酸性代谢产物（乳酸、丙酮酸等）增加，刺激呼吸中枢；③胸腹腔积液、淤血性肝脏肿大，使呼吸运动受限。儿科临床上主要见于某些先天性心脏病和重症肺炎合并右心衰竭者。

此外，各种原因所致的急性或慢性心包积液也可引起呼吸困难，主要机制是大量心包渗出液填塞心包或心包纤维性增厚、钙化并发生缩窄，使心脏舒张受限，体循环淤血所致。

（三）中毒性呼吸困难

由代谢性酸中毒、某些中枢性抑制药（巴比妥类和吗啡类等）、某些化学毒物（一氧化碳、亚硝酸盐、苯胺类等）引起。水杨酸盐和氨茶碱中毒也可兴奋呼吸中枢引起呼吸深快。各种原因（重症感染并休克、心肺复苏后、慢性肾炎并尿毒症、糖尿病酮症酸中毒、有机酸血症等）所致代谢性酸中毒时，酸性代谢产物堆积，动脉血 H^+ 浓度增高，刺激颈动脉窦和主动脉体化学感受器，或脑脊液中 H^+ 浓度增高，直接刺激呼吸中枢，使肺通气量增大，出现呼吸困难（深大呼吸）。巴比妥类、吗啡类等中枢性抑制药中毒时，可抑制呼吸中枢引起的呼吸困难；一氧化碳、亚硝酸盐和苯胺类等可与血红蛋白结合，分别形成碳氧血红蛋白和高铁血红蛋白，使之失去携氧能力，导致组织细胞缺氧，出现呼吸困难；氰化物等化学毒物可抑制细胞色素氧化酶的活性，影响细胞呼吸作用（细胞内窒息），导致组织缺氧，出现呼吸困难。

（四）神经精神性呼吸困难

神经性呼吸困难主要由于各种原因所致颅内压增高和（或）供血减少刺激/损害呼吸中枢所致，如：脑炎、脑膜炎、中毒性脑病、颅内出血、缺氧缺血性脑病等均可引起呼吸中枢过度兴奋，最终导致脑水肿、颅内压增高及脑疝引起呼吸困难，严重者出现呼吸衰竭；急性感染性多发性神经根炎、脊髓灰质炎、急性脊髓炎、重症肌无力危象、严重低钾血症、有机磷中毒、肉毒中毒所致末梢神经和（或）呼吸肌麻痹而引起的呼吸困难，也属神经性呼吸困难范畴（严格地说，应该是神经肌肉性呼吸困难）。精神性呼吸困难主要由于过度通气诱发呼吸性碱中毒（如过度换气综合征）所致。

（五）血源性呼吸困难

严重贫血患者，红细胞数量减少，血氧含量下降，不能满足机体组织对氧的需求，刺激呼吸中枢，代偿性引起呼吸困难。若存在贫血性心功能不全时，呼吸困难更加明显。大出血或休克时，由于缺氧和血压下降，刺激呼吸中枢，呼吸加快。

三、诊断与鉴别诊断

正常小儿呼吸频率：新生儿为 40 次/分，婴幼儿为 30 次/分，儿童为 20 次/分左右。发现患儿存在呼吸困难时，应正确判断呼吸困难的程度，并积极寻找呼吸困难的原因，并对其进行正确分类。

（一）呼吸困难的程度

临床上，将呼吸困难程度分为轻、中、重三度。①轻度：患儿仅表现为呼吸增快或节律略有不整，哭闹或活动后可出现轻度青紫，睡眠不受影响；②中度：患儿烦躁不安，呼吸急促，可有节律不整，鼻翼翕动，点头呼吸，明显三凹征（吸气时胸骨上窝、锁骨上窝和肋间隙凹陷），活动受限，影响睡眠，安静时口周青紫，吸氧后有所缓解；③重度：上述呼吸困难症状明显加重，患儿极度烦躁或处于抑制状态，可出现张口呼吸、端坐呼吸、呻吟喘息，且有呼吸深度和节律改变（呼吸浅表或深浅不一、呼吸暂停等），口周及四肢末梢青紫严重，吸氧不能使青紫缓解。明确呼吸困难的严重程度，对临床治疗具有重要指导意义。

（二）呼吸困难的病因

临床上，明确呼吸困难的病因并正确分类（肺源性、心源性、中毒性、神经精神性和血源性呼吸困难）在疾病诊断、鉴别诊断和治疗方面具有极其重要意义。

1. 肺源性呼吸困难

主要由上呼吸道疾病、下呼吸道疾病、胸腔及胸廓疾病等引起。

（1）上呼吸道疾病：鼻后孔闭锁、鼻炎、鼻甲肥厚、Pierre-Robin 综合征（小下颌和舌后坠）、巨舌症、先天性喉喘鸣（喉软骨软化病）、喉蹼、喉囊肿、扁桃体炎（极度肥大）、咽后壁脓肿、会咽炎、急性喉-气管炎、声门下狭窄、气管软化、气管异物气管外部受压（颈部、纵隔肿瘤或血管畸形）等。

（2）下呼吸道疾病：各种肺炎、湿肺、肺透明膜病、胎粪吸入综合征、支气管肺发育不良、支气管扩张、肺水肿、肺出血、肺不张、肺大疱、肺囊肿、隔离肺、肺脓肿、肺栓塞、急性呼吸困难综合征、膈疝、朗格罕组织细胞增生症、特发性肺含铁血黄素沉着症、肺泡蛋白沉积症和肺部肿瘤等。

（3）胸腔及胸廓疾病：各种病因所致胸腔积液、气胸、液气胸、纵隔积气、胸廓畸形，或腹压增高（腹水、腹胀或腹部肿物）使膈肌运动受限等。

不同年龄小儿，其引起不同类型肺源性呼吸困难的病因有所不同。不同年龄患儿肺源性呼吸困难的常见病因见表 3-2。

2. 心源性呼吸困难

呼吸困难是心力衰竭的常见症状，可见于各种心血管病如先天性心脏病、风湿性心脏病、病毒性心肌炎、心肌病、心内膜弹力纤维增生症合并心力衰竭时；青紫性心脏病（法洛四联症、重度肺动脉狭窄、肺动脉高压、肺动静脉瘘等）缺氧发作、心律失常（阵发性室上性心动过速等）、急性或慢性心包积液时，可出现呼吸困难。此外，急性肾炎严重循环充血、严重贫血患儿并心力衰竭时，也可出现呼吸困难。

表 3-2　不同年龄患儿肺源性呼吸困难的常见病因

类型	新生儿	婴幼儿	年长儿
吸气性呼吸困难	急性上呼吸道感染、先天性喉蹼、先天性喉软骨软化症、鼻后孔闭锁、声门下狭窄、Pierre-Robin 综合征	急性喉炎、喉头水肿、喉痉挛、咽后壁脓肿、支气管异物、气管炎	感染、过敏、化学刺激所致急性喉梗阻、气管异物
呼气性呼吸困难	慢性肺疾病（支气管肺发育不良）	毛细支气管炎、婴幼儿哮喘、支气管淋巴结结核	儿童哮喘病、嗜酸性粒细胞增多性肺浸润
混合性呼吸困难	肺透明膜病、胎粪吸入综合征、肺出血、肺不张、肺水肿、肺发育不全、先天性膈疝、食管气管瘘、气漏、脓胸	支气管肺炎、肺结核、脓胸、气胸、肺气肿、肺不张、肺水肿、肺大疱、纵隔气肿	肺炎、肺脓肿、脓胸、气胸、肺气肿、肺不张、肺水肿、支气管扩张、支气管异物、结缔组织病肺部浸润、胸部外伤

　　左心衰竭所致的呼吸困难较为严重，其临床特点为：①基础疾病存在，如风湿性心脏病等。②活动时呼吸困难出现或加重，休息时减轻或消失；卧位时明显，坐位或立位时减轻，故患儿病情较重时，往往被迫采取半坐位或端坐位（端坐呼吸）。③两肺底或全肺可闻及湿啰音。④心影异常，肺野充血或肺水肿。⑤应用强心剂、利尿剂和血管扩张剂改善左心功能后，呼吸困难好转。

　　急性左心衰时，患者夜间出现阵发性呼吸困难，表现为睡眠中突感胸闷气急而清醒，惊恐不安，被迫坐起。轻者数分钟内症状逐渐减轻或消失；重者端坐呼吸，面色青紫，大汗淋漓，出现哮鸣音，咳粉红色泡沫痰，两肺底湿啰音，心率增快，可有奔马律（心源性哮喘）。

　　右心衰竭所致的呼吸困难相对较轻，主要由体循环淤血所致。

其临床特点是：①基础疾病所致，如重症肺炎和某些先天性心脏病等。②静脉压升高表现，包括颈静脉怒张、淤血性肝脏肿大和下肢水肿等。③心率、呼吸增快，口周青紫。④应用强心剂和利尿剂后，呼吸困难好转。

临床上，呼吸困难患儿有时伴有哮喘，其病因可以是肺源性，也可以是心源性。两者的鉴别非常重要，因为其治疗方法完全不同。肺源性与心源性哮喘的鉴别见表3-3。

表3-3 肺源性和心源性哮喘的鉴别

	肺源性哮喘	心源性哮喘
病史	既往有哮喘病史、过敏病史	既往有心脏病史
发作时间	任何时候，冬、春、秋季多发	常在夜间睡眠时出现，阵发性，端坐呼吸
肺部体征	双肺哮鸣音，呼气延长，可有其他干、湿啰音	双肺底可闻及较多湿啰音
心脏体征	正常	心脏扩大，心动过速，奔马律，器质性心脏杂音
胸部X线	肺野透亮度增加，肺气肿	肺淤血表现、心脏扩大

3. 中毒性呼吸困难

严重代谢性酸中毒，巴比妥类及吗啡类等中枢性抑制药和有机磷中毒时，均可出现呼吸困难。

代谢性酸中毒呼吸困难的特点是：①基础疾病（糖尿病酮症和尿毒症等）存在；②呼吸深长而规则，可伴有鼾音，即所谓酸中毒深大呼吸（Kussmaul呼吸）。

中枢性抑制药引起呼吸困难的特点是：①药物中毒史；②呼吸缓慢、深度变浅，伴有呼吸节律改变，即所谓Cheyne-Stokes呼吸（潮式呼吸）或Biots呼吸（间停呼吸）。

此外，一氧化碳中毒所致碳氧血红蛋白血症，亚硝酸盐、苯胺类、磺胺和非那西丁所致高铁血红蛋白血症，苦杏仁等含氰苷果仁中毒，氰化物中毒所致组织细胞缺氧（细胞内窒息症）等也可引起呼吸困难。

4. 神经精神性呼吸困难

该症多见于重症颅脑疾患（脑出血、脑炎、脑膜炎、脑脓肿、脑外伤及脑肿瘤等），表现为呼吸深慢，并有呼吸节律改变，如双吸气（抽泣样呼吸）、呼吸突然停止（呼吸遏止）等中枢性呼吸衰竭症状，同时伴昏迷、反复惊厥或青紫等。少部分患儿可出现呼吸中枢过度兴奋表现如呼吸急促、深大，严重者发生呼吸性碱中毒。肋间肌麻痹患儿除有辅助呼吸肌参与呼吸运动出现三凹征外，尚有呼吸急促、浅表及矛盾呼吸运动，即吸气时胸廓下陷而腹部隆起；呼气时则相反。呼吸肌麻痹患儿在呼吸困难的同时，常伴有肢体弛缓性瘫痪或吞咽困难（舌咽肌麻痹）。膈肌麻痹时腹式呼吸消失，X 线透视下无横膈运动。精神性（心因性）呼吸困难主要见于过度换气综合征患者，多见于女性青少年，自觉憋气、头晕、乏力、焦虑，呼吸困难突然发生，为叹息样呼吸，有时伴手足抽搐。

5. 血源性呼吸困难

该症主要见于严重贫血、大出血和休克患者。患儿因红细胞数量减少，血氧含量下降，刺激呼吸中枢，反射性引起呼吸困难；若存在贫血性心功能不全时，临床上呼吸困难更加明显，表现为呼吸浅和心率快同时出现。大出血和休克时，由于有效血容量下降，血压下降和组织缺氧，反射性刺激呼吸中枢引起呼吸加快。

第四节 黄 疸

黄疸（jaundice）是由于胆色素代谢障碍，血清胆红素含量增高，使皮肤、巩膜、黏膜等组织及某些体液被染成黄色的一种临床征象。正常血清总胆红素（STB）含量在 $17.1\mu mol/L$ 以下。当 $STB > 17.1\mu mol/L$，但 $STB < 34.2\mu mol/L$ 时为隐性黄疸或亚临床黄疸；$34.2 \sim 171\mu mol/L$ 为轻度黄疸，$171 \sim 342\mu mol/L$ 为中度黄疸，$STB > 342\mu mol/L$ 为重度黄疸。黄疸是肝功能不全的一种重要的病理变化，但并非所有的黄疸都是肝功能障碍引起的，例如红细胞破坏引起的溶血性黄疸，胆管阻塞引起的阻塞性黄疸。此外，新生儿存在生理性黄疸期。

一、胆红素的正常代谢

（一）胆红素的来源

人体 80%～85% 的胆红素是血液循环中衰老的红细胞在肝、脾及骨髓的单核－吞噬细胞系统中分解和破坏的产物。红细胞破坏释放出血红蛋白，然后代谢生成游离珠蛋白和血红素，血红素经微粒体血红素氧化酶的作用，生成胆绿素，进一步被催化还原为胆红素。其余 15%～20% 来自骨髓中无效造血的血红蛋白和含有亚铁血红素的非血红蛋白物质（如肌红蛋白、过氧化氢酶及细胞色素酶），这种胆红素称为"旁路胆红素"。

（二）非结合胆红素的形成

从单核－吞噬细胞系统（肝、脾、骨髓）释放出来的游离胆红素是脂溶性的、非结合性的（未与葡萄糖醛酸等结合），在血液中与清蛋白（少量与 α_1-球蛋白）结合，以胆红素－蛋白复合体的形式存在和运输。由于其结合稳定，几乎不溶于水，不能自由透过各种生物膜，故不能从肾小球滤过。胆红素定性试验呈间接阳性反应，故称这种胆红素为非结合胆红素，也称间接胆红素。该胆红素对中枢神经系统有特殊亲和力，能透过血脑屏障而引起胆红素脑病（核黄疸）。

（三）结合胆红素的形成

肝细胞对胆红素的处理，包括摄取、结合、分泌三个过程。以清蛋白为载体的非结合胆红素随血流进入肝脏，到达肝细胞膜时，清蛋白即与胆红素分离，然后迅速被肝细胞摄取。被摄取的胆红素在肝细胞内和配体结合蛋白（Y 蛋白和 Z 蛋白，主要是 Y 蛋白）结合，被运送至肝细胞的光面内质网，在此胆红素与配体结合蛋白分离，在葡萄糖醛酸转移酶存在时，胆红素与尿苷二磷酸葡萄糖醛酸作用，形成双葡萄糖醛酸胆红素和单葡萄糖醛酸胆红素，即结合胆红素。这种胆红素的特点是水溶性大，能从肾脏排出，胆红素定性试验呈直接阳性反应，故称这种胆红素为结合胆红素，也称直接胆红素。结合胆红素在肝细胞质内，与胆汁酸盐一起，经胆汁分泌器，被分泌入毛细胆管，随胆汁排出。由于毛细胆管内胆红素浓度很高，故胆红素由肝细胞内分泌入毛细胆管是一个较复杂的耗能过程。

（四）胆红素的肠肝循环

结合胆红素经胆管随胆汁排入肠道，在肠道细菌作用下，发生水解、还原反应，脱去葡萄糖醛酸，生成胆素原。肠道中的胆素原大部分被氧化随粪便排出，称为粪胆素。仅小部分（10％～20％）被肠黏膜重吸收，经门静脉到达肝窦，重新转变为结合胆红素，再随胆汁排入肠腔，称"胆红素的肠肝循环"。在胆红素的肠肝循环过程中仅有极少量胆素原进入体循环，经肾脏从尿中排出。

胆红素的正常代谢过程见图 3-1。

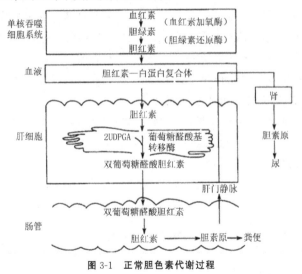

图 3-1　正常胆色素代谢过程

二、黄疸的分类和发病机制

（一）黄疸的分类

根据血中升高的胆红素的类型分为高非结合胆红素性黄疸及

高结合胆红素性黄疸两大类；按发病原因可分为溶血性、肝细胞性和梗阻性黄疸；按发病机制可分为胆红素产生过多性、滞留性及反流性黄疸；按病变部位可分为肝前性、肝性和肝后性黄疸。

（二）黄疸的发病机制

无论哪种分类方法，黄疸的发生归根到底都源于胆红素的某一个或几个代谢环节障碍。发生胆红素代谢障碍的原因有以下几个方面。

1. 胆红素生成过多

胆红素在体内形成过多，超过肝脏处理胆红素的能力时，大量非结合胆红素即在血中积聚而发生黄疸。非结合胆红素形成过多的原因包括溶血性与非溶血性两大类。临床上任何原因引起大量溶血，红细胞破坏过多，导致大量的血红蛋白释放，血中非结合胆红素增多而引起的黄疸，称为溶血性黄疸。非溶血性的胆红素形成过多则多见于无效造血而产生过多胆红素。在一些贫血的患儿，由于骨髓红细胞系统增生，骨髓内无效性红细胞生成增多，这种红细胞多在"原位"破坏，而未能进入血循环，或是进入血循环后红细胞生存的时间很短（数小时），而使非结合胆红素增多。

2. 肝细胞处理胆红素的能力下降

肝细胞对胆红素的摄取、结合或排泄障碍，使血中胆红素积聚而引起黄疸，为肝细胞性黄疸发生的原因。

3. 胆红素排泌障碍

由于胆道梗阻，肝内结合胆红素不能排到肠道，结合胆红素逆流入血而引起黄疸，为梗阻性黄疸发生的原因。

三、各型黄疸的特点和临床常见疾病

（一）肝前性黄疸

肝前性黄疸包括溶血性高胆红素血症和非溶血性高胆红素血症。

1. 溶血性黄疸

红细胞大量破坏时，生成过量的非结合胆红素，远超过肝细

胞摄取、结合和排泄的限度，使非结合胆红素潴留于血中而发生黄疸。按发病原因可分为先天性溶血性黄疸和获得性溶血性黄疸。

（1）先天性溶血性疾病主要包括：①红细胞膜缺陷，如遗传性球形红细胞增多症，椭圆形红细胞贫血；②酶的异常，如红细胞缺乏葡萄糖-6-磷酸脱氢酶和谷胱甘肽合成酶缺乏；③血红蛋白结构异常或合成缺陷，如镰状细胞性贫血和地中海贫血。

（2）获得性溶血性疾病主要包括：①血型不合所致溶血性贫血；②不同原因弥散性血管内凝血；③溶血尿毒综合征；④阵发性夜间血红蛋白尿；⑤与感染、物理化学、毒物、药物及恶性疾病等有关的免疫性溶血。

溶血性黄疸的临床特征：①有与溶血相关疾病史。②皮肤、巩膜轻度黄染，呈浅柠檬色。③在急性发作时可出现溶血反应，表现为发热、寒战、呕吐、腰背酸痛，慢性溶血时症状轻微，常伴有面色苍白。④皮肤无瘙痒。⑤多有脾大。⑥骨髓增生活跃，血清铁和网织红细胞增加。⑦血清总胆红素增高，除溶血危象外，胆红素一般不超过 $85\mu mol/L$，以非结合胆红素增高为主，占80%以上。因为溶血持续时间较长，溶血性贫血引起的缺氧、红细胞破坏释放出的毒性物质等，可导致肝细胞损伤、肝功能减退，可能会有小量结合胆红素反流入血。⑧尿中尿胆原增加而无胆红素，急性发作时有血红蛋白尿，呈酱油色，慢性溶血时尿内含铁血黄素增加。⑨24小时粪中粪胆原排出量增加。⑩在遗传性球形红细胞增多时，红细胞渗透脆性增加，地中海贫血时渗透脆性降低。

2. 非溶血性高胆红素血症

骨髓内未成熟红细胞破坏过多，引起的旁路性高胆红素血症，此时循环中红细胞无溶血现象，见于严重贫血、先天性骨髓性卟啉症等。

（二）肝性黄疸

各种原因引起的肝脏对胆红素摄取、结合或排泄障碍所致。

1. 肝细胞对胆红素摄取障碍

肝细胞摄取胆红素能力不足，可能因为胆红素与清蛋白不易分离、胆红素不易透过肝细胞膜或 Y、Z 蛋白异常。其代谢特点是：血中非结合胆红素增高，血清胆红素定性试验呈间接阳性反应，尿内无胆红素，粪和尿排出的尿（粪）胆原偏低，无溶血征象，转氨酶正常。可见于下列原因：①由于肝细胞受损害（如病毒性肝炎或药物中毒），使肝细胞摄取非结合胆红素的功能降低；②新生儿肝脏的发育尚未完善，肝细胞内载体蛋白少，因而肝细胞摄取胆红素的能力不足；③Gilbert 综合征：该病是一种先天性、非溶血性非结合胆红素增高症，可能由于肝细胞窦侧微绒毛对胆红素的摄取障碍所致，多发生于年长儿，亦可于婴儿或儿童期发病，除有长期间歇性黄疸外，常无明显症状。应用苯巴比妥能使血清胆红素降至正常水平。重型病例除肝脏对非结合胆红素的清除能力降低外，还发现肝组织内 UDP-葡萄糖醛酸基转移酶活性降低。

2. 肝细胞对胆红素结合障碍

胆红素被肝细胞摄取后，在滑面内质网由葡萄糖醛酸转移酶催化，与葡萄糖醛酸结合，如果此酶缺乏或活力不足，均能影响结合胆红素的形成。其代谢特点是：血清非结合胆红素增高，呈间接阳性反应，尿内无胆红素，尿（粪）胆素原从粪和尿排出明显减少，多无贫血，转氨酶正常。可见于下列原因：①肝细胞受损害（如病毒性肝炎或药物中毒），使肝内葡萄糖醛酸生成减少或 UDP-葡萄糖醛酸基转移酶受抑制。②新生儿肝内 UDP-葡萄糖醛酸基转移酶的生成不足（在出生后 10 个月左右才趋完善）。③母乳性黄疸：可能与母乳内含有对 UDP-葡萄糖醛酸基转移酶有抑制作用的物质，也有学者认为因母乳内 β-葡萄糖醛酸苷酶进入患儿肠内，使肠道内非结合胆红素生成增加有关，或是母乳喂养患儿肠道内使胆红素转变为尿、粪胆原的细菌过少所造成，其特点是非溶血性非结合胆红素升高，常与生理性黄疸重叠且持续不退。婴儿一般状态良好，停母乳喂养3～5天后，黄疸明显减轻或消退有助于诊断。④Luce-Driscoll 综合征：又名暂时性家族性高胆红素血症，其发病机制与患儿母亲在妊娠末三个月血浆中出现抑制葡萄糖醛酸转移酶的物质有关，出生后即发生黄疸，血中胆红素可达 $340\sim850\mu mol/L$（$20\sim50mg/dL$），易发生胆红素脑病（核黄疸），如不及时治疗可危及生命。⑤Crigler-Najjar 综合征：这是一种伴有胆红素脑病（核黄疸）的先天性非溶血性、家族性黄疸，分为 I 型和 II 型。I 型为重型，属常染色体隐性遗传，由葡萄糖醛酸转移酶完全缺如所致，一般在出生后第 3～4 天出现黄疸，血浆中非结合胆红素浓度很高，大于 $340\mu mol/L$（$20mg/dL$），严重时可达 $425\sim765\mu mol/L$（$25\sim45mg/dL$），常规肝功能试验及肝组织学检查无明显异常，预后不良，绝大多数患儿在出生后 18 个月内并发胆红素脑病（核黄疸），苯巴比妥治疗无效，光照疗法或可暂时降低血浆中非结合胆红素浓度；II 型为中型，又称 Arias 综合征，为常染色体显性遗传，系肝脏葡萄糖醛酸转移酶部分缺乏或活力低下所致，血浆中非结合胆红素浓度小于 $340\mu mol/L$（$20mg/dL$），黄疸多于生后不久出现，但有时直到儿童期或青春期才出现，胆红素脑病（核黄疸）罕见，苯巴比妥能降低血清中胆红素浓度，预后相对较好。

3. 肝细胞对胆红素排泌障碍

肝细胞内结合胆红素与胆固醇、胆汁酸盐、卵磷脂、水及电解质组成胆汁，通过高尔基复合体和微绒毛，分泌到毛细胆管。由于先天性或获得性原因导致肝细胞胆汁排泄障碍，结合胆红素排入毛细胆管受阻。"单纯的"或选择性胆红素分泌障碍极少见。其胆色素代谢特点是：血清内结合胆红素明显升高，呈直接阳性反应，尿中胆红素阳性，粪和尿内尿（粪）胆素原减少，大多数患儿伴有血清碱性磷酸酶升高和肝功能损害。常见疾病有以下几种。

(1) Dubin-Johnson 综合征：又称为慢性特发性黄疸，为遗传性结合胆红素增高 I 型，属常染色体隐性遗传病，常有家族史，青年期发病居多，也可于儿童期发病。肝细胞对磺溴酞钠（BSP）的排泄正常或中度潴留，90 分钟后再次出现高峰，可能是由于肝细胞对胆红素和有机阴离子排泌有先天性缺陷，胆红素不能定向地向毛细胆管分泌而反流入血窦，使血清内结合胆红素增多，表现为间歇性黄疸，可转为良性过程，临床少见。

（2）Rotor 综合征：遗传性结合胆红素增高Ⅱ型，亦属常染色体隐性遗传，与 Dubin-Johnson 综合征相似，但肝脏外观不呈现黑褐色，肝细胞内无特异色素颗粒沉着，口服胆囊造影显影，肝细胞对 BSP 排泄障碍，90 分钟后无再次升高，可能是由于肝细胞储存胆红素的能力降低所致，临床罕见。

（3）α_1 抗胰蛋白酶缺乏性肝病：是遗传性 α_1 抗胰蛋白酶缺乏引起的代谢性肝脏疾病，为常染色体隐性遗传，新生儿期即发生胆汁淤积性黄疸。

（4）家族性肝内胆汁淤积性黄疸：新生儿期即可起病，多于儿童期或青年期发病，反复性黄疸，伴有皮肤瘙痒、肝脾大、脂肪泻、发育不良、佝偻病等，血清总胆红素增高，以结合胆红素增高为主，血清碱性磷酸酶增高，胆固醇正常。

（5）病毒性肝炎或药物（如异烟肼、氯丙嗪、睾酮）等导致肝细胞排泌胆汁障碍，引起后天性肝内胆汁淤积，可能与自身免疫、滑面内质网功能受损、毛细胆管内胆汁受到抑制有关。

4. 肝细胞对胆红素的摄取、结合和胆汁分泌混合性障碍

胆色素代谢的任一环节发生障碍都有可能引起黄疸，但在疾病过程中，黄疸的发生，往往不是某单一环节障碍的结果，常涉及多个环节。可见于以下情况。

（1）肝细胞性黄疸。一旦肝细胞受损害，不仅可影响肝细胞对非结合胆红素的摄取、结合胆红素的形成，甚至影响到肝胆汁的分泌。其胆色素代谢变化也比较复杂，一方面肝细胞对非结合胆红素摄取障碍和结合胆红素生成减少，血清非结合胆红素增多，另一方面肝细胞分泌胆汁功能受损，肝胆汁分泌障碍，肝内胆汁淤积，或由于肝内小胆管炎，引起机械性阻塞，而使胆汁从肝细胞反流入血，而且分泌到毛细胆管的胆汁，亦可通过变性坏死的肝细胞或肝细胞之间的间隙反流入血，而使血清结合胆红素增多，因此胆红素定性试验可呈双相阳性反应，尿内胆红素阳性，由于排入肠道的胆汁减少，粪胆原和尿胆原多为减少。肝细胞损伤原

因包括病毒性肝炎、感染所致肝脏损害（先天性梅毒、弓形虫病、巨细胞病毒、风疹病毒及某些细菌感染等）、中毒所致肝脏损害（包括物理、化学、生物因素等）、某些先天性代谢病（半乳糖血症、酪氨酸血症、肝豆状核变性）等。

（2）新生儿生理性黄疸。本病与以下原因有关：出生后，血液内原来过多的红细胞被破坏，非结合胆红素生成过多；肝细胞内载体蛋白-Y蛋白少，肝细胞摄取非结合胆红素的能力不足；肝细胞内胆红素葡萄糖醛酸基转移酶生成不足，结合胆红素生成少；肝细胞胆汁分泌器发育不完善，对肝胆汁分泌的潜力不大；肠肝循环增加。此种黄疸以血清非结合胆红素增多为主，如无先天性胆红素代谢缺陷，可以逐渐消退。

（3）药物性黄疸。药物可干扰胆红素代谢，也可发生免疫性肝损害，通过停药、休息和保肝治疗后，一般很快可以痊愈。

（三）肝后性黄疸

胆汁由胆管排入肠道受阻，导致阻塞上部的胆管内大量的胆汁淤积，胆管扩张，压力升高，胆汁通过破裂的小胆管和毛细胆管而流入组织间隙和血窦，引起血内胆红素增多（胆汁酸盐也进入血循环），产生黄疸。常见于结石、寄生虫、胆管炎症、肿瘤或先天畸形等，使胆道狭窄或阻塞。其胆色素代谢特点是：血清结合胆红素明显增多，尿内胆红素阳性，尿胆原和粪胆原减少，如胆道完全阻塞，尿（粪）胆原可以没有，但是阻塞上部胆道有感染，结合胆红素可被细菌还原为尿（粪）胆原，吸收入血由肾脏排出。此外胆汁排泄不畅，长期淤积，可导致肝功能损伤影响非结合胆红素在肝脏的代谢。

四、诊断

首先必须明确有无黄疸，然后根据病史、体征、实验室检查对黄疸病因做进一步分析。

（一）病史

黄疸发病缓急、发病年龄，持续性还是呈间歇性，是否进行性加重，有无皮肤瘙痒，是否伴随畏寒、发热，有无恶心、呕吐、食欲缺乏、腹痛、腹胀等消化道症状，有无尿及粪便颜色的改变，有无肝炎接触史、输血史、用药史、毒物接触史，既往有无类似发作史，是否有家族遗传病史。

（二）体征

皮肤黄疸的程度，是苍黄或暗黄，口唇和睑结膜的颜色，有无抓痕，有无淤斑、淤点、肝掌、蜘蛛痣等，腹部有无压痛、反跳痛、腹肌紧张，有无肝脾大，有无水肿、腹水，有无意识状态及肌张力改变，有无淋巴结肿大。

（三）实验室检查

1. 肝功能试验

肝功能试验是最重要的实验室检查。

（1）胆红素测定可帮助明确是否黄疸，区分非结合胆红素增高性黄疸与结合胆红素增高性黄疸；尿胆红素、尿胆原、粪中尿胆原测定有助鉴别溶血性黄疸、肝细胞性黄疸及梗阻性黄疸。

（2）在血清酶学方面，肝细胞坏死时主要是转氨酶升高，胆汁淤积时以碱性磷酸酶、5-核酸磷酸酶、亮氨酸氨基肽酶升高为主，转氨酶升高大于正常值 4～5 倍，伴轻度碱性磷酸酶升高，提示弥漫性肝细胞病变如病毒性肝炎，而碱性磷酸酶升高大于正常值 3～5 倍，则提示存在胆汁淤积。

2. 血液检查

（1）全血细胞计数、网织红细胞计数、外周血涂片、红细胞渗透脆性实验、溶血实验协助诊断溶血性黄疸。

（2）血脂测定反映肝细胞的脂质代谢功能及胆系排泄功能。胆汁淤积时胆固醇和甘油三酯均可增高；肝细胞损伤严重时，胆固醇水平可降低。

（3）血浆凝血酶原时间测定：胆汁淤积性黄疸时，肌内注射维生素 K 可使延长的凝血酶原时间恢复或接近正常。严重肝病时凝血酶原合成障碍，凝血酶原时间延长，即使注射维生素 K 亦不能纠正。

（4）肝炎标志物及 AFP 检测有助于病毒性肝炎及肝癌诊断。

（四）辅助检查

1. 腹部超声检查

该检查安全方便，可重复进行，故可作为黄疸鉴别诊断的首选方法。肝门及肝门以下梗阻时，肝内胆管普遍扩张，非梗阻性肝内胆汁淤积时则无胆管扩张。超声波对辨别肝内及肝门附近局灶性病变性质具有肯定的诊断价值，有利于判断胆结石、胆总管癌、胰头癌和肝癌。

2. 电子计算机体层扫描（CT）

高密度的分辨率以及层面扫描使其以图像清晰、解剖关系明确的特点成为肝、胆、胰等腹部疾病的主要检查方法，对了解有无胆管扩张以及占位性病变有较重要参考价值。

3. 磁共振成像（MRI）

因其具有较高的软组织分辨率，并能多方位、多序列成像，故常常能更清楚地显示病变的部位和性质。磁共振胰胆管造影（MRCP）能更好地显示胰胆管直径、走向及有无梗阻等，因此对梗阻性黄疸更具有诊断价值，甚至可替代有创性 ERCP 检查。

4. 经十二指肠镜逆行胰胆管造影（ERCP）和经皮肝穿刺胆管造影（VFC）

两者都可显示胆管梗阻部位、梗阻程度以及病变性质，但 ERCP 较 PTC 创伤性小，当无胆管扩张时，ERCP 显示胆管的成功率高，并能了解胰腺病变对胆管的影响。FFC 更适用于高位胆管梗阻的诊断。

5. 内镜和上消化道钡餐检查

如发现食管胃底静脉曲张有助于诊断肝硬化及其他原因所致的门脉高压。低张十二指肠造影可通过观察十二指肠形态了解十二指肠和胆囊、胆总管以及胰腺的关系，有助于辨别胆总管下端、胰头和壶腹癌。超声内镜有助于发现由十二指肠乳头癌、胆管癌或胰腺癌所致黄疸，经超声内镜细针穿刺进行胰腺活体组织学检查更有助于确定胰腺疾病性质。

6. 放射性核素检查

静脉注射放射性核素或其标记物，利用肝摄取并可经胆汁排泄的原理，进行示踪图像分析，利用组织间放射性核素浓度差异提示病变部位，甚至包括功能代谢方面的变化，从而提高对肝内占位性病变的诊断准确率。

7. 肝穿刺活体组织学检查

常用于慢性持续性黄疸的鉴别，尤其对遗传性非溶血性黄疸的鉴别更有价值。对有肝内胆管扩张者不宜进行，以免并发胆汁性腹膜炎。

8. 腹腔镜和剖腹探查

腹腔镜很少用于黄疸的鉴别诊断，仅在少部分诊断十分困难的病例可考虑应用，但应十分谨慎。腹腔镜直视下进行肝穿刺较安全，比盲目穿刺更具诊断价值。如经多项认真检查仍不能明确诊断，而且疑有恶性病变时也可考虑剖腹探查以免延误治疗时机。

五、鉴别诊断

黄疸仅是一种临床表现，其涉及的疾病较多，而且某些疾病可同时兼有不同的机制，这就需要结合病史、临床症状、体征以及实验室检查等进行综合分析，找出引起黄疸的原因。确定皮肤黄染为黄疸后，分析属于溶血性黄疸、肝细胞性黄疸还是梗阻性黄疸。如为溶血性黄疸，进一步判断是血管内溶血，还是血管外溶血；如为肝细胞性黄疸，进一步判断是先天性，还是获得性；如为梗阻性黄疸，需进一步判断引起梗阻的疾病性质。溶血性黄疸、肝细胞性黄疸及梗阻性黄疸的鉴别见表 3-4。

表 3-4　**溶血性黄疸、肝细胞性黄疸及梗阻性黄疸的鉴别**

	溶血性黄疸	肝细胞性黄疸	梗阻性黄疸
病史特点	多有引起溶血因素、家族史、类似发作史	肝炎接触史、输血史、肝损药物应用史	反复发作或进行性加重
皮肤瘙痒	无	肝内胆汁淤积患儿可出现	常有
消化道症状	无	明显	轻重不一

续表

	溶血性黄疸	肝细胞性黄疸	梗阻性黄疸
腹痛	急性大量溶血时有	可有肝区隐痛	较多明显
肝脏	可稍大，软，无压痛	肝大，急性肝炎时质软，明显压痛；慢性时质硬，牙痛不明显	多不肿大，可有压痛
脾脏	肿大	多有肿大	多不肿大
血常规检查	贫血、网织红细胞增多	可有贫血、白细胞下降、血小板减少	白细胞增加
总胆红素	增加	增加或明显增加	增加或明显增加
非结合胆红素	增加	增加	增加
结合胆红素	正常，后期可增加	增加	明显增加
结合胆红素/总胆红素	<15%	>30%	>50%
尿中胆红素	阴性	阳性或阴性	强阳性
尿中胆素原	增多	不定	减少或无
粪中胆素原	增多	多无改变	减少或消失
谷丙转氨酶	正常	明显增加	正常或轻度增加
碱性磷酸酶	正常	正常或轻度增高	明显增高
γ-谷氨酸转肽酶	正常	可增高	明显增高
凝血酶原时间	正常	延长，不易被维生素 K 纠正	延长，能被维生素 K 纠正
胆固醇	正常	轻度增加或降低	明显增加
絮状试验	正常	阳性	多为阴性
血浆蛋白	正常	清蛋白降低，球蛋白增加	正常
特殊检查	骨髓象、溶血试验	肝组织活检	B超、CT、ERCP

第五节 发 绀

发绀是指血液中还原血红蛋白（Hemoglobin，Hb）增多使皮肤和黏膜呈青紫色改变的一种表现，也称为发绀。这种改变常发生在皮肤较薄、色素较少和毛细血管较丰富的部位，如口唇、指（趾）、甲床等。

一、发病机制

发绀是由于血液中还原血红蛋白的绝对量增加所致。当毛细血管内的还原血红蛋白超过 50g/L 时皮肤和黏膜可出现发绀。但临床上发绀并不总是表示缺氧，缺氧也不一定都有发绀。若患儿血红蛋白大于 180g/L 时，即使在机体的氧含量正常不至于缺氧的情况下，如果存在有 50g/L 以上的还原血红蛋白亦可出现发绀。而严重贫血（Hb<60g/L）时，即使所有的 Hb 都氧合了，但是 Hb 总量仍不足以为正常代谢运输足够的氧，即使不发绀也会缺氧。临床上，在血红蛋白浓度正常的患儿如 SaO_2<85％（相当于 22.5g/L 的血红蛋白未饱和）时，发绀却已经很明显。近年来也有临床观察资料显示：在轻度发绀的患儿中，有 60％的患儿其SaO_2>85％。故而，在临床上所见发绀并不能完全确切反映动脉血氧下降的情况。

二、病因与分类

根据引起发绀的原因可将其做如下分类。

（一）血液中还原血红蛋白增加（真性发绀）

1. 中心性发绀

此类发绀的特点表现为全身性，除四肢及颜面外也可累及躯干和黏膜的皮肤。受累部位的皮肤是温暖的。发绀的原因多由心、肺疾病引起呼吸功能衰竭、通气与换气功能障碍、肺氧合作用不足，导致 SaO_2 降低所致。一般可分为以下几种。

（1）肺性发绀：即由于呼吸功能不全、肺氧合作用不足所致。

常见于各种严重的呼吸系统疾病。常见病因有：①呼吸道梗阻：如新生儿后鼻孔闭锁，胎粪吸入，先天性喉，气管畸形，急性喉炎，惊厥性喉痉挛，气道异物，血管环或肿物压迫气管，溺水及变态反应时支气管痉挛等；②肺部及胸腔疾病：以重症肺炎最常见，其他疾病如新生儿呼吸窘迫综合征、支气管肺发育不良、毛细支气管炎、肺水肿、肺气肿、肺不张、胸腔较大量积液、气胸及膈疝等；③神经、肌肉疾病：中枢性呼吸抑制可引起呼吸暂停而致发绀，如早产儿中枢发育不成熟、新生儿围生期缺氧、低血糖、重症脑炎、脑膜炎、肺水肿、颅内压增高及镇静剂（如苯巴比妥）过量等。呼吸肌麻痹时也可致发绀，如感染性多发性神经根炎、重症肌无力及有机磷中毒等。

（2）心性发绀：由于异常通道分流，使部分静脉血未通过肺进行氧合作用而入体循环动脉，如分流量超过心排出量的1/3，即可出现发绀。常见于右向左分流的发绀型先天性心脏病，如法洛四联症、大动脉转位、肺动脉狭窄、左心发育不良综合征、单心房、单心室、动脉总干、完全性肺静脉连接异常、持续胎儿循环及动静脉瘘等。只有下肢发绀时，应考虑主动脉缩窄位于动脉导管前。此类疾病吸入100％氧后发绀不能缓解。心脏阳性体征、X线检查及彩色多普勒超声心动图检查有助于诊断。

（3）大气氧分压低：如高原病、密闭缺氧等。

2. 周围性发绀

此类发绀常由于周围循环血流障碍所致。其特点表现为发绀多为肢体的末端与下垂部位。这些部位的皮肤发冷，但若给予按摩或加温，发绀可减退。此特点可作为与中心性发绀的鉴别点。此型发绀可分为三型。

（1）淤血性周围性发绀：常见于引起体循环淤血、周围血流缓慢的疾病，如右心衰竭、渗出性心包炎、缩窄性心包炎、心包填塞、血栓性静脉炎、上腔静脉阻塞综合征、下腔静脉曲张等。

（2）缺血性周围性发绀：常见于引起心排出量减少的疾病和局部血流障碍性疾病，如严重休克、暴露于寒冷中和血栓闭塞性脉管炎、雷诺病（Raynaud病）、肢端发绀症、冷球蛋白血症等。

（3）混合性发绀：中心性发绀与周围性发绀同时存在。可见于心力衰竭等。

（二）血液中存在异常血红蛋白衍生物（变性血红蛋白血症）

血红蛋白分子由珠蛋白及血红素组成，血红素包括原卟啉及铁元素，正常铁元素是二价铁（Fe^{2+}），具有携氧功能；变性血红蛋白血症时，三价铁（Fe^{3+}）的还原血红蛋白增多，失去携氧能力，称为高铁血红蛋白血症。

1. 高铁血红蛋白血症

由于各种化学物质或药物中毒引起血红蛋白分子中二价铁被三价铁所取代，失去结合氧的能力。当血中高铁血红蛋白量达到30g/L时可出现发绀。常见于苯胺、硝基苯、伯氨喹、亚硝酸盐、磺胺类、非那西丁及苯胺染料等中毒所致发绀，其特点是突然出现发绀，抽出的静脉血呈深棕色，虽给予氧疗但发绀不能改善，只有给予静脉注射亚甲蓝或大量维生素C发绀方可消退，用分光镜检查可证实血中高铁血红蛋白血症。由于大量进食含亚硝酸盐的变质蔬菜而引起的中毒性高铁蛋白血症，也可出现发绀，称肠源性青紫症。

2. 先天性高铁血红蛋白血症

自幼即有发绀，而无心、肺疾病及引起异常血红蛋白的其他原因，有家族史，身体一般状况较好。①遗传性NADH细胞色素b5还原酶缺乏症：此酶在正常时能将高铁血红蛋白转变为正常血红蛋白，该酶先天缺乏时血中高铁血红蛋白增多，可高达50%，属常染色体隐性遗传疾病，发绀可于出生后即发生，也可迟至青少年时才出现。②血红蛋白M病：是常染色体显性遗传疾病。属异常血红蛋白病，是构成血红蛋白的珠蛋白结构异常所致，这种异常HbM不能将高铁血红蛋白还原为正常血红蛋白而引起发绀。

3. 硫化血红蛋白血症

此症为后天获得性。服用某些含硫药物或化学品后，使血液中硫化血红蛋白达到5g/L（0.5g/dL）即可发生发绀。凡引起高铁血红蛋白血症的药物或化学成分几乎都能引起本病。但一般认为本病患儿须同时有便秘或服用含硫药物在肠内形成大量硫化氢为先决条件。发绀的特点是持续时间长，可达数月以上，血液呈蓝褐色，分光镜检查可证明有硫化血红蛋白的存在。与高铁血红蛋白血症不同，硫化血红蛋白呈蓝褐色。高铁血红蛋白血症用维生素 C 及亚甲蓝治疗有效，而硫化血红蛋白无效。

三、伴随症状

（一）发绀伴呼吸困难

常见于重症心、肺疾病及急性呼吸道梗阻、大量气胸等，而高铁血红蛋白血症虽有明显发绀，但一般无呼吸困难。

（二）发绀伴杵状指（趾）

提示病程较长，主要见于发绀型先天性心脏病及某些慢性肺部疾病。

（三）发绀伴意识障碍或衰竭

主要见于某些药物或化学药物中毒、休克、急性肺部感染或急性心功能衰竭等。

第六节 咯 血

喉及喉以下呼吸道任何部位的出血，经口腔排出称为咯血。婴幼儿及体弱患儿不易将咯出物从口腔清除，而被吞咽后经肠道排出，亦可经鼻腔溢出或涌出。咯血可表现为痰中带血丝，或血与痰混合，或血凝块，或大量鲜血。依据出血量的多少可将咯血分为三度：Ⅰ度，痰中带血，失血量少于有效循环血量的 5%，外周血红细胞计数及血红蛋白值无明显改变；Ⅱ度，一次或反复加重的咯血，失血量达有效循环血量的 5%～10%，外周血红细胞计数及血红蛋白值较出血前降低 10%～20%；Ⅲ度，大口咯血，口鼻喷血，失血量大于有效循环血量的 15%，血压下降，外周血红细胞计数及血红蛋白值较出血前降低 20% 以上。咯血量与病因或病变性质有关，而与病变范围或病变的严重程度并不一定平行。如特发性肺含铁血黄素沉着症患儿，咯血症状常不明显，但是肺泡壁、毛细血管壁变性、增生及肺泡腔、细支气管腔出血量较多，常引起严重贫血及呼吸道阻塞症状。因此对大量咯血者要高度警惕，采取积极有效的止血措施，对仅有少量咯血症状者也不应疏忽麻痹，要详细询问病史，细致检查，弄清原因，妥善处理。

一、病因

咯血的病因很多，涉及面很广，主要有以下几种。

（一）气管、支气管疾患

如支气管扩张症、支气管内膜结核、气管炎、支气管炎、气管支气管肿瘤、支气管结石、支气管囊肿等。

（二）肺部疾患

如肺炎链球菌、金黄色葡萄球菌、流感嗜血杆菌等引起的细菌性肺炎；腺病毒、流感病毒、合胞病毒等引起的病毒性肺炎；白色念珠菌、放线菌、曲霉、隐球菌、毛霉等引起的真菌性肺炎、支原体肺炎、衣原体肺炎、卡氏肺孢子菌肺炎、肺结核；肺吸虫、血吸虫、蛔虫、钩虫、丝虫等引起的肺部寄生虫感染；特发性肺含铁血黄素沉着症；肺弥漫性间质性纤维化；肺部肿瘤；肺隔离症；肺出血－肾炎综合征；肺泡蛋白沉积症；肺囊肿等。

（三）心血管、肺循环改变

其主要包括各种原因引起的肺动脉高压、左心衰竭、肺动静脉瘘、心脏瓣膜病、肺栓塞等。

（四）全身性疾病

如新生儿出血症、血友病、白血病、再生障碍性贫血、弥散性血管内凝血、血小板减少性紫癜、白塞病、系统性红斑狼疮、流行性出血热、遗传性毛细血管扩张症等。

（五）理化因素刺激

理化因素刺激主要包括放射性肺，异物吸入，胸部外伤，氯气，碳酸铵等吸入。

二、发病机制

（一）肺部微血管壁通透性增加

当肺部感染、中毒、血管栓塞时，病原体及代谢产物可直接损伤微血管或通过血管活性物质间接使微血管通透性增加，红细胞自扩张的微血管内皮细胞间隙进入肺泡引起咯血，该类咯血一般量比较少。

（二）支气管及肺血管壁损伤破裂

异物、外伤、医疗操作可直接损伤支气管、肺血管壁，病变直接侵犯血管，使血管破裂出血，常见的有空洞型肺结核、支气管扩张症、动脉瘤等。血管破裂所致咯血常为大咯血。

（三）肺血管压力增高

各种原因引起的肺血管压力增高，达到一定程度，红细胞通过血管壁向肺泡内渗透，出现咯血。如原发性肺动脉高压，左心衰竭引起肺静脉压力增高，肺淤血等均可致咯血。

（四）凝血功能障碍

白血病、血友病、弥散性血管内凝血等由于凝血功能障碍，在全身出血的基础上亦可出现咯血。

（五）血管活性物质代谢障碍

肺部参与前列腺素、5-羟色胺、血小板活化因子、血管紧张素等多种血管活性物质的代谢，肺部病变可直接影响血管活性物质形成、释放、灭活，进而影响血管的舒缩效应，促使血小板聚集引起肺血管微血栓形成，而致咯血。

（六）其他

约有 10%～20% 咯血患儿，经各项检查均未能发现引起咯血的原发疾病，称此为特发性咯血。

三、诊断

（一）确定是否为咯血

咯血是指喉及喉以下呼吸道任何部位的出血，经口腔排出，因此首先要排除口腔及鼻咽部的出血，其次要注意与呕血进行鉴别（表3-5）。

表 3-5　咯血与呕血的鉴别

鉴别要点	咯血	呕血
病史	多有心肺病病史	多有胃病、肝病史
出血方式	咳出	呕出
出血前症状	咽部痒感、胸闷、咳嗽等	上腹部不适、恶心、呕吐等
血的颜色	多为鲜血	多为暗红、棕黑
血中混有物	痰、泡沫	常有食物残渣、胃液
酸碱反应	碱性	酸性
粪便	无改变，除非吞咽部分血液	黑便、柏油样便
出血后的症状	常有少量血痰数日	无血痰
胸部 X 线	有肺部病变	无肺部病变
肺部体征	常有湿啰音	无阳性体征

（二）病史

应详细询问年龄、性别、病程、服药史、咯血量、性状及伴随症状以及是否早产，有无高浓度吸氧史、麻疹史、百日咳病史、结核接触史等。小婴儿咯血可见于先天性支气管肺畸形或发育不良、肺囊性纤维化等；儿童及青少年咯血可见于气管、支气管炎症、支气管扩张、肺结核、特发性肺含铁血黄素沉着症等；女性周期性咯血要考虑子宫内膜异位症。咯粉红色泡沫痰见于左心衰竭肺水肿；铁锈色痰见于大叶性肺炎；砖红色胶冻样痰见于克雷白杆菌肺炎。

（三）体格检查

对咯血患儿查体应观察精神反应、营养状况及有无全身出血表现，有无杵状指（趾）等，特别要对患儿进行全面细致、反复的胸部检查。

（四）相关辅助检查

1. 痰液检查

痰液检查是重要的检查项目，包括：肉眼观察痰液的颜色

（如红色、粉红色、褐色均提示含有血液，粉红色泡沫痰见于肺水肿，铁锈色痰见于大叶性肺炎，果酱样痰见于肺吸虫病，脓血痰见于支气管扩张等）、痰涂片、细菌及真菌培养、病毒分离等。

2. 血液检查

主要查血常规及凝血功能。

3. 影像学检查

主要包括胸部透视、胸片、胸部 CT、仿真支气管 CT 等。

4. 纤维支气管镜检查

可以明确出血原因及部位，并进行止血治疗，多用于一般止血效果不佳、诊断不明确的患儿。

5. 动脉造影

有利于发现动脉瘤、有无血管栓塞，并对栓塞进行治疗。

四、鉴别诊断

（一）支气管扩张

多数病例有反复咯脓痰、咯血病史，有呼吸道感染、麻疹、百日咳、肺炎后咳嗽迁延不愈等，高分辨率 CT 显示支气管腔扩大的异常影像学改变，纤维支气管镜检查或局部支气管造影，可明确扩张的部位。

（二）大叶性肺炎

典型病例一般起病较急，有发热、咳嗽、胸痛、咯铁锈色痰等临床症状，致病菌以肺炎链球菌最多见，其次为葡萄球菌、大肠埃希菌、肺炎克雷白杆菌等，X 线胸片显示肺叶或肺段的实变阴影。

（三）肺结核

典型病例有午后低热、盗汗、疲乏无力、体重减轻等结核中毒症状，结合卡介苗接种史、结核病接触史、PPD 皮试等对明确诊断有较大帮助，胸片可见病变多在肺门，表现为肺门结构不清或肿块影或为原发病灶、淋巴管炎、淋巴结炎组成的典型的"哑铃"状改变，痰中可找到结核分枝杆菌，一般抗菌治疗无效。

（四）气管、支气管炎

一般咯血量少，多表现为痰中带血，不持续，一般不反复，胸片表现为肺纹理增粗、紊乱，抗感染治疗有效。

（五）肺部真菌病

常发生于免疫力低下的患儿，长期应用抗生素、激素、免疫抑制剂或婴幼儿肺炎迁延不愈时，要考虑继发肺部真菌感染。肺部体征及胸片与一般肺部感染无特异性改变，经痰液或血液培养出真菌是确诊的依据。

（六）肺含铁血黄素沉着症

本病大多在 7 岁以前发病，以反复咳嗽、咯血、气促、喘鸣伴明显贫血为特征，贫血程度与咯血量不成比例，贫血为小细胞低色素性贫血，痰或胃液中查见含铁血黄素巨噬细胞是诊断的主要依据。

（七）肺栓塞

典型病例多在血栓性静脉炎或先天性心脏病、外伤、手术后突然出现胸闷、胸痛、呼吸困难、咯血等症状，胸片及 CT 可见尖端指向肺门的楔形阴影，心电图检查可出现异常改变。

（八）弥散性血管内凝血

典型病例有导致弥散性血管内凝血的基础疾病，有多发出血倾向，血小板明显下降或进行性下降，凝血功能异常，咯血可为其全身出血的一部分。

五、治疗

咯血的治疗重点是及时制止出血，保持呼吸道通畅，防止气道阻塞窒息，维持患儿的生命功能，并同时进行病因治疗。

（一）一般治疗

1. 镇静、休息与对症处理

Ⅰ度咯血出血量少，一般无须特殊处理，适当减少活动量，对症处理即可。Ⅱ度及Ⅱ度以上咯血常可危及患儿生命，应作紧急处理，首先宜取半卧位，如果发生大咯血窒息时，则取头低足高位，轻拍背部，助血液排出；如不能迅速改善，应及时气管插管，以保持气道通畅，并清除积血。镇静一般用苯巴比妥，镇咳药物一般不用，咳嗽剧烈时，酌情应用二氧丙嗪、喷托维林（咳必清）等，吗啡有强烈的抑制中枢咳嗽反射的作用，不宜使用。

2. 观察与护理

进食易消化食物，保持粪便通畅，避免用力屏气排便，对Ⅱ度及Ⅱ度以上咯血的患儿，应监测心率、呼吸、脉搏及血压，并做好大咯血与窒息的各项抢救准备。

（二）止血药物的应用

止血药物主要通过改善出凝血机制、毛细血管及血小板功能而起作用。常用的止血药物有血凝酶（立止血）、酚磺乙胺、维生素 K_1、氨基己酸、垂体后叶素、高渗氯化钠等。

（三）纤维支气管镜下止血

纤维支气管镜不仅能帮助确定出血部位，同时能清理积血并进行镜下止血治疗。

（四）手术治疗

出血部位明确，大咯血经内科治疗、保守治疗无效，有发生窒息和休克可能、又无手术禁忌者，应及时手术治疗，以挽救患儿生命。

（五）病因治疗

细菌、真菌、寄生虫、结核杆菌、病毒感染引起者，及时予以有效的抗菌、驱虫及抗病毒治疗；对自身免疫性疾病，肺含铁血黄素沉着症等所致者，及时予以皮质激素治疗；对肿瘤引起者，应及时手术治疗等。

六、咯血并发窒息的识别抢救

窒息是咯血患儿迅速死亡的主要原因，应及早识别和抢救。当患儿出现：①烦躁不安、气促、发绀；②突然呼吸困难，伴明显痰鸣音、神情呆滞、发绀；③咯血突然中止、呼吸困难加剧、张口瞪目、双手乱抓、面色转灰白，均提示有窒息发生，应立即采取急救措施，重点是保持呼吸道通畅和纠正缺氧，将患儿置头低足高位，轻拍患儿背部，并清除口腔内血凝块，如不能迅速改善，则立即予以气管插管或气管切开，通畅气道，抢救的同时予以高流量吸氧。

第七节　呕　吐

呕吐是致吐因素通过呕吐中枢引起食管、胃、肠逆蠕动，并伴腹肌强力痉挛性收缩，迫使胃内容物从口腔、鼻腔排出。呕吐是儿科最常见的症状之一，消化系统和全身其他系统的疾患均可引起呕吐。其表现轻重不一。剧烈呕吐可致全身水、电解质紊乱及酸碱平衡失调，甚至危及生命；长期慢性呕吐可导致营养不良和生长发育障碍。

一、诊断与鉴别诊断

呕吐病因错综复杂，根据病因分类见表 3-6。

表 3-6　呕吐分类

类型	疾病
感染	①消化道为急性胃肠炎，消化性溃疡，病毒性肝炎，胰腺炎，胆囊炎，阑尾炎，肠道寄生虫病；②呼吸道为发热，扁桃腺炎，中耳炎，肺炎；③中枢神经系统为颅内感染（脑炎、脑膜炎、脑脓肿）；④尿路感染，急性肾炎或肾盂肾炎，尿毒症；⑤败血症
消化道梗阻	肠梗阻，肠套叠，中毒性肠麻痹，先天性消化道畸形（食管闭锁、肥厚性幽门狭窄、肠闭锁、肠旋转不良、巨结肠、肛门直肠闭锁）
中枢神经病变	颅内占位性病变、颅脑损伤，颅内出血，呕吐型癫痫，周期性呕吐
代谢性疾病	糖尿病、酮症酸中毒，肾小管性酸中毒，低钠血症，肾上腺危象
中毒及其他	药物、农药、有机溶剂、金属中毒，误吞异物，晕车（船）

（一）诊断程序

1. 首先要了解呕吐的时间、性质、内容物及伴有的症状

（1）时间：呕吐的时间随疾病不同而异。出生后即出现呕吐多为消化道畸形，幽门肥厚性狭窄的患儿常在出生后 2 周发生呕

吐。进食后立即出现呕吐多提示食管和贲门部位病变。突然发生的呕吐且与进食相关者，考虑急性胃（肠）炎或食物中毒。

（2）性质：呕吐可分为 3 种类型。即溢乳、普通呕吐、喷射性呕吐。溢乳是奶汁从口角溢出，多发生在小婴儿；普通呕吐是呕吐最常见的表现；喷射性呕吐是大量的胃内容物突然从口腔、鼻孔喷涌而出。常由于颅内高压、中枢神经系统感染、幽门梗阻等引起。

（3）内容物：酸性呕吐物混有食物或食物残渣，常见于急性胃炎、溃疡病；呕吐物含有隔日宿食，见于幽门梗阻；呕吐物为咖啡色内容物时，考虑为上消化道出血、肝硬化食管胃底静脉曲张破裂出血；呕吐物伴胆汁，提示胆汁反流性胃炎，呕吐严重者可见于高位小肠梗阻及胆管蛔虫症；呕吐物有粪汁或粪臭，见于低位肠梗阻。

（4）伴随的症状：呕吐伴腹泻提示急性胃肠炎；呕吐伴便血多为消化道出血；呕吐伴腹胀，无粪便，可能消化道梗阻；呕吐伴婴儿阵发性哭吵可见于肠套叠、嵌顿疝；呕吐伴腹痛要排除胆囊炎、胰腺炎、腹膜炎；呕吐伴有发热要考虑感染性疾病；呕吐伴有头痛、嗜睡、惊厥多为中枢神经系统感染。

2. **体格检查**

全身状态的检查不可忽视，如体温、脉搏、呼吸、血压、神志、精神状态等常可反映病情的轻重。重点检查腹部体征，是否有肠型、压痛、包块、肠鸣音等。如腹胀，甚至皮肤发亮并伴有静脉怒张，有肠型，说明有肠梗阻可能；右上腹触及包块，可能为幽门肥厚性狭窄；疑有中枢病变，应仔细检查脑膜刺激征及病理反射。

3. **辅助检查**

（1）常规检查。①血、尿、粪便常规检查：常可初步明确呕吐原因。②血电解质检查：常可了解呕吐的程度及电解质紊乱情况。

（2）特殊检查。①腰椎穿刺脑脊液检查：疑有颅内感染的患者应进行脑脊液检查。②肝功能：可帮助了解肝胆疾病的情况。③腹部B超：可了解腹部脏器及包块性疾病。④腹部 X 线与钡餐、电子胃镜检查：有助于诊断消化道的畸形、梗阻，食管、胃部炎症和溃疡性疾病。⑤头颅 CT 和 MRI（磁共振成像）：可确诊有无颅内出血、占位性病变。

（二）诊断思维

1. 不同年龄阶段引起的呕吐

不同年龄阶段引起呕吐的疾病见表 3-7。

表 3-7　不同年龄阶段引起呕吐的疾病

	内科疾病	外科疾病
新生儿期	新生儿感染、颅脑损伤、羊水吞入	消化道畸形、幽门肥厚性狭窄
婴幼儿期	喂养不当、胃食管反流、消化道感染、中枢感染、中毒性疾病	消化道畸形、胃食管异物、急腹症（肠梗阻、胆管蛔虫症、肠套叠）
儿童期	消化道炎症、溃疡、中枢感染、周期性呕吐	急腹症（阑尾炎、腹膜炎、嵌顿疝、胆管蛔虫症）、颅内病变（肿瘤、出血）

2. 感染性与非感染性呕吐的鉴别

见图 3-2。

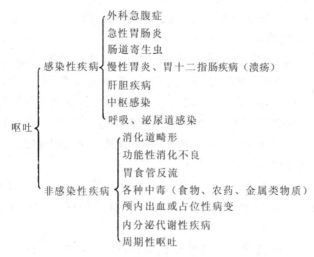

图 3-2　感染性与非感染性呕吐的鉴别

3. 鉴别诊断

呕吐需与以下疾病鉴别。

(1) 消化道畸形：食管闭锁、食管气管漏、膈疝，往往出生后不久即出现呕吐；幽门肥厚性狭窄常在出生后 2 周左右出现呕吐，同时可见胃蠕动波，在右上腹可扪及枣核样肿块；肠旋转不良、消化道重复畸形除呕吐外，常伴腹胀；先天性巨结肠及肛门闭锁行肛指检查时可发现，如有较多的粪便和气体随手指拔出而喷出，可能为巨结肠。消化道的畸形，常常出现腹部梗阻性的症状，要注意腹胀的情况、呕吐物的性质。如含胆汁和粪汁要考虑下消化道梗阻。可进行 X 线腹部平片或钡剂灌肠检查，对确诊食管闭锁、肠旋转不良、消化道重复畸形、先天性巨结肠及肛门闭锁有重要意义；B 超检查有助于先天性幽门肥厚性狭窄的诊断。

(2) 急腹症：包括阑尾炎、腹膜炎、肠套叠、嵌顿疝、胆管蛔虫症、肠梗阻等疾病，起病急，往往伴有呕吐，但腹痛症状突出，腹部检查压痛、肌紧张、反跳痛等明显，肠套叠、嵌顿疝在腹部或腹股沟处可扪及块物。除肠套叠、嵌顿疝外，周围血象检查示白细胞和中性粒细胞均增高。腹部 X 线检查有助于腹膜炎、胆管蛔虫症、肠梗阻的诊断；B 超检查和空气灌肠可确诊肠套叠。

(3) 感染性疾病：可分普通感染和颅内感染。①普通感染：如急慢性咽喉炎、中耳炎、急性肺炎、泌尿道感染、败血症等感染在发病的急性期都可以有呕吐表现，但同时应伴有鼻塞、流涕、打喷嚏、咽痛、咳嗽、耳痛等呼吸道症状以及尿频、尿急、尿痛、血尿等泌尿道症状。血、尿常规和 X 线胸片检查可助诊断。②颅内感染：发热、头痛、嗜睡、呕吐、惊厥，且呕吐呈喷射状，提示中枢神经系统感染，应进行神经系统和脑脊液的检查，尽早做出脑炎、脑膜炎、脑脓肿等中枢感染性疾病的诊断。

(4) 消化系统疾病：可有以下几种。①急性胃肠炎：是由肠道病毒和细菌引起的胃肠道的急性病变，主要表现为发热、恶心、呕吐、腹泻，但临床上常起病急，呕吐在先，在腹泻出现前容易误诊。临床诊断依赖病史、临床表现和粪便的形状、肠道病原学的检测。②胃食管反流：典型的症状是反酸、反胃、打嗝、胃灼热，但儿童表现常不典型。新生儿常表现为频繁溢乳，婴幼儿常见反复呕吐，年长儿可有腹痛、胸痛、胸闷、反胃等。部分患者可有吸入综合征，引起口腔溃疡、咽喉炎、哮喘；婴幼儿重者可突然窒息死亡。24 小时食管 pH 值监测、食管胆汁反流检测和核素胃食管反流检查可以帮助诊断。③功能性消化不良：其表现是近 1 年内至少 12 周持续或反复出现上腹不适或疼痛，伴有餐后饱胀、腹部胀气、嗳气、恶心，呕吐等，且通过 X 线钡餐和胃镜检查没有发现食管、胃、肠等器质性疾病可解释的症状。④胃、十二指肠疾病：急性胃炎或慢性胃炎急性发作可表现为腹痛，以上腹痛或脐周痛为主，可伴餐后呕吐、恶心、嗳气、腹胀，寒冷及刺激性食物可加重，伴胃黏膜糜烂者可有呕血和黑便。消化性溃疡主要是指胃和十二指肠的溃疡，可发生在任何年龄，但学龄儿童明显增加。婴幼儿的主要症状是呕吐、食欲不振；学龄期儿童可有腹痛、腹胀、反酸、嗳气等表现，严重者可有呕血、黑便等症状。胃镜检查是急、慢性胃炎和胃十二指肠溃疡的可靠方法，可直接观察到炎症的轻重、溃疡的变化。上消化道的钡餐造影也能帮助我们了解病变的情况。其他如血常规、粪便隐血和幽门螺杆菌检查能协助诊断。⑤周期性呕吐：表现为突然发生的反复、刻板的恶心、呕吐，呕吐症状很严重，可持续数小时和几天。呕吐的特点是在晚上和清早发生，50% 的呕吐可呈喷射性，含有胆汁、黏液和血液，可伴有腹痛、头痛、心动过速等。呕吐发作严重者伴有脱水和电解质紊乱，大多数患者需要静脉补液。需做详细检查，排除器质性的疾病，方可诊断。

（5）各种中毒（药物、农药、金属类物质）：其特点为病情呈急进性加剧，临床症状可累及全身各系统。误服或吸入是造成各种中毒的首要条件，应尽快了解误服的病史，或可以从患儿的气味辨别，或对血、尿、呕吐物和胃液进行快速检验，以利及早诊治。

（6）内分泌代谢性疾病：尤其是糖尿病酮症酸中毒，其表现恶心、呕吐、嗜睡甚至昏迷。有时由于脱水、腹痛、白细胞增高而误诊为急腹症。临床上血糖增高和尿酮体阳性、血气酸中毒及原有的糖尿病病史有助诊断。

（7）颅内占位性病变：起病急骤，表现剧烈头痛、头晕、恶心、呕吐等，需做头颅 CT 和 MRI 明确诊断。

二、处理措施

（一）确立是否需要外科处理

决不能因对症治疗而延误诊断。

（二）一般治疗

对呕吐严重者应暂时禁食，防止呕吐物吸入到肺，引起窒息或吸入性肺炎；对有脱水和电解质紊乱的应积极纠正。

（三）对症治疗

根据不同病因，临床症状选用不同药物。

1. 周围性镇吐药

（1）阿托品、颠茄可解除平滑肌的痉挛，抑制反应性的呕吐。

（2）吗丁啉为外周多巴胺受体拮抗剂，可增加食管下部括约肌的张力，增加胃蠕动，促进胃排空，防止胃、食管反流，抑制恶心、呕吐。

（3）莫沙必利。

2. 中枢性镇吐药

（1）氯丙嗪为多巴胺受体阻滞剂，可抑制呕吐中枢，有强大的止吐作用；但肝功能衰竭和心血管疾病者禁用。

（2）甲氧氯普胺（胃复安）对中枢及周围性的呕吐都有抑制作用，不良反应为直立性低血压，消化性溃疡患者不宜应用。

（3）舒必利。除有抗精神病作用外，可用作中枢性止吐药，常用于周期性呕吐。

（4）维生素 B_6 及谷维素可调节自主神经，有轻度制吐作用，对使用红霉素和抗肿瘤药物引起的呕吐有效。

（四）病因治疗

根据不同的病因做出相应的治疗。

第八节　水　肿

一、定义

过多的液体在组织间隙积聚称为水肿。按水肿波及的范围可分为全身性水肿和局部性水肿；按发病原因可分为肾性水肿、肝性水肿、心性水肿、营养不良性水肿、淋巴性水肿、炎性水肿等。

如液体在体腔内积聚，则称为积水，如心包积水、胸腔积水、腹腔积水、脑积水等。

二、病理生理

正常人体液总量和组织间隙液体的量是保持相对恒定的。组织间液量和质的恒定性是通过血管内外和机体内外液体交换的动态平衡来维持的。水肿发生的基本机制是组织间液的生成异常，其生成量大于回流量，以致过多的体液在组织间隙或体腔内积聚。水肿在不同疾病或同一疾病不同时期其发病机制不完全相同，但基本发病因素不外两大方面。①组织间液的生成大于回流：血管内外液体交换失衡导致组织间液增多；②体内钠、水潴留：细胞外液增多导致组织间液增多。

（一）组织间液的生成大于回流

机体血管内外液体交换动态平衡，主要依靠以下几个因素：有效流体静压（驱使血管内液体向组织间隙滤过）、有效胶体渗透压（使组织间液回吸到血管内）、毛细血管壁的通透性、淋巴回流等。当上述一种或几种因素发生变化，影响了这一动态平衡，使组织液的生成超过回流时，就会引起组织间隙的液体增多而造成水肿。

1. 毛细血管有效流体静压升高

全身或局部的静脉压升高是有效流体静压增高的主要成因。静脉压升高可逆向传递到微静脉和毛细血管静脉端，使后者的流体静压增高，有效流体静压便随之升高。这种情况常见于全身或局部淤血。如右心衰竭引起的全身性水肿、左心衰竭引起的肺水肿、肝硬化时引起的腹水及局部静脉受阻时（如静脉内血栓形成、肿瘤或瘢痕压迫静脉壁等）引起的局部水肿等。此时常伴有淋巴回流增加，从而可排除增多的组织间液。若组织间液的增多超过了淋巴回流的代偿程度，就会发生水肿。

2. 有效胶体渗透压下降

当血浆胶体渗透压下降或组织间液胶体渗透压升高，均可导致有效胶体渗透压下降，而引起毛细血管动脉端滤出增多和静脉端回流减少，利于液体在组织间隙积聚。常见于下列情况。

（1）血浆蛋白浓度降低：血浆胶体渗透压的高低取决于血浆蛋白含量，尤其是清蛋白的含量。引起水肿的血浆清蛋白临界浓度，有人认为大约是 20.0g/L。但这不是绝对的，因往往不是单因素引起水肿。血浆蛋白浓度下降的主要原因如下。①蛋白质摄入不足：如禁食、胃肠道消化吸收功能障碍；②蛋白质丢失：如肾病综合征或肾炎引起大量尿蛋白时，蛋白质丢失性肠病时以及严重烧伤、创伤使血浆蛋白从创面大量丢失等；③蛋白合成减少：如肝实质严重损害（肝功能不全、肝硬化等）或营养不良；④蛋白质分解代谢增强，见于慢性消耗性疾病，如慢性感染、恶性肿瘤等。

（2）组织间液中蛋白质积聚：正常组织间液只含少量蛋白质，这些蛋白质再由淋巴携带经淋巴管流入静脉，故不致在组织间隙中积聚。蛋白质在组织间隙中积聚的原因，主要有微血管滤出蛋白增多、组织分解代谢增强以及炎症等情况下，造成组织间液中蛋白质的增多超过淋巴引流速度，另也见于淋巴回流受阻时。

3. 微血管壁通透性增高

正常的毛细血管壁只容许微量的血浆蛋白滤出，其他微血管则完全不容许蛋白质滤过，因而毛细血管内外胶体渗透压梯度很大。毛细血管壁通透性增高常伴有微静脉壁通透性的增高，故合称为微血管壁通透性增高。通透性增高的最重要表现是含大量蛋白质的血管内液体渗入组织间液中，使组织间液胶体渗透压升高，降低有效胶体渗透压，而促使溶质及水分在组织间隙积聚，见于各种炎症性、过敏性疾病，可于炎症灶内产生多种炎症介质，如组胺、5-羟色胺、缓激肽、激肽、前列腺素、白三烯、胶原酶等使微血管壁的通透性增高。

4. 淋巴回流受阻

在某些病理情况下，当淋巴管阻塞使淋巴回流受阻时，可使含蛋白的淋巴液在组织间隙中积聚而引起水肿。这种情况可见于：①淋巴结的摘除，如乳腺癌根治手术时广泛摘除腋部淋巴结引起该侧上肢水肿。②淋巴管堵塞，如恶性肿瘤细胞侵入并堵塞淋巴管，丝虫病时主要淋巴管被丝虫阻塞，均可引起下肢和阴囊的慢性水肿。

（二）体内钠、水潴留

钠、水潴留是指血浆及组织间液中钠与水成比例地积聚过多，血管内液体增多时，必然引起血管外组织间液增多。若事先已有组织间液增多，则钠、水潴留会加重水肿的发展。

正常时机体摄入较多的钠、水并不引起钠、水潴留，这是因为机体有对钠、水的强大调节功能，也有肾脏的球－管平衡为保证。若出现球－管失平衡，则导致钠、水潴留和细胞外液量增多。引起钠、水潴留的机制主要是因为：①肾小球滤过率下降；②肾小管对钠、水的重吸收增强。

以上是水肿发病机制中的基本因素。在不同类型的水肿发生发展中，通常是多种因素先后或同时发挥作用。

三、病因及鉴别诊断

（一）心源性水肿

指原发的疾病为心脏病，出现充血性心力衰竭而引起的水肿。

轻度的心源性水肿可以仅表现踝部有些水肿，重度的病例不仅两下肢有水肿，上肢、胸部、背部、面部均可发生，甚至出现胸腔、腹腔及心包腔积液。

心源性水肿的主要特点：①有心脏病的病史及症状表现，如有心悸、气急、端坐呼吸、咳嗽、吐白色泡沫样痰等症状；②心脏病的体征，如心脏扩大、心脏器质性杂音、颈静脉扩张、肝淤血肿大、中心静脉压增高、肺底湿啰音等；③为全身性凹陷性水肿，与体位有关。水肿的程度与心功能的变化密切相关，心力衰竭好转水肿将明显减轻。

（二）肾源性水肿

肾源性水肿表现在皮下组织疏松和皮肤松软的部位，眼睑部或面部显著。肾源性水肿在临床常见于肾病综合征、急性肾小球肾炎和慢性肾小球肾炎的患儿。由于肾脏疾病的不同，所引起的水肿表现及机制都有很大差异。

1. 肾病综合征的水肿

常表现为全身高度水肿，而眼睑、面部更显著。尿液中含大量蛋白质并可见多量脂性和蜡样管型。血浆清蛋白减少，胆固醇增加。主要机制是低蛋白血症和继发性的钠、水潴留。

2. 急性肾炎的水肿

其水肿的程度多为轻度或中度，有时仅限于颜面或眼睑。水肿可以骤起，迅即发展到全身。急性期（2～4周）过后，水肿可以消退。发病机制主要为肾小球病变所致肾小球滤过率明显降低，球—管失衡致钠、水潴留所致。

3. 慢性肾炎的水肿

水肿多仅限于眼睑。常见有轻度血尿、中度蛋白尿及管型尿。肾功能显著受损，血尿素氮增高，血压升高。

（三）肝源性水肿

肝源性水肿往往以腹水为主要表现。患儿多有慢性肝炎的病史，肝脾大，质硬，腹壁有侧支循环，食管静脉曲张，有些患儿皮肤可见蜘蛛痣和肝掌。实验室检查可见肝功能明显受损，血浆清蛋白降低。

肝性腹水最常见的原因是肝硬化，且多见于失代偿期的肝硬化患儿。此时由于肝静脉回流受阻及门脉高压，滤出的液体主要经肝包膜渗出并静脉滴注入腹腔；同时肝脏蛋白质合成障碍使血浆清蛋白减少，醛固酮和抗利尿激素等在肝内灭活减少可使钠、水潴留，均为肝源性水肿发生的重要因素。

（四）营养性水肿

营养性水肿是由于低蛋白血症所引起。水肿发生较慢，其分布一般是从组织疏松处开始，当水肿发展到一定程度之后，低垂部位如两下肢水肿表现明显。

（五）静脉阻塞性水肿

此型水肿由于静脉回流受阻。常发生于肿瘤压迫、静脉血栓形成等。临床上较常见的有以下几种。

1. 上腔静脉阻塞综合征

早期的症状是头痛、眩晕和眼睑水肿，以后头、颈、上肢及胸壁上部静脉扩张，而水肿是上腔静脉阻塞综合征的主要体征。

2. 下腔静脉阻塞综合征

其特点是下肢水肿，其症状和体征与下腔静脉阻塞的水平有关。如阻塞发生在下腔静脉的上段，在肝静脉入口的上方，则出现明显腹水，而双下肢水肿相对不明显；阻塞如发生在下腔静脉中段，肾静脉入口的上方，则下肢水肿伴腰背部疼痛；阻塞如在下腔静脉的下段，则水肿仅限于双下肢。

3. 肢体静脉血栓形成及血栓性静脉炎

浅层组织静脉血栓形成与血栓性静脉炎的区别是后者除有水肿外局部还有炎症的表现。而深层组织的静脉炎与静脉血栓形成则很难鉴别，因两者除水肿外都有疼痛及压痛，只是前者常有发热，而后者很少有发热。

4. 慢性静脉功能不全

慢性静脉功能不全一般是指静脉的慢性炎症、静脉曲张、静脉的瓣膜功能不全和动、静脉瘘等所致的静脉血回流受阻或障碍。

水肿是慢性静脉功能不全的重要临床表现之一。水肿起初常在下午出现，夜间卧床后可消退，长期发展后还可致皮下组织纤维化，有的患儿踝部及小腿下部的皮肤出现猪皮样硬化。由于静脉淤血，局部可显青紫、色素沉着，可合并湿疹或溃疡。

（六）淋巴性水肿

淋巴性水肿为淋巴回流受阻所致的水肿。根据病因不同，可分为原发性和继发性两大类。

原发性淋巴性水肿原因不明，故又称特发性淋巴水肿，可发生在一侧下肢，也可发生在其他部位。发生这种水肿的皮肤和皮下组织均变厚，皮肤表面粗糙，有明显的色素沉着。皮下组织中有扩张和曲张的淋巴管。

继发性淋巴水肿多为肿瘤、手术、感染等造成淋巴管受压或阻塞而引起。感染的病因可以是细菌也可以是寄生虫。在细菌中最常见的是溶血性链球菌所引起的反复发作的淋巴管炎和蜂窝织炎。在寄生虫中最多见为丝虫寄生于淋巴系统引起淋巴管炎和淋巴结炎，称为丝虫病。丝虫病以下肢受侵最多见，最后演变成象皮肿，象皮肿的皮肤明显增厚，皮肤粗糙如皮革样，有皱褶。根据患儿的临床表现，血中检出微丝蚴和病变皮肤活组织检查，一般不难诊断。

（七）其他

甲状腺功能低下可出现水肿，为黏液性水肿。水、钠和黏蛋白的复合体在组织间隙中积聚，患儿常表现颜面和手足水肿，皮肤粗厚，呈苍白色。血 T_3、T_4 降低，TSH 增高有助于诊断。新生儿硬肿症，极低出生体重儿，早产儿维生素 E 缺乏及摄食盐或输注含钠液过多时，均可引起水肿。

第四章 神经系统疾病

第一节 病毒性脑膜炎、脑炎

病毒性脑炎是指各种病毒感染引起的脑实质的炎症，如果仅仅脑膜受累称为病毒性脑膜炎，如果脑实质与脑膜同时受累则称为病毒性脑膜脑炎。该病是小儿最常见的神经系统感染性疾病之一，2岁以内小儿脑炎的发病率最高，每年约为16.7/10万，主要发生于夏秋季，约70％的病毒性脑炎和脑膜炎发生于6—11月。病毒性脑炎的病情轻重差异很大，轻者预后良好，重者可留有后遗症甚至导致死亡。

一、病因

目前国内外报道有100多种病毒可引起脑炎病变，但引起急性脑炎较常见的病毒是肠道病毒、单纯疱疹病毒、虫媒病毒、腺病毒、巨细胞病毒及某些传染病病毒等。由于计划免疫的不断推广和深入，使得脊髓灰质炎病毒、麻疹病毒等引起的脑炎已经少见，腮腺炎病毒、风疹病毒及流行性乙型脑炎病毒等引起的脑炎也大幅度地减少。近年来肠道病毒71型引起的脑炎在亚洲流行，已造成极大危害。

不同病毒引起的脑炎，具有不同的流行特点。如流行性乙型脑炎，由蚊虫传播，因而主要发生在夏秋季节（7—9月）。成人对乙脑病毒普遍易感，但感染后发病者少，多呈隐性感染，感染后可获得较持久的免疫力，故患病者大多为儿童，约占患者总数的60％～70％，2～6岁发病率最高。在我国肠道病毒脑炎最常

见，也主要发生在夏秋季，且大多数患者为小儿；肠道病毒 71
型引起的脑炎患儿多在 5 岁以下，重症致死者多在 3 岁以下。
单纯疱疹病毒脑炎则高度散发，一年四季均可发生，且可感染
所有年龄人群。

二、发病机制

（一）病毒性脑炎的感染途径

1. 病毒入侵途径

病毒进入机体的主要途径有皮肤、结膜、呼吸道、肠道和泌
尿生殖系统。

（1）完好的皮肤可以防止病毒的进入，当皮肤损伤或被虫媒
咬伤时，病毒即可进入机体，例如日本乙型脑炎、森林脑炎病
毒等。

（2）结膜感染嗜神经病毒、肠道病毒和腺病毒可由结膜感染
而进入中枢神经系统。

（3）呼吸道是病毒进入中枢神经系统的主要途径，这些病毒
包括带状疱疹病毒、EB 病毒、巨细胞病毒、淋巴脉络膜炎病毒、
狂犬病毒、Lassa 病毒、麻疹病毒、风疹和流感 A 病毒等。这些病
毒可通过上呼吸道黏膜感染进入人体，亦可直接通过肺泡进入人
体，当病毒颗粒≤5μm 时，可直接进入肺泡，诱发巨噬细胞破坏
组织上皮，进入局部淋巴组织，经胸导管或局部淋巴结而扩散到
全身，然后经血脑屏障而进入中枢神经系统。

（4）消化道，如 EB 病毒、肠道病毒 71 型等，均可由消化道
进入。

2. 病毒到中枢神经系统的扩散途径

病毒感染机体后是否进入中枢神经系统取决于病毒的性质、
病毒寄生部位以及机体对病毒的免疫反应。其主要扩散途径有以
下几种。

（1）随血液进入：病毒进入人体后在局部复制，经淋巴
结-淋巴管-胸导管进入血液产生初级的病毒血症，然后病毒随

血流扩散到全身器官，并再次复制，导致次级病毒血症。病毒在血流中可以病毒颗粒的方式游离于血浆中（如肠道病毒）或与白细胞、血小板和红细胞并存（如麻疹病毒在淋巴细胞内，HIV 在 CD4$^+$ T 细胞内）。游离病毒颗粒经血液多次循环以后，可引起免疫反应或被抗体中和而排除。淋巴细胞内病毒有抗免疫能力，当达到一定浓度后可通过血脑屏障而侵入中枢神经系统。有些病毒可以损伤血脑屏障，如 HIV-1 感染血脑屏障的内皮细胞，以非细胞溶解机制进入中枢神经系统，亦可经内皮细胞直接感染脑实质或进入脑脊液后再移行至脑实质而产生脑和脊髓实质的病毒感染。

（2）沿神经进入：病毒进入体内后，经过初级复制侵入局部周围神经，然后沿周围神经轴索向中枢侵入。例如狂犬病毒、假狂犬病毒、脊髓灰质炎病毒、带状疱疹病毒和单纯疱疹病毒，这些病毒均可经局部神经沿轴索侵入。病毒颗粒在轴索内的移行速度很慢，狂犬病毒的移行速度为 3mm/d，单纯疱疹病毒的移行速度为 16mm/d。

（二）病毒性脑炎的免疫机制

病毒具有较强的免疫原性，能诱导机体产生免疫应答。其后果既可表现为抗病毒的保护作用，也可导致对脑组织的免疫损伤。

病毒感染后，首先激发中枢神经系统的胶质细胞表达大量的主要组织相容性复合体（major histocompatibility complex，MHC）Ⅰ类和Ⅱ类分子，这样胶质细胞就可作为抗原提呈细胞将病毒抗原处理成免疫原性多肽，以 MHC 分子－抗原肽复合物的形式表达于细胞表面。T 细胞特异性的识别抗原提呈细胞所提呈的 MHC 分子－抗原肽复合物，然后被激活和增生，进而分化成效应细胞。活化的 T 细胞产生穿孔素和颗粒酶，穿孔素可与双层脂质膜结合，插入靶细胞膜，形成异常通道，使 Na$^+$、水分子进入靶细胞内，K$^+$ 及大分子物质（如蛋白质）则从细胞内逸出，从而改变细胞渗透压，最终导致细胞溶解。颗粒酶与穿孔素有协同作用，还有内源性核苷酸酶效应，在 T 细胞致靶细胞发生凋亡的过程中发挥重要作用。T 细胞被激活后还可产生多种细胞因子，如

TNF-α、IL-1β、IL-2、IL-4、IL-6 和 IFN-γ 等，这些细胞因子中，TNF-α 和 IL-6 参与了脑组织的破坏和死亡，而 IFN-γ 则能减少神经节内潜伏的病毒量，限制活化的病毒扩散从而降低感染的严重程度。因此病毒性脑炎引起的神经系统损伤，主要由于：①病毒对神经组织的直接侵袭：病毒大量增殖，引起神经细胞变性、坏死和胶质细胞增生与炎症细胞浸润。②机体对病毒抗原的免疫反应：剧烈的炎症反应可导致脱髓鞘病变及血管和血管周围的损伤，而血管病变又影响脑循环加重脑组织损伤。

三、病理

受累脑组织及脑膜充血、水肿，有单核细胞、浆细胞、淋巴细胞浸润，常环绕血管形成血管套。可有血管内皮及周围组织的坏死，胶质细胞增生可形成胶质结节。神经细胞呈现不同程度的变性、肿胀和坏死，可见噬神经细胞现象。神经细胞核内可形成包涵体，神经髓鞘变性、断裂。如果脱髓鞘病变严重，常提示是感染后或变态反应性脑炎。大多脑炎病变呈弥漫分布，但也有不少病毒具特异的嗜好性，如单纯疱疹病毒脑炎易侵犯颞叶，虫媒病毒脑炎往往累及全脑，但以大脑皮质、间脑和中脑最为严重。肠道病毒 71 型嗜好脑干神经核和脊髓前角细胞，易导致严重的脑干脑炎或脑干脊髓炎。

四、临床表现

由于病毒性脑炎的病变部位和轻重程度差别很大，因此临床表现多种多样，且轻重不一。轻者1~2周恢复，重者可持续数周或数月，甚至致死或致残。即使是同一病原引起者，也有很大差别。有的起病时症状较轻，但可迅速加重；有的起病突然，频繁惊厥；但大多患儿先有全身感染症状，而后出现神经系统的症状体征。

（一）前驱症状

可有发热、头痛等上呼吸道感染症状以及精神萎靡、恶心、呕吐、腹痛、肌痛等。

（二）神经系统症状体征

（1）颅内压增高：主要表现为头痛、呕吐、血压升高、心动过缓、婴儿前囟饱满等，严重时可呈现去脑强直状态，甚至出现脑疝危及生命。

（2）意识障碍：轻者无意识障碍，重者可出现不同程度的意识障碍、精神症状和异常行为。少数患儿精神症状非常突出。

（3）惊厥：常出现全身性或局灶性抽搐。

（4）病理征和脑膜刺激征均可阳性。

（5）局灶性症状体征：如肢体瘫痪、失语、颅神经障碍等。一侧大脑血管病变为主者可出现小儿急性偏瘫；小脑受累明显时可出现共济失调；脑干受累明显时可出现交叉性偏瘫和中枢性呼吸衰竭；后组颅神经受累明显则出现吞咽困难，声音低微；基底神经节受累明显则出现手足徐动、舞蹈动作和扭转痉挛；肠道病毒71型易侵犯脑干背部，故常出现抖动、肌阵挛、共济失调、心率加快、血压改变、脑神经功能障碍等，重者由于迷走神经核严重受累可引起神经源性肺水肿、心功能障碍和休克。

（三）其他系统症状

单纯疱疹病毒脑炎可伴有口唇或角膜疱疹；柯萨奇病毒脑炎可伴有心肌炎和各种不同类型的皮疹；腮腺炎脑炎常伴有腮腺肿大；肠道病毒71型脑炎可伴随手足口病或疱疹性咽峡炎。

五、辅助检查

（一）脑脊液检查

脑脊液压力增高，外观多清亮，白细胞总数增加，多在 $300\times10^6/L$ 以下，以淋巴细胞为主。少数患儿脑脊液白细胞总数可正常。单纯疱疹病毒脑炎脑脊液中常可见到红细胞；病毒性脑炎患儿脑脊液蛋白质大多轻度增高或正常，糖和氯化物无明显改变。涂片或培养均无细菌发现。

（二）病毒学检查

（1）病毒分离与鉴定：从脑脊液、脑组织中分离出病毒，具有确诊价值，但需时间较长。

（2）血清学检查：双份血清法，或早期 IgM 测定。

（3）分子生物学技术：PCR 技术可从患儿呼吸道分泌物、血液、脑脊液中检测病毒 DNA 序列，从而确定病原。

（三）脑电图

主要表现为高幅慢波，多呈弥漫性分布，可有痫样放电波，对诊断有参考价值。需要强调的是脑炎的脑电图变化是非特异性的，亦可见于其他原因引起的脑部疾病，必须结合病史及其他检查分析判断。

（四）影像学检查

严重病例 CT 和 MRI 均可显示炎性病灶形成的大小不等、界限不清、不规则低密度或高密度影灶，但轻症病脑患儿和病毒性脑炎的早期多不能发现明显异常改变。

六、诊断和鉴别诊断

病毒性脑炎的诊断主要靠病史、临床表现、脑脊液检查和病原学鉴定。在临床上应注意和下列疾病进行鉴别。

（一）化脓性脑膜炎

经过不规则治疗的化脓性脑膜炎，其脑脊液改变可以与病毒性脑炎相似，应结合病史、治疗经过、特别是病原学检查进行鉴别。

（二）结核性脑膜炎

婴幼儿结核性脑膜炎可以急性起病，而且脑脊液细胞总数及分类与病毒性脑炎相似，有时容易混淆。但结核性脑膜炎脑脊液糖和氯化物均低，常可问到结核接触史，身体其他部位常有结核灶，再结合 PPD 试验和血沉等，可以鉴别。

（三）真菌性脑膜炎

起病较慢，病程长，颅内压增高明显，头痛剧烈，脑脊液墨汁染色可确立诊断。

（四）其他

如 Reye 综合征、中毒性脑病等亦需鉴别。

七、治疗

病毒性脑炎至今尚无特效治疗，仍以对症处理和支持疗法为主。

（一）一般治疗

应密切观察病情变化，加强护理，保证营养供给，维持水电解质平衡，重症患儿有条件时应在 PICU 监护治疗。

（二）对症治疗

（1）控制高热可给予物理降温或化学药物降温。

（2）及时处理颅内压增高和呼吸循环功能障碍。对于颅内压明显增高的重患儿，迅速稳妥地降低颅内压非常重要。一般选用 20%甘露醇，0.5～1.5g/kg，每 4～8 小时 1 次，必要时再联合应用呋塞米、清蛋白、激素等。

（3）控制惊厥可适当应用止惊剂如安定、苯巴比妥等。

（三）病因治疗

（1）对于疱疹病毒脑炎可给予阿昔洛韦（acyclovir）治疗，每次 10mg/kg，于 1 小时内静脉注射，每 8 小时用 1 次，疗程 1～2 周。

（2）甲流感病毒可试用奥司他韦。

（3）对其他病毒感染可酌情选用干扰素、更昔洛韦、病毒唑、静脉注射免疫球蛋白、中药等。

（四）肾上腺皮质激素的应用

急性期应用可控制炎症反应，减轻脑水肿、降低颅内压，有一定疗效，但意见尚不一致。

（五）抗生素的应用

对于重症婴幼儿或继发细菌感染者，应适当给予抗生素。

（六）康复治疗

对于重症恢复期患儿或留有后遗症者，应进行康复治疗。可给予功能训练、针灸、按摩、高压氧等康复措施，以促进各种功能的恢复。

八、预后

大部分病毒性脑炎患儿在 1～2 周内康复，部分患儿病程较长。重症患儿可留下不同程度后遗症，如肢体瘫痪、癫痫、智力低下、失语、失明等。除肠道病毒 71 型引起者外，其他肠道病毒脑炎死亡率很低，后遗症也不多。但单纯疱疹病毒脑炎和乙型脑炎死亡率仍在 10％以上，且存活者后遗症发生率也高。

九、预防

由于风疹、麻疹、脊髓灰质炎、流行性乙型脑炎、流行性腮腺炎等减毒疫苗的广泛应用，使得这些病毒引起的脑炎已明显减少，但有些病毒（如埃可病毒、柯萨奇病毒、肠道病毒 71 型）尚不能用疫苗预防，因此教育儿童加强体育锻炼，增强体质；开展爱国卫生运动，积极消灭蚊虫，保证饮食洁净等，对预防病毒性脑炎的发生有重要作用。

第二节　化脓性脑膜炎

化脓性脑膜炎（purulent meningitis）亦称细菌性脑膜炎，是由各种化脓菌引起的以脑膜炎症为主的中枢神经系统感染性疾病。婴幼儿多见，2 岁以内发病者约占该病的 75％，发病高峰年龄是 6～12 个月，冬春季是化脓性脑膜炎的好发季节。化脓性脑膜炎的主要临床特征是发热、头痛、呕吐、惊厥、意识障碍、精神改变、脑膜刺激征阳性及脑脊液的化脓性改变等。近年来，该病的治疗虽有很大进展，但仍有较高的死亡率和致残率，早期诊断和及时治疗是改善预后的关键。

一、病因

（一）病原学

许多化脓菌都可引起脑膜炎，但在不同的年代，不同的地区，引起脑膜炎的各种细菌所占比例有很大差异。在我国脑膜炎双球菌、肺炎链球菌和流感嗜血杆菌引起者占小儿化脓性脑膜炎的 2/3 以上。近年来国内有人统计流感嗜血杆菌引起的化脓性脑膜炎比肺炎链球菌引起的还多，而国外由于 B 型流感嗜血杆菌菌苗接种工作的开展，近年来该菌引起的化脓性脑膜炎明显减少。不同年龄小儿感染的致病菌也有很大差异，新生儿及出生 2~3 个月以内的婴儿化脓性脑膜炎，常见的致病菌是大肠杆菌、B 组溶血性链球菌和葡萄球菌，此外还有其他肠道革兰阴性杆菌、李氏单胞菌等。出生 2~3 个月后的小儿化脓性脑膜炎多由 B 型流感嗜血杆菌、肺炎链球菌和脑膜炎双球菌引起，5 岁以上儿童患者的主要致病菌是脑膜炎双球菌和肺炎链球菌。

（二）机体的免疫与解剖缺陷

小儿机体免疫力较弱，血脑屏障功能也差，因而小儿，特别是婴幼儿化脓性脑膜炎的患病率高。如果患有原发性或继发性免疫缺陷病，则更易感染，甚至平时少见的致病菌或条件致病菌也可引起化脓性脑膜炎，如表皮葡萄球菌、绿脓杆菌等。另外颅底骨折、颅脑手术、脑脊液引流、皮肤窦道、脑脊膜膨出等，均易继发感染而引起化脓性脑膜炎。

二、发病机制

多数化脓性脑膜炎是由于体内感染灶（如上呼吸道、皮肤）的致病菌通过血行播散至脑膜。脑膜炎的产生通常需要以下四个环节：①上呼吸道或皮肤等处的化脓菌感染。②致病菌由局部感染灶进入血流，产生菌血症或败血症。③致病菌随血流通过血脑屏障到达脑膜。④致病菌大量繁殖引起蛛网膜和软脑膜为主要受累部位的化脓性脑膜炎。小儿化脓性脑膜炎最常见的前驱感染是上呼吸道感染，多数病例局灶感染的症状轻微甚至缺如。

细菌由局部病灶进入血循环后能否引起持续性的菌血症取决于机体的抵抗力和细菌致病力的相对强弱。机体抵抗力包括特异抗体的产生、单核巨噬细胞系统和补体系统功能是否完善等。随年龄增长，机体特异性抗体如抗 B 型嗜血流感杆菌荚膜多核糖磷酸盐（poly ribo phosphate，PRP）抗体水平增加，因而脑膜炎的发生随之减少。细菌的致病力主要决定于其数量及是否具有荚膜。荚膜是细菌对抗机体免疫反应的主要因子，对于巨噬细胞的吞噬作用和补体活性等可发挥有效的抑制作用，有利于细菌的生存和繁殖。婴幼儿抵抗力弱，且往往缺乏抗荚膜抗体 IgA 或 IgM，因而难以抵抗病原的侵入。病原体通过侧脑室脉络丛及脑膜播散至蛛网膜下腔，由于小儿脑脊液中补体成分和免疫球蛋白水平相对低下，使细菌得以迅速繁殖。革兰阴性菌细胞壁的脂多糖（lipopolysaccharide，LPS）和肺炎链球菌细胞壁成分磷壁酸、肽聚糖等均可刺激机体引起炎症反应，并可促使局部肿瘤坏死因子（tumor necrosis factor，TNF）、白细胞介素-1（interleukin-1，IL-1）、血小板活化因子（platelet activating factor，PAF）、前列腺素 E_2（prostaglandin E_2，PGE_2）等细胞因子的释放，从而导致中性粒细胞浸润、血管通透性增加、血脑屏障的改变和血栓形成等病理改变。由细胞因子介导的炎症反应在脑脊液无菌后仍可持续存在，这可能是化脓性脑膜炎发生慢性炎症性后遗症的原因之一。

少数化脓性脑膜炎可由于邻近组织感染扩散引起，如鼻窦炎、中耳炎、乳突炎、头面部软组织感染、皮毛窦感染、颅骨或脊柱骨髓炎、颅脑外伤或脑脊膜膨出继发感染等。此外，脉络丛及大脑皮质表面的脓肿破溃也可引起化脓性脑膜炎。

三、病理

患儿蛛网膜下腔增宽，蛛网膜和软脑膜普遍受累。血管充血，脑组织表面、基底部、脑沟、脑裂等处均有不同程度的炎性渗出物覆盖，脊髓表面也受累，渗出物中有大量的中性粒细胞、纤维蛋白和部分单核细胞、淋巴细胞，用革兰染色可找到致病菌。病变严重时，动静脉均可受累，血管周围及内膜下有中性粒细胞浸润，可引起血管痉挛、血管炎、血管闭塞、坏死出血或脑梗死。感染扩散至脑室内膜则形成脑室膜炎，在软脑膜下及脑室周围的脑实质亦可有细胞浸润、出血、坏死和变性，形成脑膜脑炎。脓液阻塞、粘连及纤维化，可使马氏孔（Magendie，foramen）、路氏孔（Luschka，foramen）或大脑导水管（Sylvian aqueduct）流通不畅，引起阻塞性脑积水。大脑表面或基底部蛛网膜颗粒因炎症发生粘连、萎缩而影响脑脊液的回吸收时，则形成交通性脑积水。颅内压的增高、炎症的侵犯或有海绵窦栓塞时，可使视神经、动眼神经、面神经和听神经等受损而引起功能障碍。由于血管的通透性增加及经脑膜间的桥静脉发生栓塞性静脉炎，常见硬膜下积液，偶有积脓。

由于炎症引起的脑水肿和脑脊液循环障碍可使颅内压迅速增高，如有抗利尿激素的异常分泌或并发脑脓肿、硬膜下积液等，更加重脑水肿和颅内高压，甚至出现脑疝。由于血管通透性增加，可使脑脊液中蛋白增加；由于葡萄糖的转运障碍和利用增加，使脑脊液中葡萄糖含量降低，甚至出现乳酸酸中毒。

由于脊神经及神经根受累可引起脑膜刺激征。血管病变可引起脑梗死、脑缺氧，加之脑实质炎症，颅内高压，乳酸酸中毒，脑室炎以及中毒性脑病等，可使化脓性脑膜炎患儿在临床上出现意识障碍、惊厥、运动障碍及感觉障碍等。

四、临床表现

（一）起病

多数患儿起病较急，发病前数日常有上呼吸道感染或胃肠道症状。暴发型流行性脑脊髓膜炎则起病急骤，可迅速出现进行性休克、皮肤出血点或淤斑、弥漫性血管内凝血及中枢神经系统功能障碍。

（二）全身感染中毒症状

全身感染或菌血症，可使患儿出现高热、头痛、精神萎靡、疲乏无力、关节酸痛、皮肤出血点、淤斑或充血性皮疹等。小婴儿常表现为拒食、嗜睡、易激惹、烦躁哭闹、目光呆滞等。

（三）神经系统表现

1. 脑膜刺激征

表现为颈项强直、Kernig 征和 Brudzinski 征阳性。

2. 颅内压增高

主要表现为头痛和喷射性呕吐，可伴有血压增高、心动过缓。婴儿可出现前囟饱满且紧张，颅缝增宽。重症患儿可有呼吸循环功能受累、昏迷、去脑强直、甚至脑疝。眼底检查一般无特殊发现。若有视盘水肿，则提示颅内压增高时间较长，可能已有颅内脓肿、硬膜下积液或静脉栓塞等发生。

3. 惊厥

20%～30%的患儿可出现全身性或部分性惊厥，以 B 型流感嗜血杆菌及肺炎链球菌脑膜炎多见。惊厥的发生与脑实质的炎症、脑梗死及电解质代谢紊乱等有关。

4. 意识障碍

颅内压增高、脑实质病变均可引起嗜睡、意识模糊、昏迷等意识改变，并可出现烦躁不安、激惹、迟钝等精神症状。

5. 局灶体征

部分患儿可出现第 Ⅱ、Ⅲ、Ⅳ、Ⅵ、Ⅶ、Ⅷ 对颅神经受累，肢体瘫痪或感觉异常等，多由血管闭塞引起。

新生儿特别是早产儿化脓性脑膜炎常缺乏典型的症状和体征，颅内压增高和脑膜刺激征常不明显，发热可有可无，甚至体温不升。主要表现为少动、哭声弱或呈高调、拒食、呕吐、吸吮力差、黄疸、发绀、呼吸不规则，甚至惊厥、休克、昏迷等。

五、并发症

（一）硬膜下积液

约 30%～60%的化脓性脑膜炎患儿出现硬膜下积液，1 岁以内的流感嗜血杆菌或肺炎链球菌脑膜炎患儿较多见。其发生机制尚未完全明确，可能与以下两个因素有关。①化脓性脑膜炎时，血管通透性增加，血浆成分易进入硬膜下腔而形成积液。②在化脓性脑膜炎的发病过程中，硬脑膜及脑组织表浅静脉发生炎性栓塞，尤其是以穿过硬膜下腔的桥静脉炎性栓塞的影响更大，可引起渗出或出血，局部渗透压增高，因此水分进入硬膜下腔形成积液。

硬膜下积液多发生在化脓性脑膜炎起病 7～10 天后，其临床特征是：①化脑在积极的治疗过程中体温不降，或退而复升。②病程中出现进行性前囟饱满、颅缝分离、头围增大、呕吐、惊厥、意识障碍，或叩诊有破壶音等。怀疑硬膜下积液时可做头颅透光检查，必要时行B超检查或 CT 扫描，前囟穿刺可以明确诊断。正常小儿硬膜下腔液体小于 2mL，蛋白质定量在 0.4g/L 以下。并发硬膜下积液时，液体量增多，蛋白含量增加，偶可呈脓性，涂片可找到细菌。

（二）脑室管膜炎

致病菌经血行播散、脉络膜裂隙直接蔓延或经脑脊液逆行感染等均可引起脑室管膜炎。临床多见于诊断治疗不及时的革兰阴性杆菌引起的小婴儿脑膜炎。一旦发生则病情较重，发热持续不退、频繁惊厥，甚至出现呼吸衰竭。临床治疗效果常不满意，脑脊液始终难以转为正常，查体前囟饱满，CT 扫描显示脑室扩大。高度怀疑脑室管膜炎时可行侧脑室穿刺，如果穿刺液白细胞数 $\geqslant$ $50 \times 10^6/L$，糖 $<1.6mmol/L$，蛋白质 $>0.4g/L$，或细菌学检查阳性，即可确诊。

（三）抗利尿激素异常分泌综合征

如果炎症累及下丘脑或垂体后叶，可引起抗利尿激素不适当分泌，即抗利尿激素异常分泌综合征（syndrome of inappropriate secretion of antidiuretic hormone，SIADH）。SIADH 引起低钠血症和血浆渗透压降低，可加重脑水肿，促发惊厥发作并使意识障碍加重。

（四）脑积水

炎性渗出物粘连堵塞脑脊液之狭小通道可引起梗阻性脑积水，颅底及脑表面蛛网膜颗粒受累或静脉窦栓塞可导致脑脊液吸收障碍，引起交通性脑积水。严重脑积水可使患儿头围进行性增大，骨缝分离，前囟扩大而饱满，头皮静脉扩张，叩颅呈破壶音，晚期出现落日眼，神经精神症状逐渐加重。

（五）其他

如颅神经受累可引起耳聋、失明等；脑实质受损可出现继发性癫痫、瘫痪、智力低下等。

六、辅助检查

（一）外周血象

白细胞总数明显增高，分类以中性粒细胞为主。重症患儿特别是新生儿化脓性脑膜炎，白细胞总数也可减少。

（二）脑脊液检查

1. 常规检查

典型化脓性脑膜炎的脑脊液压力增高、外观混浊；白细胞总数明显增多，多在 $1000 \times 10^6/L$ 以上，分类以中性粒细胞为主；糖含量明显降低，常在 1.1mmol/L 以下；蛋白质含量增高，多在 1g/L 以上。脑脊液沉渣涂片找菌是明确化脓性脑膜炎病原的重要方法，将脑脊液离心沉淀后涂片，用革兰染色，检菌阳性率可达 70%～90%。脑脊液涂片是否阳性取决于其细菌含量，每毫升细菌数 $<10^3$ cfu 时阳性率仅 25%，若大于 10^5 cfu/ml 则阳性率可达 95%。脑脊液培养是确定病原菌的可靠方法，在患儿情况许可的情况下，尽可能地于抗生素使用前采集脑脊液标本，以提高培养阳性率。

2. 脑脊液特殊检查

（1）特异性细菌抗原测定：利用免疫学方法检查患儿脑脊液

中的细菌抗原，有助于快速确定致病菌。如对流免疫电泳法（countercurrent immuno-electrophoresis，CIE），可快速确定脑脊液中的流感嗜血杆菌、肺炎链球菌和脑膜炎双球菌等。乳胶凝集试验可检测 B 组溶血性链球菌、流感杆菌和脑膜炎双球菌。免疫荧光试验也可用于多种致病菌抗原检测，特异性及敏感性均较高。

（2）脑脊液中乳酸脱氢酶（LDH）、乳酸、C-反应蛋白（CRP）、肿瘤坏死因子（TNF）、免疫球蛋白（Ig）及神经元特异性烯醇化酶（neuron specific enolase，NSE）等测定，虽无特异性，但对于化脓性脑膜炎的诊断和鉴别诊断均有参考价值。

（三）其他检查

（1）血培养：早期未用抗生素的患儿，血培养阳性的可能性大；新生儿化脓性脑膜炎时血培养的阳性率较高。

（2）皮肤淤点涂片检菌是流行性脑脊髓膜炎重要的病原诊断方法之一。

（3）局部病灶分泌物培养：如咽培养、皮肤脓液或新生儿脐部分泌物培养等，对确定病原均有参考价值。

（4）影像学检查：急性化脓性脑膜炎一般不常规做 CT 扫描，但对于出现异常定位体征、治疗效果不满意、持续发热、头围增大或有显著颅内压增高等情况而疑有并发症的患儿，应尽早进行颅脑 CT 检查。

七、诊断

因为早期诊断及时治疗对化脓性脑膜炎患儿非常重要，所以发热患儿，一旦出现神经系统的异常症状和体征时，应尽快进行脑脊液检查，以明确诊断。有时在疾病早期脑脊液常规检查可无明显异常，此时若高度怀疑化脓性脑膜炎，可在 24 小时后再复查脑脊液。另外经过不规则抗生素治疗的化脓性脑膜炎，其脑脊液改变可以不典型，涂片与细菌培养均可为阴性，此时必须结合病史、症状、体征及治疗过程综合分析判断。

对于化脓性脑膜炎的诊断和致病菌的确认，脑脊液检查是非常重要的。但是对于颅内压增高明显、病情危重的患儿做腰穿应特别慎重。如颅内压增高的患儿必须做腰穿时，应先静脉注射20％甘露醇，待颅内压降低后再行穿刺，以防发生脑疝。

八、鉴别诊断

各种致病微生物如细菌、病毒、真菌等引起的脑膜炎，在临床表现上都有许多相似之处，其鉴别主要靠脑脊液检查（表 4-1）。经过治疗的化脓性脑膜炎患儿或不典型病例，有时与病毒性脑膜炎或结核性脑膜炎容易混淆，应注意鉴别。

表 4-1　神经系统常见感染性疾病的脑脊液改变

	压力 kPa	外观	潘氏试验	白细胞数 （×10⁶/L）	蛋白质 （g/L）	糖 (mmol/L)	氯化物 (mmol/L)	其他
正常	0.69～1.96 新生儿 0.29～0.78	清	—	0～10 小婴儿 0～20	0.2～0.4 新生儿 0.2～1.2	2.8～4.5 婴儿 3.9～5.0	117～127 婴儿 110～122	
化脓性脑膜炎	升高	浑浊	＋＋～＋＋＋	数百～数万多核为主	明显增加	减低	正常或减低	涂片，培养可发现致病菌
结核性脑膜炎	升高 阻塞时低	不太清 毛玻璃样	＋～＋＋	数十～数百淋巴为主	增高，阻塞时明显增高	降低	降低	涂片或培养可见抗酸杆菌
病毒性脑炎脑膜炎	正常后升高	多数清	±～＋＋	正常～数百淋巴为主	正常或稍增高	正常	正常	病毒分离有时阳性

续表

	压力 kPa	外观	潘氏试验	白细胞数 (×10⁶/L)	蛋白质 (g/L)	糖 (mmol/L)	氯化物 (mmol/L)	其他
真菌性脑膜炎	高	不太清	＋ ～ ＋ ＋＋	数十～数百单核为主	增高	降低	降低	墨汁染色查病原
脑脓肿	常升高	清 或 不太清	－ ～ ＋＋	正常～数百	正常 或 稍高	正常	正常	
中毒性脑病	升高	清	－ ～＋	正常	正常 或 稍高	正常	正常	

（一）病毒性脑膜炎

一般全身感染中毒症状较轻，脑脊液外观清亮，细胞数零到数百个，以淋巴细胞为主，蛋白质轻度升高或正常，糖含量正常，细菌学检查阴性。有时在疾病的早期，细胞数可以较高，甚至以中性粒细胞为主，此时应结合糖含量和细菌学检查及临床表现等综合分析。

（二）结核性脑膜炎

该病与经过不规则治疗的化脓性脑膜炎有时容易混淆，但结核性脑膜炎多数起病较缓（婴幼儿可以急性起病），常有结核接触史和肺部等处的结核病灶。脑脊液外观呈毛玻璃状，细胞数多小于 $500 \times 10^6/L$，以淋巴细胞为主，蛋白质较高，糖和氯化物含量降低；涂片无化脓菌可见；静置 $12 \sim 24$ 小时可见网状薄膜形成，薄膜涂片检菌可提高阳性率。PCR 技术、结核菌培养等均有利于诊断，另外 PPD 试验和血沉检查有重要参考价值。

（三）新型隐球菌性脑膜炎

起病较慢，以进行性颅内压增高而致剧烈头痛为主要表现，脑脊液改变与结核性脑膜炎相似，脑脊液墨汁染色见到厚荚膜的发亮圆形菌体，培养或乳胶凝集阳性可以确诊。

（四）Mollaret 脑膜炎

病因不明，反复出现类似化脓性脑膜炎的临床表现和脑脊液改变，但脑脊液病原学检查均为阴性，可找到 Mollaret 细胞，用肾上腺皮质激素治疗有效，应注意与复发性化脓性脑膜炎鉴别。

九、治疗

（一）抗生素治疗

1. 用药原则

对于化脓性脑膜炎患儿应尽早使用抗生素治疗；以静脉用药为主；力争选药准确，而且所选药物应对血脑屏障有良好的通透性，联合用药时还应注意药物之间的相互作用；用药量要足，疗程要适当；注意药物毒副作用。

2. 药物选择

（1）病原菌未明时：以往多选用氨苄西林或氯霉素，或氨苄西林与青霉素合用。氨苄西林每日 300mg/kg，分次静脉注射；氯霉素每日 60～100mg/kg，分次静脉滴注。有的病原菌对青霉素类耐药，氯霉素不良反应较大，而第三代头孢菌素抗菌谱广，疗效好，因此目前主张选用对血脑屏障通透性较好的第三代头孢菌素，如头孢曲松钠或头孢噻肟钠。头孢噻肟钠每日 200mg/kg，分次静脉滴注；头孢曲松钠半衰期较长，每日 100mg/kg。近年来肺炎链球菌、大肠杆菌引起的脑膜炎，耐药病例逐渐增多，应予注意。

（2）病原菌明确后应参照细菌药物敏感试验结果选用抗生素。①流感嗜血杆菌脑膜炎：如对氨苄西林敏感可继续应用，如不敏感或有并发症可改用第二、三代头孢菌素。②肺炎链球菌脑膜炎：对青霉素敏感者可继续应用大剂量青霉素，青霉素耐药者可选用头孢曲松钠、头孢噻肟钠、氯霉素、万古霉素等。③脑膜炎双球菌脑膜炎：首选青霉素，耐药者可给予第三代头孢菌素治疗。

④大肠杆菌脑膜炎：对氨苄西林敏感者可继续应用，耐药者可换用头孢呋辛、头孢曲松或加用氨基糖苷类抗生素。必要时可给予美罗培南等药物治疗。

其他病原菌引起的化脓性脑膜炎，抗生素的选用可参考（表 4-2）。但各类抗生素，特别是氨基糖苷类抗生素应根据国家有关规定选用。

表 4-2　治疗化脓性脑膜炎的抗生素选择

致病菌	抗生素选择
流感嗜血杆菌	氨苄西林、头孢呋辛、头孢曲松、氯霉素
肺炎链球菌	青霉素-G、头孢噻肟、头孢曲松、美罗培南、万古霉素
脑膜炎双球菌	青霉素-G、磺胺嘧啶、氯霉素、头孢呋辛、头孢曲松
大肠杆菌	头孢呋辛、头孢曲松、阿米卡星、美罗培南
金黄色葡萄球菌	萘夫西林（nafcillin）、氨基糖苷类、头孢噻肟、头孢呋辛、万古霉素、利福平

3. 疗程

疗程与病原种类、治疗早晚、是否有并发症及机体的抵抗力等因素有关。一般认为流感嗜血杆菌脑膜炎和肺炎链球菌脑膜炎治疗不少于 2~3 周，脑膜炎双球菌脑膜炎疗程 7~10 天，而大肠杆菌和金黄色葡萄球菌脑膜炎疗程应达 3~4 周以上。

因为化脓性脑膜炎是一种严重的中枢神经系统感染，其预后与治疗密切相关，尽管国外有人主张治疗顺利的化脓性脑膜炎疗程 10~12 天，但国内仍要求严格掌握停药指征，即症状消失、热退 1 周以上，脑脊液完全恢复正常后方可停药。

对于无并发症的流感嗜血杆菌、肺炎链球菌和脑膜炎双球菌引起的脑膜炎，一般不需反复复查脑脊液，仅需在临床症状消失、接近完成疗程时复查一次，若已正常即可在疗程结束后停药；否则需继续治疗。若治疗不顺利，特别是新生儿革兰氏阴性杆菌脑膜炎，遇有治疗后症状无好转，或好转后又恶化者，应及时复查脑脊液，并进行必要的影像学检查，以指导下一步的治疗。

近年来鞘内注射抗生素的疗法在临床上应用得越来越少，只有遇难治性病例时方可考虑，但一定要注意药物剂量和操作方法。

（二）肾上腺皮质激素

可以降低多种炎症介质如 PGE_2、TNF、IL-1 的浓度，减少因抗生素快速杀菌所产生的内毒素；降低血管通透性，减轻脑水肿，降低颅内压；减轻颅内炎症粘连，减少脑积水和颅神经麻痹等后遗症；减轻中毒症状，有利于退热。因此对于化脓性脑膜炎患儿常给予激素治疗。通常用地塞米松每日 0.2～0.6mg/kg，分次静脉注射，连用 3～5 天。

（三）对症和支持疗法

（1）对急性期患儿应严密观察病情变化，如各项生命体征及意识、瞳孔的改变等，以便及时给予相应的处理。

（2）及时处理颅内高压、高热、惊厥和感染性休克有颅内高压者，应及时给予脱水药物，一般用 20％甘露醇每次 0.5～1.0g/kg，4～6 小时 1 次。对于颅内压增高严重者，可加大剂量（每次不超过 2g/kg）或加用利尿药物，以防脑疝的发生。高热时给予物理降温或药物降温。有惊厥者及时给予抗惊药物如地西泮、苯巴比妥等。流行性脑脊髓膜炎较易发生感染性休克，一旦出现，应积极给予扩容、纠酸、血管活性药物等治疗。

（3）支持疗法要注意热量和液体的供应，维持水、电解质平衡。对于新生儿或免疫功能低下的患儿，可少量输注新鲜血液或静脉输注丙种球蛋白等。

（四）并发症的治疗

1. 硬膜下积液

少量液体不需要处理，积液较多时特别是已引起颅内压增高或局部刺激症状时，应进行穿刺放液。开始每日或隔日 1 次，每次一侧不超过 20～30mL，两侧不超过 50～60mL。放液时应任其自然流出，不能抽吸。1～2周后酌情延长穿刺间隔时间。若穿刺达10次左右积液仍不见减少，可暂停穿刺并继续观察，一旦出现症状再行穿刺，这些患儿有时需数个月方可治愈。有硬膜下积脓时可予局部冲洗并注入适当抗生素。

2. 脑室管膜炎

除全身抗生素治疗外，可做侧脑室穿刺引流，减低脑室内压，并注入抗生素。注入抗生素时一定要严格掌握剂量，如庆大霉素每次 1000～3000IU，阿米卡星每次 5～20mg，青霉素每次5000～10 000IU，氨苄西林每次 50～100mg 等。

3. 脑性低钠血症

应适当限制液体入量，酌情补充钠盐。

4. 脑积水

一旦发生应密切观察，随时准备手术治疗。

十、预防

预防应以普及卫生知识，改善人类生活环境，提高人体免疫力为主。①要重视呼吸道感染的预防，因为化脓性脑膜炎多数由上呼吸道感染发展而来，因此对婴幼儿的上呼吸道感染必须予以重视。平时让小儿多做户外锻炼，增强体质；在上呼吸道感染和化脓性脑膜炎的好发季节，注意易感小儿的保护，如衣着适宜，避免相互接触传染等。②疫苗预防注射：国内已有流脑菌苗用于易感人群。③药物预防：对于流行性脑脊髓炎密切接触者，可给予适当的药物预防。

第三节　脑脓肿

脑脓肿是指各种病原菌侵入颅内引起感染，并形成脓腔，是颅内一种严重的破坏性疾患。脑脓肿由于其有不同性质的感染、生长于不同部位，故临床上表现复杂，患者可能是婴幼儿或老年，有时有危重的基础疾病，有时又有复杂的感染状态，因此，对脑脓肿的判断，采用什么方式治疗，以何种药物干扰菌群等许多问题值得探讨。

一、病原学

（一）脑脓肿病菌的变化

脑脓肿的病原生物虽有细菌、真菌和原虫，但主要病原是细菌。在过去50年中，脑脓肿的致病菌有较大的变化。抗生素应用以前，金黄色葡萄球菌占25％～30％，链球菌占30％，大肠杆菌占12％。20世纪70年代葡萄球菌感染下降，革兰氏阴性杆菌上升，细菌培养阴性率50％以上。有学者认为此结果与广泛应用抗生素控制较严重的葡萄球菌感染有关。国内的这方面变化也类似。天津科研人员调查发现，从1980－2000年的细菌培养阳性率依次为链球菌32％，葡萄球菌29％，变形杆菌28％，与1952－1979年的顺序正好相反，主要与耳源性脑脓肿减少有关。

其次，20世纪80年代以来厌氧菌培养技术提高，改变了过去50％培养阴性的结果。北京研究人员曾统计脑脓肿16例，其中厌氧菌培养阳性9例，未行厌氧菌培养7例，一般细菌培养都阴性。厌氧菌培养需及时送检，注意检验方法。目前，实际培养阳性率仍在48％～81％。

（二）原发灶与脑脓肿菌种的关系

原发灶的病菌是脑脓肿病菌的根源。脑脓肿的菌种繁多，南非有一组121例脓液培养出细菌33种，50％混合型。但各种原发灶的病菌有常见的范围。耳鼻源性脑脓肿以链球菌和松脆拟杆菌多见；心源性则以草绿色链球菌、厌氧菌、微需氧链球菌较多；肺源性多见的是牙周梭杆菌、诺卡菌和拟杆菌；外伤和开颅术后常是金黄色葡萄球菌、表皮葡萄球菌及链球菌（详见表4-3）。事实上，混合感染和厌氧感染各占30％～60％。

表 4-3　原发灶、病原体、入颅途径及脑脓肿定位

原发灶、感染途径	主要病菌	脑脓肿主要定位
一、邻近接触为主		
1. 中耳、乳突炎；邻近接触；血栓静脉炎逆行感染	需氧或厌氧链球菌；松脆拟杆菌（厌氧）；肠内菌丛	颞叶（多）、小脑（小）（表浅、单发多）；远隔脑叶或对侧
2. 筛窦、额窦炎（蝶窦炎）	链球菌；松脆拟杆菌（厌氧）；肠菌、金葡、嗜血杆菌	额底、额板（垂体、脑干、颞叶）
3. 头面部感染（牙、咽、皮窦）	混合性，牙周梭杆菌；松脆拟杆菌（厌氧）；链球菌	额叶多（多位）
二、远途血行感染		
1. 先天性心脏病（心内膜炎）	草绿链球菌，厌氧菌；微需氧链球菌（金葡、溶血性链球菌）	大脑中动脉分布区（可见各种部位）深部，多发，囊壁薄
2. 肺源性感染（支扩、脓胸等）	牙周梭杆菌、放线菌拟杆菌、链球菌星形诺卡菌	同上部位
3. 其他盆腔、腹腔脓肿	肠菌、变形杆菌混合	同上部位
三、脑膜开放性感染		
1. 外伤性脑脓肿	金葡、表皮葡萄球菌	依异物、创道定位
2. 手术后脑脓肿	链球菌、肠内菌群，梭状芽孢杆菌	CSF 瘘附近
四、免疫源性脑脓肿		
1. AIDS、恶性病免疫抑制治疗等	诺卡菌、真菌、弓形虫、肠内菌群	似先心病
2. 新生儿	枸橼酸菌，变形杆菌	单或双额（大）
五、隐源性脑脓肿	链、葡、初油酸菌	大脑、鞍区、小脑

（三）病原体人颅途径和脑脓肿定位规律

1. 邻近结构接触感染

（1）耳源性脑脓肿：中耳炎经鼓室盖、鼓窦、乳突内侧硬膜板入颅，易形成颞叶中后部、小脑侧叶前上部脓肿最为多见。以

色列一组报道：15 年 28 例中耳炎的颅内并发症 8 种，依次是脑膜炎、脑脓肿、硬膜外脓肿、乙状窦血栓形成、硬膜下脓肿、静脉窦周脓肿、横窦和海绵窦血栓形成。表明少数可通过逆行性血栓性静脉炎，至顶叶、小脑蚓部或对侧深部白质形成脓肿。

（2）鼻窦性脑脓肿：额窦或筛窦炎易引起硬膜下或硬膜外脓肿，或额极、额底脑脓肿。某医院 1 例小儿筛窦炎引起双眶骨膜下脓肿，后来在 MRI 检查发现脑脓肿，这是局部扩散和逆行性血栓性静脉炎的多途径入颅的实例。蝶窦炎偶尔可引起垂体、脑干、颞叶脓肿。

（3）头面部感染引起：颅骨骨髓炎、先天性皮窦、筛窦骨瘤、鼻咽癌等可直接伴发脑脓肿；牙周脓肿、颌面部蜂窝织炎、腮腺脓肿等可以通过面静脉与颅内的吻合支；板障静脉或导血管的逆行感染入颅。斯洛伐尼亚 1 例患者换乳牙时自行拔除，导致了脑脓肿。

2. 远途血行感染

（1）细菌性心内膜炎：由菌栓循动脉扩散入颅。

（2）先天性心脏病：感染栓子随静脉血不经肺过滤而直接入左心转入脑。

（3）发绀型心脏病：易有红细胞增多症，血黏度大，感染栓子入脑易于繁殖。此类脓肿半数以上为多发、多房，少数呈痫性，常在深部或大脑各叶，脓肿相对壁薄，预后较差。

（4）肺胸性感染：如肺炎、肺脓肿、支气管扩张、脓胸等，其感染栓子扩散至肺部毛细血管网，可随血流入颅。

（5）盆腔脓肿：可经脊柱周围的无瓣静脉丛，逆行扩散到椎管内静脉丛再转入颅内。柏林有 1 例肛周脓肿患者，术后 1 周出现多发性脑脓肿，验证了这一感染途径。

3. 脑膜开放性感染

外伤性脑脓肿和开颅术后脑脓肿属于这一类。外伤后遗留异物或脑脊液瘘时，偶尔会并发脑脓肿，常位于异物处、脑脊液瘘附近或在创道的沿线。

4. 免疫源性脑脓肿

自从 1981 年发现 AIDS 的病原以来，其普遍流行的程度不断扩大，影响全球。一些 AIDS 患者继发的机会性感染，特别是细菌、真菌、放线菌以及弓形虫感染造成的单发或多发性脑脓肿，日渐增多，已见前述。这不仅限于 AIDS，许多恶性病和慢性消耗病如各种白血病、中晚期恶性肿瘤、重型糖尿病、顽固性结核病等，其机体的免疫力低下，尤其城市患者的耐药菌种不断增加，炎症早期未能控制，导致脑脓肿形成的观察上升。

5. 隐源性脑脓肿

临床上找不到原发灶。此型有增加趋势。天津一组长期对照研究显示：本型已从过去 10% 上升到 42%，认为与抗生素广泛应用和标本送检中采取、保存有误。一般考虑还是血源性感染，只是表现隐匿。另外，欧美、亚洲都有一些颅内肿瘤伴发脑脓肿的报道，似属隐源性脑脓肿。

鞍内、鞍旁肿瘤合伴脓肿，认为属窦源性；矢状窦旁脑肿瘤，暗示与窦有关；1 例颞极脑膜瘤的瘤内、瘤周白质伴发脓肿，术后培养出 B 型链球菌和冻链球菌，与其最近牙槽问题有关，可能仍为血行播散；小脑转移癌伴发脓肿，曾有 2 例分别培养出初油酸菌、凝固酶阴性型葡萄球菌，其中 1 例，尸检证实为肺癌。

二、病理学基础

脑脓肿的形成在细菌毒力不同有很大差异。史坦福大学的 Britt、Enrmann 等分别以需氧菌（α-溶血性链球菌）和厌氧混合菌群（松脆拟杆菌和能在厌氧条件下生长的表皮葡萄球菌）做两种实验研究，并以人的脑脓肿结合 CT 和临床进行系统研究。认为脑肿瘤的分期系自然形成讲各期紧密相连而重点有别，但影响因素众多，及早而有效的药物可改变其进程。

（一）需氧菌脑脓肿四期的形成和发展

1. 脑炎早期（1~3 天）

化脓性细菌接种后，出现局限性化脓性脑炎，血管出现脓性栓塞，局部炎性浸润，中心坏死，周围水肿，周围有新生血管。第 3 天 CT 强化可见部分性坏死。临床以急性炎症突出，卧床不起。

2. 脑炎晚期（4～9 天）

坏死中心继续扩大，炎性浸润以吞噬细胞，第 5 天出现成纤维细胞，并逐渐成网包绕坏死中心。第 7 天周围新生血管增生很快，围绕着发展中的脓肿。CT 第 5 天可见强化环，延迟 CT，10～15 分钟显强化结节。临床有缓解。

3. 包囊早期（10～13 天）

10 天形成薄囊，脑炎减慢，新生血管达最大程度，周围水肿减轻，反应性星形细胞增生，脓肿孤立。延迟 CT 的强化环向中心弥散减少。

4. 包囊晚期（14 天以后）

包囊增厚，囊外胶质增生显著，脓肿分 5 层：①脓腔；②成纤维细胞包绕中心；③胶原蛋白囊；④周围炎性浸润及新生血管；⑤星形细胞增生，脑水肿。延迟强化 CT 增强剂不弥散入脓腔。临床突显占位病变。

（二）厌氧性脑脓肿的三期

从厌氧培养的专门技术发现，脑脓肿的脓液中厌氧菌的数量大大超过需氧菌。松脆拟杆菌是最常见的责任性厌氧菌，是一个很容易在人体内形成脓肿和造成组织破坏的细菌。过去从鼻副窦、肺胸炎症、腹部炎症所造成的脑脓肿中分离出此细菌，但最多是从耳源性脑脓肿中分离出来的，其毒力很大，显然不同于上述需氧性链球菌。

1. 脑炎早期（1～3 天）

这一厌氧混合菌组接种实验动物后，16 只狗出现致命感染，是一种暴发性软脑膜炎，甚至到晚期都很重。其中 25％是广泛性化脓性脑炎，其邻近坏死中心的血管充血及血管周围出血，或血栓形成，周围积存富含蛋白的浆液及脑炎早期的脑坏死和广泛脑水肿。

2. 脑炎晚期（4～9 天）

接着最不同的是坏死，很快，脑脓肿破入脑室占 25％（4～8 天），死亡达 56％，这在过去链球菌性脑脓肿的模型中未曾见到，表明其危害性和严重性。

3. 包囊形成（10 天以后）

虽然在第 5 天也出现成纤维细胞，但包囊形成明显延迟，3 周仍是不完全性包囊，CT 证实，故研究人员在包囊形成阶段不分早晚期，研究的关键是失控性感染。另外，松脆拟杆菌属内的几个种，能产生 β-内酰胺酶，可以抗青霉素，应引起临床医师的重视。

三、临床表现

脑脓肿的症状和体征差别很大，与原发病的病情，脑脓肿的病期，脑脓肿的部位、数目、病菌的毒力，宿主的免疫状态均有关。

（一）原发病的变化

脑脓肿都是在常见原发病的基础上产生的，故在耳咽鼻喉、头面部、心、肺及其他部位的感染，或脓肿后出现脑膜刺激症状，就应提高警惕，特别应该引起重视的如原来流脓的中耳炎突然停止流脓，应注意发生有脓入颅内的可能性。

（二）急性脑膜脑炎症状

任何脑脓肿都是从脑膜脑炎开始，最早可表现为头痛伴发高热，甚至寒战等全身不适和颈部活动受限。突出的头痛可占 70％～95％，常为病侧更痛，局部叩诊时有定位价值，更多的是全头痛，药物难以控制。半数患者可伴颅内压增高，表现尚有恶心、呕吐。常有嗜睡和卧床不起。

（三）脑脓肿的局灶征

在脑脓肿取代脑膜脑炎的过程中，体温下降，精神好转，不数日，因脓肿的扩大，又再次卧床不起。一方面头痛加重、视盘水肿、烦躁或反应迟钝；另一方面局灶性神经体征突出，50％～80％出现偏瘫、语言障碍、视野缺损、锥体束征或共济失调的小脑病变特征。依脓肿所在部位突出相应额、顶、枕、颞的局灶征，少部分患者出现癫痫，极少数脑干脓肿可表现在本侧颅神经麻痹、对侧锥体束征。发生率依次为脑桥、中脑、延脑。近年增多的不典型"瘤型"脑脓肿可达 14%，过去起伏两周的病期，可延缓至数月，大部分被误诊为胶质瘤，值得注意。

（四）脑脓肿的危象

1. 脑疝综合征

脑疝是脑脓肿危险阶段的临界信号，都是脑脓肿增大到一定体积时脑组织横形或纵形移位，脑干受压使患者突然昏迷或突然呼吸停止而致命。关键是及早处理脑脓肿，识别先兆症状和体征，避免使颅内压增高的动作，避免不适当的操作，特别要严密和善于观察意识状态。必要时应积极锥颅穿刺脓肿或脑室，迅速减压。

2. 脑脓肿破裂

脑脓肿的脑室面脓肿壁常较薄，在不适当的穿刺，或穿透对侧脓壁，或自发性破裂，破入脑室或破入蛛网膜下隙出现反应时，立即头痛、高热、昏迷、角弓反张等急性室管膜炎或脑膜炎，应及时脑室外引流，积极抢救，以求逆转症状。

四、特殊检查

（一）CT 和 MRI 检查

（1）脑炎早晚期（不足 9 天）。①CT 平扫：1～3 天就出现低密度区，但可误为正常。重复 CT 见低密度区扩大。②CT 增强：3 天后即见部分性强化环。③MRI 长 T_2 的高信号较长 T_1 的低信号水肿更醒目。4～9 天，CT 见显著强化环。延迟 CT（30～60 秒）强化剂向中心弥散，小的脓肿显示强化结节。

（2）包囊晚期（超过 10 天）：①CT 平扫：低密度区边缘可见略高密度的囊壁，囊外为水肿带。②MRI：T_1 见等信号囊壁，囊壁内外为不同程度的长 T_1；T_2 的低信号囊壁介于囊壁内外的长 T_2 之间，比 CT 清晰。③CT 增强：见强化囊壁包绕脓腔；延迟 CT（30～60 秒），强化环向中央弥散减少，14 天以后不向中央弥散。T_1 用 Gd-DTPA 增强时，强化囊壁包囊绕脓腔比 CT 反差更明显。

（3）人类脑脓肿的 CT 模式：早年 8 例不同微生物所致人类脑

脓肿的 CT 模式可供参考。上述图形各取自系列 CT 扫描之一，但处于脑脓肿的不同阶段。①不同微生物：细菌性脑脓肿（A、D、E、G、H）；真菌性脑脓肿（C、F）；原虫性脑脓肿（B）。②不同时期：脑炎早期（A、B、C）；脑炎晚期（D）；包囊早期（E、F）；包囊晚期（G、H）。③不同数量：单发脑脓肿（D～G）；多发脑脓肿（A～C、H）。④各种脑脓肿：星形诺卡菌脑脓肿（A）；弓形虫性脑脓肿（B）；曲霉菌脑脓肿（C）；肺炎球菌脑脓肿（D）；微需氧链球菌脑脓肿（E）；红花尖镰孢霉菌脑脓肿（F）；牙周梭杆菌脑脓肿（G）；分枝杆菌，绿色链球菌，肠菌性多发性后颅凹脑脓肿（H）。

（二）DWI 及 MRS 检查

（1）弥散加权磁共振扫描（DWI）：脑脓肿的诊断有时与囊性脑瘤混淆。近年来，有多篇报道用 DWI 来区别。土耳其一组研究人员收集脑脓肿病例 19 例，其中 4 例 DWI 是强化后高信号，由于水分子在脓液和囊液的弥散系数（ADC）明显不同，脓液的 ADC 是低值，4 例平均为（0.76 ± 0.12）mm/s；8 例囊性胶质瘤和 7 例转移瘤的 DWI 是低信号，ADC 是高值，分别为（5.51 ± 2.08）mm/s 和（4.58 ± 2.19）mm/s，（$P=0.003$）。当脓液被引流后 ADC 值升高，脓肿复发时 ADC 值又降低。

（2）磁共振波谱分析（MRS）：这是利用磁共振原理测定组织代谢产物的技术。脑脓肿和囊肿都可以检出乳酸，许多氨基酸是脓液中粒细胞释放蛋白水解酶，使蛋白水解成的终产物；而胆碱又是神经脂类的分解产物，因此，MRS 检出后两种即标志着脓肿和肿瘤的不同成分。印度一组研究显示：42 例脑部环状病变，用 DWI、ADC 和质子 MRS（PMRS）检查其性质。结果，29 例脑脓肿的 ADC 低值小于（0.9 ± 1.3）mm/s，PMRS 出现乳酸峰和其他氨基酸峰（琥珀酸盐、醋酸盐、丙氨酸等）；另 23 例囊性肿瘤的 ADC 高值（1.7 ± 3.8）mm/s，PMRS 出现乳酸峰及胆碱峰，表明脓肿和非脓肿显然不同。

（三）其他辅助检查

（1）周围血象：白细胞计数、血沉、C-反应蛋白升高，属于炎症。

（2）脑脊液：白细胞轻度升高；蛋白升高显著是一特点。有细胞蛋白分离趋势。

（3）X线CR片：查原发灶。过去应用的脑血管造影、颅脑超声波、同位素扫描等现已基本不用。

五、诊断及特殊类型脑脓肿

典型的脑脓肿诊断不难，一个感染的病史，近期有脑膜脑炎的过程，发展到颅内压增高征象和局灶性神经体征，加上强化头颅CT和延时CT常可确诊。必要时可做颅脑MRI及Gd-DTPA强化。对"瘤型"脑脓肿，在条件好的单位可追加DWI、MRS进一步区别囊型脑瘤。条件不够又病情危重则有赖于直接穿刺或摘除，以达诊治双重目标。脑结核瘤都有脑外结核等病史，可以区别。耳源性脑积水、脓性迷路炎都有耳部症状，无脑病征，CT无脑病灶。疱疹性局限性脑炎，有时突然单瘫，CT可有低密度区，但范围较脓肿大，CSF以淋巴增高为主，无中耳炎等病灶，必要时活检区别。

鉴于病原体的毒力、形成脑脓肿快慢、病员的抵抗力等有很大差异，特别是近年一些流行病学的新动向，简单介绍几种特殊类型的脑脓肿，便于加深对某些特殊情况的考虑和鉴别。

（一）硬脑膜下脓肿

脑膜瘤是脑瘤的一种，硬脑膜下脓肿也应该是脑脓肿的一种，但毕竟脓肿是在硬膜下腔，由于这一解剖特点脓液可在腔内自由发展，其速度更快，常是暴发性临床表现，很快恶化，在1949年前悉数死亡，是脑外科一种严重的急症。

硬膜下脓肿2/3由鼻窦炎引起，多见于儿童。澳洲一组报道显示10年内颅内脓肿46例，儿童硬膜下脓肿20例（43%），内含同时伴脑脓肿者4例。

典型症状是鼻窦炎、发热、神经体征的三联征。鼻窦炎所致者眶周肿胀（$P=0.005$）和畏光（$P=0.02$）。意识变化于24～48小时占一半，头痛、恶心、呕吐常见，偏瘫、失语、局限性癫痫突出，易发展到癫痫持续状态，应迅速抗癫痫，否则患儿很快恶化。诊断基于医师的警觉，CT可能漏诊，MRI冠状位、矢状位能见颅底和突面的新月形T_2高信号灶更为醒目。英国66例的经验主张开颅清除，基于：①开颅存活率高：该文开颅组91％存活，钻颅组52％存活。②钻颅残留脓多：他们在13例尸检中6例属于鼻窦性，其中双侧3例，在纵裂、枕下、突面、基底池周围4个部位残留脓各1例。另1例耳源性者脓留于颅底、小脑桥脑角和多种部位。③开颅便于彻底冲洗：他们提出，硬膜下脓液易凝固，超50％是厌氧菌和微需氧链球菌混合感染，含氯霉素1g/50mL的生理盐水冲洗效果较好。另外，有医师认为症状出现后72小时内手术者，终残只10％；而72小时以后手术者，70％非残即死。有一种"亚急性术后硬膜下脓肿"，常在硬膜下血肿术后伴发感染，相当少见。

（二）儿童脑脓肿

儿童由于其抵抗力弱，一旦发生脑脓肿较成人更危险。一般15岁以下的小儿占脑脓肿总数的1/3或小半。据卡拉其Atig等的报道儿童脑脓肿的均龄在5.6 ± 4.4岁；北京一组病例显示：平均为6.68岁，小于10岁可占4/5，两组结果类似。以上两组均以链球菌为主。

儿童脑脓肿的表现为发烧、呕吐、头痛和癫痫的四联症。北京组查见视盘水肿占85％，显示儿童的颅内压增高突出，这与小儿病程短（平均约1个月）；脓肿发展快，脓肿体积大有关（3～5cm占50％；大于5～7cm占32％；大于7cm占18％）。另外，小儿脑脓肿多见的是由发绀型先天性心脏病等血行感染引起，可占37％。加上儿童头面部感染、牙、咽等病灶多从吻合静脉逆行入颅以及肺部感染，或败血症在Atig组就占23％，故总的血源性脑脓肿超过50％，因而多发性脑脓肿多达30％～42％，这就比较复杂。总之，由于小儿脑脓肿的自限能力差，脓肿体积大，颅内压高，抵抗力又弱等特点，应强调早诊早治。方法以简单和小儿能承受的为主。手术切除在卡拉其的 30 例中占 6 例，但 5 例死亡。故决定处理方式应根据经验、技术条件、患者情况等全面考虑。

（三）新生儿脑脓肿

新生儿脑脓肿在 100 年前已有报道，但在 CT 启用后发现率大增。巴黎研究人员一次报道新生儿脑脓肿 30 例，90％为变形杆菌和枸橼酸菌引起。有人认为此种新生儿脑脓肿是上述两菌所致的白质坏死性血管炎，脑坏死是其特殊表现。另外，此种新生儿脑脓肿的 67％（20/30）伴广泛性脑膜炎，43％（13/30）伴败血症。由于脑膜炎影响广泛，所以较一般儿童脑脓肿（链球菌、肠内菌引起）更为严重。

新生儿脑脓肿在生后 7 天发病占 2/3（20/30），平均 9 天（1～30 天）。癫痫为首发症状占 43％，感染首发占 37％，而急性期癫痫增多达 70％（21/30），其中呈持续状态占 19％（4/21），说明其严重性。脑积水达 70％（14/20），主要是脑膜炎性交通性脑积水。CT 扫描 28 例中多发性脑脓肿 17（61％），额叶 22（79％），其中单侧 12 例，双侧 10 例，大多为巨大型，有 2 例贴着脑室，伸向整个大脑半球。

处理：单纯用药物治疗 5 例，经前囟穿吸注药 25 例（83％）。经前囟穿吸注药一次治疗 56％（14/25），平均 2 次（1～6 次）。其中月内穿刺 15 例（60％），仅 20％合并脑积水；月后穿刺 10 例，内 70％合并脑积水。单纯用药 5 例（不穿刺），其中 4 例发展成脑积水。上述巴黎的 30 例中，17 例超过 2 年的随访，只有 4 例智力正常，不伴发抽风。CT 扫描显示其他患者遗留多种多样的脑出血、脑梗死和脑坏死，均属于非穿刺组。从功能上看，早穿刺注药者预后好，不穿刺则差。关于用药，新型头孢菌素＋氨基糖苷的治疗方案是重要改进，他们先用庆大霉素＋头孢氨噻，后来用阿米卡星＋头孢曲松，均有高效。新德里最近用亚胺培南西司他丁钠对 1 例多发性脑脓肿的新生儿治疗，多次穿刺及药物治疗，4 周改变了预后。

（四）诺卡菌脑脓肿

诺卡菌脑脓肿原来报道很少，但于近 20 年来，此种机会性致病菌所致的脑脓肿的报道增加很快。诺卡菌可见于正常人的口腔，革兰氏阳性菌，在厌氧或微需氧条件下生长。属于放线菌的一种，有较长的菌丝，发展缓慢而容易形成顽固的厚壁脓肿，极似脑瘤，过去的病死率高达 75%，或 3 倍于其他细菌性脑脓肿。但由于抗生素的发展，病死率已迅速降低。

诺卡菌有百余种，引起人类疾病的主要有六种，但星形诺卡菌最为多见，常由呼吸道开始，半数经血播散至全身器官，但对脑和皮下有特别的偏爱。20 世纪 50 年代有人综合 68 例中肺占 64.7%，皮下32.3%，脑 31.8%（互有并发），心、肾、肝等则很少，威斯康星 1 例 13 岁女孩，诊为风湿热，脑血管造影定位，整块切除，脓液见许多枝片状菌丝，术后金、青霉素治愈。

时至今日，CT、MRI 的强化环可精确定位。墨西哥 1 例 DWI 的高信号，PMRS 检出乳酸峰、氨基酸峰，可定位与定性，用磺胺药（TMP/SMZ）可治愈。欧美有些报道从分子医学定性，通过 16Sr DNA PCR 扩增法，及 hsp 65 序列分析，属诺卡菌基因。

处理：TMP/SMZ 可透入 CSF，阿米卡星、亚胺培南西司他丁钠、头孢曲松、头孢噻肟均有效。由于为慢性肉芽肿性脑脓肿，切除更为安全。

（五）曲霉菌脑脓肿

曲霉菌是一种广泛存在于蔬菜、水果、粮食中的真菌，其孢子可引起肺部感染，是一种条件致病菌，当机体抵抗力低下时，可经血循环播散至颅内，造成多发或多房脑脓肿。最多见的有烟曲霉菌和黄曲霉菌，可发生于脑的任何部位。广州报道了 2 例肺和脑的多发性烟曲霉菌脑脓肿。纽约报道 1 例眶尖和脑的多发性烟曲霉菌并诺卡菌脑脓肿。此两患者都先有其他疾病，说明抵抗力降低在先。广州的病例先有胆管炎、肺炎、伴胸腔积液，后来发现脑部有 11 个脑脓肿（2～3cm 居多）。纽约的患者先有脊髓发育不良性综合征，贫血和血小板缺乏症，以后眶尖和脑部出现许多强化环（脑脓肿），先后活检，发现不同的致病菌。病程相当复杂，均出现偏瘫，前者曾意识不清，多处自发性出血；后者有失控性眼后痛，发展成海绵窦炎，表现出Ⅳ～Ⅵ颅神经麻痹，中途还因坏死性胆管炎手术一次。处理结果尚好，两者都用两性霉素，前者静脉和鞘内并用，脓肿和脑室引流；后者加用米诺环素（Minocycline）和亚胺培南西司他丁钠，分别于4个半月和半年病灶全消，但后者于2年后死于肺炎。

曲霉菌脑脓肿的CT、MRI与其他脑脓肿类似。麻省总医院曾研究6例，其DWI为高信号，但ADC均值较一般脑脓肿为低，（0.33±0.6）mm/s，此脓液反映为高蛋白液。

处理：主张持积极态度。过去在免疫缺陷患者发生曲霉菌脑脓肿的死亡率近乎100%。加州大学对4例白血病伴发本病患者，在无框架立体定向下切除多发脑脓肿及抗真菌治疗，逆转了病情，除1例死于白血病外，3例有完全的神经病学恢复。英国有1例急性髓性白血病伴发本病，用两性霉素、伊曲康唑几乎无效，新的伏利康唑由于其BBB的穿透力好，易达到抑制真菌浓度而治疗成功。

（六）垂体脓肿

垂体脓肿自首例报道至1995年已经约有100例的记载。最近10年，仅北京两单位报道就有12例。

从发病机制来看，有两种意见：一类是真性脓肿，有人称为"原发性"垂体脓肿，通过邻近结构炎症播散，或远途血行感染，或头面部吻合血管逆行感染，使正常垂体感染形成脓肿，或垂体瘤伴发脓肿；另一类是类脓肿，即"继发性"垂体脓肿，是指垂体瘤、鞍内颅咽管瘤等情况下，局部血循环紊乱，瘤组织坏死、液化、也形成"脓样物质"，向上顶起鞍隔，压迫视路，似垂体脓肿，但不发热，培养也无细菌生长，实际有所不同。

垂体脓肿常先有感染症状，同时有鞍内脓肿膨胀的表现，剧烈头痛和视力骤降是两大特点。Jain等指出视力、视野变化可占75%～100%。印度1例12岁女孩，急性额部头痛，双视力严重"丧失"，强化MRI诊断，单用抗生素治疗。但垂体脓肿大多发展缓慢，一年以上的占多数，突出表现是垂体功能衰减，尤其是较早出现垂体后叶受损的尿崩症多见。协和医院7例中5例有尿崩，天坛医院 2 例垂体脓肿患者在 3 个月以内就出现尿崩，其中1例脓液培养有大肠杆菌。日本有 1 例 56 岁男性，垂体脓肿，同时有无痛性甲状腺炎、垂体功能减退和尿崩症，Matsuno等认为漏斗神经垂体炎或淋巴细胞性腺垂体炎，在术前和组织病理检查前鉴别诊断是困难的。这是慢性的真性垂体脓肿。由于垂体瘤的尿崩症只占10%，故常以此区别两病。另外，垂体脓肿的垂体功能普遍减退是第三个特点，协和医院一组的性腺、甲状腺、肾上腺等多项内分泌功能检查低值，更为客观，并需用皮质醇来改善症状。

重庆报道了 1 例月经紊乱、泌乳 3 个月的患者，PRL 457.44 ng/mL，术中则抽出黏稠脓液，镜检有大量脓细胞，病理见垂体瘤伴慢性炎症，最后诊断是继发于垂体瘤的垂体脓肿。

鉴别垂体瘤囊变或其他囊性肿瘤，MRI 的 DWI 和 ADC 能显示其优越性。处于早期阶段，甲硝唑和三代头孢菌素就可以对付链球菌，拟杆菌或变形杆菌，若已成大脓肿顶起视路，则经蝶手术向外放脓，电灼囊壁使其皱缩最为合理。

六、处理原则

（一）单纯药物治疗

理想的治疗是化脓性脑膜脑炎阶段消炎，防止脑脓肿的形成。最早是 1971 年有报道单纯药物治疗成功。1980 年加州大学（UCSF）的研究，找出的成功因素是：用药早；脓肿小；药效好；CT 观察好。该组 8 例的病程平均 4.7 周。成功的6例直径平均1.7cm（0.8～2.5cm），失败的则为 4.2cm（2～6cm）（$P<0.001$），故主张单纯药物治疗要小于 3cm。该组细菌以金黄色葡萄球菌、链球菌和变形杆菌为主，大剂量（青、氯、新青）三联治疗［青霉素 1000 万 U，静脉注射，每天一次，小儿30 万 U/（kg·d）；氯霉素3～4g，静脉注射，每天一次，小儿50～100mg/（kg·d），半合成新青霉素Ⅰ，新青霉素Ⅲ大于 12g，静脉注射，每天一次，4～8 周，对耐青霉素者］，效果好。CT 观察 1 个月内缩小，异常强化 3 个半月内消退，25 个月未见复发。

他们归纳指征：①高危患者。②多发脑脓肿，特别是脓肿间距大者。③位于深部或重要功能区。④合并室管膜炎或脑膜炎者。⑤合并脑积水需要 CSF 分流者。方法和原则同上述 4 条成功的因素。

（二）穿刺吸脓治疗

鉴于上述单纯药物治疗的脑脓肿直径都小于 2.5cm，导致推荐大于 3cm 的脑脓肿就需要穿刺引流。理论是根据当时哈佛大学有学者研究，发现穿透 BBB 和脓壁的抗生素，尽管其最小抑菌浓度已经超过，但细菌仍能存活，此系抗生素在脓腔内酸性环境下失效。故主张用药的同时，所有脓液应予吸除，特别在当今立体定向技术下，既符合微创原则，又可直接减压。另外，还可以诊断（包括取材培养），且能治疗（包括吸脓、冲洗、注药或置管引流）。近年报道经1～2次穿吸，治愈率达 80%～90%。也有人认为几乎所有脑脓肿均可行穿刺引流和有效的抗生素治疗。钻颅的简化法——床旁锥颅，解除脑疝最快，更受欢迎。

（三）脑脓肿摘除术

开颅摘除脑脓肿是一种根治术，但代价较大，风险负担更重。指征是：①厚壁脓肿。②表浅脓肿。③小脑脓肿。④异物脓肿。⑤多房或多发性脓肿（靠近）。⑥诺卡菌或真菌脓肿。⑦穿刺失败的脑脓肿。⑧破溃脓肿。⑨所谓暴发性脑脓肿。⑩脑疝形成的脓肿。开颅后可先于穿刺减压，摘除脓肿后可依情况内、外减压。创腔用过氧化氢及含抗生素溶液冲洗，应避免脓肿破裂，若有脓液污染更应反复冲洗。术后抗生素均应 4～6 周。定期 CT 复查。

（四）抗生素的联用

脓肿的微生物性质是脑脓肿治疗的基础，脓液外排和有效抗生素的应用是取得疗效的关键，由于近年来大量广谱抗生素的问世，对脑脓肿的治疗确实卓有成效，病死率大为降低。同时正因为脑脓肿的混合感染居多，目前采用的三联、四联用药，疗效尤其突出。

早年的青霉素、氯霉素、新青霉素，对革兰氏阴性、革兰氏阳性、需氧菌、厌氧菌十分敏感,对于从心、肺来的转移性脑脓肿疗效肯定;对耳、鼻、牙源性脑脓肿同样有效。现在常用的青霉素、甲硝唑、头孢菌素,由于甲硝唑对拟杆菌是专性药,对细菌的穿透力强,不易耐药,价廉,毒副作用少,对强调厌氧菌脑脓肿的今天,此三联用药已成为首选,加上三代头孢对需氧菌混合感染也是高效。上两组中偶有耐甲氧西林的金黄色葡萄球菌(MRSA),可将青霉素换上万古霉素,这是抗革兰氏阳性球菌中最强者,对外伤术后的脑脓肿高效。用万古霉素、甲硝唑、头孢菌素治疗儿童脑脓肿也有高效。伏利康唑治霉菌性脑脓肿,磺胺(TMP/SMZ)治诺卡菌脑脓肿,都是专性药。头孢曲松及阿米卡星治枸橼酸菌新生儿脑脓肿也具有特效,已见前述。亚胺培南(泰能)对高龄、幼儿、免疫力低下者,对绝大多数厌氧、需氧、革兰氏阴性、革兰氏阳性菌和多重耐药菌均具强力杀菌,是目前最广谱的抗生素,可用于危重患者。脑脓肿破裂或伴有明显脑膜炎时,鞘内注药也是一种方法,其剂量是阿米卡星10mg/次,庆大霉素2万U/次,头孢曲松(罗氏芬)25～50mg/次,万古霉素20mg/次,半合成青霉素苯唑西林10mg/次,氯唑西林10mg/次,小儿减半,生理盐水稀释。

第四节　先天性脑积水

脑积水是儿科常见疾病,因脑脊液容量过多导致脑室扩大、皮层变薄,颅内压升高。先天性脑积水的发生率为 0.9/1000～1.8/1000,每年死亡率约为 1%。

一、CSF 产生、吸收和循环

脑脊液的形成是一个能量依赖性的,而非颅内压力依赖性的过程,每天约产生 450～500mL,或每分钟产生 0.3～0.4mL。50%到 80%的脑脊液由侧脑室、三脑室和四脑室里的脉络丛产生,其余的 20%到 50%的脑脊液由脑室的室管膜和脑实质作为脑的代谢产物而产生。

与脑脊液的形成相反，脑脊液的吸收是非能量依赖性的过程，以大流量的方式进入位于蛛网膜下隙和硬膜内静脉窦之间的蛛网膜颗粒内。脑脊液的吸收依赖于从蛛网膜下隙通过蛛网膜颗粒到硬膜静脉窦之间的压力梯度。当颅内压力正常时（如小于$7cmH_2O$或 $5mmHg$），脑脊液以 $0.3mL/min$ 的速率产生，此时脑脊液还没有被吸收。颅内压增高，脑脊液吸收开始，其吸收率与颅内压成比例。此外，还有一些其他的可能存在的脑脊液吸收途径，如淋巴系统、鼻黏膜、鼻旁窦以及颅内和脊神经的神经根鞘，当颅内压升高时，它们也可能参与脑脊液的吸收。

脑脊液的流向是从头端向尾端，流经脑室系统，通过正中孔（Luschka孔）和左右侧孔（Mágendie孔）流至枕大池、桥小脑池和脑桥，最后，CSF 向上流至小脑蛛网膜下隙，经环池、四叠体池、脚间池和交叉池，至大脑表面的蛛网膜下隙；向下流至脊髓的蛛网膜下隙；最后被大脑表面的蛛网膜颗粒吸收入静脉系统。

二、发病机制

脑脊液的产生与吸收失衡可造成脑积水，脑积水的产生多数情况下是脑脊液吸收功能障碍引起。只有脉络丛乳头状瘤，至少部分原因是脑脊液分泌过多。脑脊液容量增加引起继发性脑脊液吸收功能损伤，和（或）脑脊液产生过多，导致脑室进行性扩张。在部分儿童，脑脊液可通过旁路吸收，从而使得脑室不再进行性扩大，形成静止性或代偿性脑积水。

三、病理表现

脑室通路的阻塞或者吸收障碍使得颅内压力增高，梗阻近端以上的脑室进行性扩张。其病理表现为脑室扩张，通常枕角最先扩张，皮层变薄，室管膜破裂，脑脊液渗入到脑室旁的白质内，白质受损瘢痕增生，颅内压升高，脑疝，昏迷，最终死亡。

四、病因与分类

脑积水的分类是根据阻塞的部位而定。如果阻塞部位是在蛛网膜颗粒以上，则阻塞部位以上的脑室扩大，此时称阻塞性脑积水或非交通性脑积水。例如，导水管阻塞引起侧脑室和三脑室扩大，四脑室没有成比例扩大。相反，如果是蛛网膜颗粒水平阻塞，引起脑脊液吸收障碍，侧脑室、三脑室和四脑室均扩张，蛛网膜下隙脑脊液容量增多，此时的脑积水称为非阻塞性脑积水或交通性脑积水。

（一）阻塞性或非交通性脑积水阻塞部位及病因

1. 侧脑室受阻

见于出生前的室管膜下或脑室内出血；出生前、后的脑室内或侧脑室外肿瘤压迫。

2. 孟氏孔受阻

常见原因有先天性的狭窄或闭锁，颅内囊肿如蛛网膜下隙或脑室内的蛛网膜囊肿，邻近脑室的脑穿通畸形囊肿和胶样囊肿，肿瘤如下丘脑胶质瘤，颅咽管瘤和室管膜下巨细胞型星型细胞瘤以及血管畸形。

3. 导水管受阻

阻塞的原因包括脊髓、脊膜膨出相关的 Chiari Ⅱ 畸形引起的小脑向上通过幕切迹疝出压迫导水管，Galen 静脉血管畸形、炎症或出血引起导水管处神经胶质过多，松果体区肿瘤和斜坡胶质瘤。

4. 第四脑室及出口受阻

第四脑室在后颅窝流出道梗阻以及四脑室肿瘤如髓母细胞瘤、室管膜瘤和毛细胞型星形细胞瘤，Dandy-Walker 综合征即后颅窝有一个大的与扩大的四脑室相通的囊肿，造成了流出道梗阻（即 Luschka 侧孔和 Magendie 正中孔的梗阻），以及 Chiari 畸形即由于后颅窝狭小，小脑扁桃体或（和）四脑室疝入到枕骨大孔引起梗阻。

（二）交通性或非阻塞性脑积水阻塞部位及病因

1．基底池水平受阻

梗阻部位可以发生在基底池水平。此时，脑脊液受阻在椎管和脑皮层的蛛网膜下隙，无法到达蛛网膜颗粒从而被吸收。结果侧脑室、三脑室和四脑室均扩大。常见原因有先天性的感染，化脓性、结核性和真菌性感染引起的脑膜炎，动脉瘤破裂引起的蛛网膜下隙出血，血管畸形或外伤，脑室内出血，基底蛛网膜炎，软脑脊膜瘤扩散，神经性结节病和使脑脊液蛋白水平升高的肿瘤。

2．蛛网膜颗粒水平受阻

梗阻部位还可以发生在蛛网膜颗粒水平，原因是蛛网膜颗粒的阻塞或闭锁，导致蛛网膜下隙和脑室的扩大。

3．静脉窦受阻

原因为静脉流出梗阻，如软骨发育不全或狭颅症患者合并有颈静脉孔狭窄，先天性心脏病右心房压力增高患者，以及硬膜静脉窦或上腔静脉血栓的患者。静脉流出道梗阻能引起静脉压升高，最终导致脑皮层静脉引流减少，脑血流量增加，颅内压升高，脑脊液吸收减少，脑室扩张。

另外，还有一种积水性无脑畸形（hydranencephaly）是由于两侧大脑前动脉和大脑中动脉供血的脑组织全部或几乎全部缺失，从而颅腔内充满了脑脊液，而非脑组织。颅腔的形态和硬膜仍旧完好，内含有丘脑、脑干和少量的由大脑后动脉供血的枕叶。双侧的颈内动脉梗塞和感染是大脑畸形的最常见原因。脑电图表现为皮层活动消失。这类婴儿过于激惹，停留在原始反射，哭吵、吸吮力弱，语音及微笑落后。脑脊液分流手术有可能控制进行性扩大的头围，但对于神经功能的改善没有帮助。

五、临床表现

婴儿脑积水表现为易激惹、昏睡、生长发育落后、呼吸暂停、心动过缓、反射亢进、肌张力增高、头围进行性增大、前囟饱满、骨缝裂开、头皮薄、头皮静脉曲张、前额隆起、上眼睑不能下垂、眼球向上运动障碍（如两眼太阳落山征）、意识减退、视盘水肿、视神经萎缩引起的视弱甚至失明，以及第三、第四、第六对颅神经麻痹，抬头、坐、爬、讲话、对外界的认知以及体力和智能发育均较正常同龄儿落后。儿童由于颅缝已经闭合，脑积水可以表现为头痛（尤其在早晨）、恶心、呕吐、昏睡、视盘水肿、视力下降、认知功能和行为能力下降、记忆障碍、注意力减退、学习成绩下降、步态改变、两眼不能上视、复视（特别是第Ⅵ对颅神经麻痹）和抽搐。婴儿和儿童脑积水若有运动障碍可表现为肢体痉挛性瘫，以下肢为主，症状轻者双足跟紧张、足下垂，严重时整个下肢肌张力增高，呈痉挛步态。

六、诊断

根据典型症状体征，不难做出脑积水的临床诊断。病史中需注意母亲孕期情况，小儿胎龄，是否用过产钳或胎头吸引器，有无头部外伤史，有无感染性疾病史。应做下列检查，做出全面评估。

（一）头围测量

新生儿测量头围在出生后 1 个月内应常规进行，不仅应注意头围的绝对值，而且应注意生长速度，疑似病例多能从头围发育曲线异常而发现。

（二）B 型超声图像

B 型超声图像为一种安全、实用且可快速取得诊断的方法，对新生儿很有应用价值，特别是对于危重患儿可在重症监护室操作。通过未闭的前囟，可了解两侧脑室及第 3 脑室大小，有无颅内出血。因无放射线，操作简单，便于随访。

（三）影像学特征

脑积水的颅骨平片和三维 CT 常常显示破壶样外观和冠状缝、矢状缝裂开。CT 和 MRI 常可见颞角扩张，脑沟、基底池和大脑半球间裂消失，额角和第三脑室球形扩张，胼胝体上拱和（或）萎缩以及脑室周围脑实质水肿。

七、鉴别诊断

（一）婴儿硬膜下血肿或积液

多因产伤或其他因素引起，可单侧或双侧，以额顶、颞部多见。慢性者，也可使头颅增大，颅骨变薄。前囟穿刺可以鉴别，从硬膜下腔可抽得血性或淡黄色液体。

（二）佝偻病

由于颅骨不规则增厚，致使额骨和枕骨突出，呈方形颅，貌似头颅增大。但本病无颅内压增高症状，而又有佝偻病的其他表现，故有别于脑积水。

（三）巨脑畸形

巨脑畸形是各种原因引起的脑本身重量和体积的异常增加。有些原发性巨脑有家族史，有或无细胞结构异常。本病虽然头颅较大，但无颅内压增高症状，CT 扫描显示脑室大小正常。

（四）脑萎缩性脑积水

脑萎缩可以引起脑室扩大，但无颅高压症状，此时的脑积水不是真正的脑积水。

（五）良性脑外积水（也称婴儿良性轴外积液）

这是一个很少需要手术的疾病，其特征为两侧前方蛛网膜下隙（如脑沟和脑池）扩大，脑室正常或轻度扩大，前囟搏动明显，头围扩大，超过正常儿头围的百分线。良性脑外积水的婴儿颅内压可以稍偏高，由于头围大，运动发育可以轻度落后。其发病机制尚未不清楚，可能与脑脊液吸收不良有关。通常有明显的大头家族史。大约在 12～18 月龄，扩大的头围趋于稳定，从而使得身体的生长能够赶上头围的生长。大约在 2～3 岁以后，脑外积水自发吸收，不需要分流手术。虽然这一疾病通常不需要手术，但是有必要密切监测患儿的头围、头部 CT 或超声以及患儿的生长发育，一旦出现颅高压症状或（和）生长发育落后，需要及时行分流手术。

八、处理

治疗的目的是获得理想的神经功能，预防或恢复因脑室扩大压迫脑组织引起的神经损伤。治疗方法为脑脊液分流手术，包括有阀门调节的置管脑脊液分流手术以及内镜三脑室造瘘术，目的是预防因颅内压升高而造成的神经损害。脑积水的及时治疗能改善患儿智力，有效延长生命。只要患有脑积水的婴儿在出生头 5 个月内做分流手术，就有可能达到较理想的结果。

（一）手术方式的选择

脑积水的治疗方法是手术，手术方式的选择依赖于脑积水的病因。例如，阻塞性脑积水的患者，手术方法是去除阻塞（如肿瘤），交通性脑积水的患者或阻塞性脑积水阻塞部位无法手术去除的患者，需要做脑脊液分流手术，分流管的一端放置在梗阻的近端脑脊液内，另一端放置在远处可以吸收脑脊液的地方。最常用的远端部位是腹腔、右心房、胸膜腔、胆囊、膀胱/输尿管和基底池（如三脑室造瘘），而腹腔是目前选择最多的部位（如脑室腹腔分流术），除非存在腹腔脓肿或吸收障碍。脑室心房分流术是另外一种可以选择的方法。如果腹腔和心房都不能利用，对于 7 岁以上的儿童，还可以选择脑室胸腔分流术。

（二）分流管的选择

脑脊液分流系统至少包括三个组成部分：脑室端管，通常放置在侧脑室的枕角或额角；远端管，用来将脑脊液引流到远端可以被吸收的地方；以及阀门。传统的调压管通过打开一个固定的调压装置来调节脑脊液单向流动。这种压力调节取决于阀门的性质，一般分为低压、中压和高压。一旦阀门打开，对脑脊液流动产生一个很小的阻力，结果，当直立位时，由于地心引力的作用，可以产生一个很高的脑脊液流出率，造成很大的颅内负压，此过程称为"虹吸现象"。由于虹吸现象可以造成脑脊液分流过度，因此，某些分流管被设计成能限制脑脊液过分流出，尤其是当直立位时。例如，Delta 阀（Medtronic PS Medical，Goleta，CA）就是一种标准的振动膜型的压力调节阀，内有抗虹吸装置，用来减少直立位时脑脊液的过度分流。Orbis-Sigma 阀（Cordis，Miami）包含一个可变阻力、流量控制系统，当压力进行性升高时，通过不断缩小流出孔达到控制脑脊液过度分流的目的。虽然这一新的阀门被誉为是一种预防过度分流、增进治疗效果的有效装置，然而，最近的随机调查，比较 3 种分流装置（如普通的可调压阀、Delta 阀和 Orbis-Sigma 阀）治疗儿童脑积水的效果，发现这 3 种分流装置在分流手术的失败率方面并没有显著性差异。最近又出来两种可编程的调压管，当此种分流管被埋入体内后，仍可在体外重新设置压力，此种分流管被广泛地应用在小儿脑积水上。虽然有大量的各种类型的分流管用于治疗脑积水，但是，至今还没有前瞻性的、随机的、双盲的、多中心的试验证明哪一种分流管比其他分流管更有效。

（三）脑室腹腔分流术

脑室腹腔分流术是儿童脑积水脑脊液分流术的首选。

1. 手术指征

交通性和非交通性脑积水。

2. 手术禁忌证

颅内感染不能用抗菌药物控制者；脑脊液蛋白明显增高；脑脊液中有新鲜出血；腹腔内有炎症、粘连，如手术后广泛的腹腔粘连、腹膜炎和早产儿坏死性小肠结肠炎；病理性肥胖。

3. 手术步骤

手术是在气管插管全身麻醉下进行，手术前静脉预防性应用抗生素。患者放置于手术床头端边缘，靠近手术者，头放在凝胶垫圈上，置管侧朝外，用凝胶卷垫在肩膀下，使头颈和躯干拉直，以利于打皮下隧道置管。皮肤准备前，先用记号笔根据脑室端钻骨孔置管的位置（如额部或枕部）描出头皮切口，在仔细的皮肤准备后，再用笔将皮肤切口重新涂描一遍。腹部切口通常在右上腹或腹中线剑突下 2～3 横指距离。铺消毒巾后，在骨孔周边切开一弧形切口，掀开皮瓣，切开骨膜，颅骨钻孔，电凝后，打开硬脑膜、蛛网膜和软脑膜。

接着，切开腹部切口，打开进入腹腔的通道，轻柔地探查证实已进入腹腔。用皮下通条在头部与腹部切口之间打一皮下通道，再把分流装置从消毒盒中取出，浸泡在抗生素溶液中，准备安装入人体内。分流管远端装置包括阀门穿过皮下隧道并放置在隧道内，隧道外管道用浸泡过抗生素的纱布包裹，避免与皮肤接触。接着，根据术前 CT 测得的数据，将分流管插入脑室预定位置并有脑脊液流出，再将分流管剪成需要的长度，与阀门连接，用 0 号线打结，固定接口。然后，提起远端分流管，证实有脑脊液流出后，将管毫无阻力地放入到腹腔内。抗生素溶液冲洗伤口后，二层缝合伤口，伤口要求严密缝合，仔细对合，最后用无菌纱布覆盖。有条件的单位还可以在超声或（和）脑室镜的引导下，将分流管精确地插入到脑室内理想的位置。脑室镜还能穿破脑室内的隔膜，使脑脊液互相流通。

4. 分流术后并发症的处理

（1）机械故障：近端阻塞（即脑室端管道阻塞）是分流管机械障碍的最常见原因。其他原因包括分流管远端的阻塞或分流装置其他部位的阻塞（如抗虹吸部位的阻塞）；腹腔内脑脊液吸收障碍引起的大量腹水，阻止了脑脊液的流出；分流管折断；分流管接口脱落；分流管移位；远端分流管长度不够；近端或远端管道位置放置不妥当。当怀疑有分流障碍时，需做头部 CT 扫描，并与以前正常时的头部 CT 扫描相比较，以判断有否脑室扩大。同时还需行分流管摄片，判断分流管接口是否脱落、断裂，脑室内以及整个分流管的位置、远端分流管的长度，以及有否分流管移位。

（2）感染：分流管感染发生率为 2%～8%。感染引起的后果是严重的，包括智力和局部神经功能损伤、大量的医疗花费，甚至死亡。大多数感染发生在分流管埋置术后的头 6 个月，约占90%，其中术后第一个月感染的发生率为 70%。最常见的病原菌为葡萄球菌，其他为棒状杆菌、链球菌、肠球菌、需氧的革兰氏阴性杆菌和真菌。6 个月以后的感染就非常少见。由于大多数感染是因为分流管与患者自身皮肤接触污染引起，所以手术中严格操作非常重要。

分流术后感染包括伤口感染并累及分流管、脑室感染、腹腔感染和感染性假性囊肿。感染的危险因素包括小年龄、皮肤条件差、手术时间长、开放性神经管缺陷、术后伤口脑脊液漏或伤口裂开、多次的分流管修复手术以及合并有其他感染。感染的患者常有低热，或有分流障碍的征象，还可以有脑膜炎、脑室内炎症、腹膜炎或蜂窝织炎的表现。临床表现为烦躁、头痛、恶心和呕吐、昏睡、食欲缺乏、腹痛、分流管处皮肤红肿、畏光和颈强直。头部 CT 显示脑室大小可以有改变或无变化。

一旦怀疑分流感染，应抽取分流管内的脑脊液化验，做细胞计数和分类，蛋白、糖测定，革兰染色和培养以及药物敏感试验。脑脊液送化验后，开始静脉广谱抗生素应用。患者还必须接受头部 CT 扫描，头部 CT 能显示脑室端管子的位置、脑室的大小和内容物，包括在严重的革兰氏阴性菌脑室炎症时出现的局限性化脓性积液。如果患者主诉腹痛或有腹胀表现，还需要给予腹部 CT 或超声检查，以确定有否腹腔内脑脊液假性囊肿。另外，还有必要行外周血白细胞计数和血培养，因为分流感染的患者常有血白细胞升高和血培养阳性。

如果脑脊液检查证实感染，需手术拔除分流管，脑室外引流并留置中心静脉，全身合理应用抗生素，直到感染得到控制，新的分流管得到重新安置。

（3）过度分流：多数分流管无论是高压还是低压都会产生过度分流。过度分流能引起硬膜下积血、低颅内压综合征或脑室裂隙综合征。硬膜下积血是由于脑室塌陷，致使脑皮层从硬膜上被牵拉下来，桥静脉撕裂出血引起。虽然硬膜下血肿能自行吸收无须治疗，但是，对于有症状的或进行性增多的硬膜下血肿仍需手术，以利于脑室再膨胀。除了并发硬膜下血肿，过度分流还能引起低颅压综合征，产生头痛、恶心、呕吐、心动过快和昏睡，这些症状在体位改变时尤其容易发生。低颅压综合征的患者，当患者呈现直立位时，会引起过度分流，造成颅内负压，出现剧烈的体位性头痛，必须躺下才能缓解。如果症状持续存在或经常发作并影响正常生活、学习，就需要行分流管修复术，重新埋置一根压力较高的分流管，或抗虹吸管或者压力较高的抗虹吸分流管。

过度分流也还能引起裂隙样脑室，即在放置了分流管后，脑室变得非常小或呈裂隙样。在以前的回顾性研究中，裂隙脑的发生率占80%，有趣的是88.5%的裂隙脑患者可以完全没有症状，而在11.5%有症状的患者中，仅6.5%的患者需要手术干预。裂隙脑综合征的症状偶尔发生，表现为间断性的呕吐、头痛和昏睡。影像学表现为脑室非常小，脑室外脑脊液间隙减少，颅骨增厚，没有颅内脑脊液积聚的空间。此时，脑室壁塌陷，包绕并阻塞脑室内分流管，使之无法引流。最后，脑室内压力升高，脑室略微扩大，分流管恢复工作。由于分流管间断性的阻塞、工作，引起升高的颅内压波动，造成神经功能急性损伤。手术方法包括脑室端分流管的修复，分流阀压力上调以增加阻力，安加抗虹吸管或流量控制阀，分流管同侧的颞下去骨瓣减压。

（4）孤立性第四脑室扩张：脑积水侧脑室放置分流管后，有时会出现孤立性第四脑室扩张，这在早产儿脑室内出血引起的出血后脑积水尤其容易发生，感染后脑积水或反复分流感染/室管膜炎也会引起。这是由于第四脑室入口与出口梗阻，闭塞的第四脑室产生的脑脊液使得脑室进行性扩大，出现头痛、吞咽困难、低位颅神经麻痹、共济失调、昏睡和恶心、呕吐。婴儿可有长吸式呼吸和心动过缓。对于有症状的患者，可以另外行第四脑室腹腔分流术。然而，当脑室随着脑脊液的引流而缩小时，脑干向后方正常位置后移，结果，第四脑室内的分流管可能会碰伤脑干。另外，大约40%的患者术后1年内需要再次行分流管修复术。还有一种治疗方法是枕下开颅开放性手术，将第四脑室与蛛网膜下隙和基底池打通，必要时还可以同时再放置一根分流管在第四脑室与脊髓的蛛网膜下隙。近年来，内镜手术又备受推崇，即采用内镜下导水管整形术和放置支撑管的脑室间造瘘术，以建立孤立的

第四脑室与幕上脑室系统之间的通路。

（四）内镜三脑室造瘘术

1. 手术指证

某些类型的阻塞性脑积水，如导水管狭窄和松果体区、后颅窝区肿瘤或囊肿引起的阻塞性脑积水。

2. 禁忌证

交通性脑积水。另外，小于 1 岁的婴幼儿成功率很低，手术需慎重。对于存在有病理改变的患者，成功率也很低，如肿瘤、已经做过分流手术、曾有过蛛网膜下隙出血、曾做过全脑放疗以及显著的三脑室底瘢痕增生，其成功率仅为 20%。

3. 手术方法

三脑室造瘘术方法是在冠状缝前中线旁 2.5～3cm 额骨上钻一骨孔，将镜鞘插过孟氏孔并固定，以保护周围组织，防止内镜反复进出时损伤脑组织。硬性或软性内镜插入镜鞘，通过孟氏孔进入三脑室，在三脑室底中线处，乳头小体开裂处前方造瘘，再用 2号球囊扩张管通过反复充气和放气将造瘘口扩大。造瘘完成后，再将内镜伸入脚间池，观察蛛网膜，确定没有多余的蛛网膜阻碍脑脊液流入蛛网膜下隙。

4. 并发症及处理

主要并发症为血管损伤继发出血。其他报道的并发症有心脏暂停、糖尿病发作、抗利尿激素不适当分泌综合征、硬膜下血肿、脑膜炎、脑梗死、短期记忆障碍、感染、周围相邻脑神经损伤（如下丘脑、腺垂体、视交叉）以及动脉损伤引起的术中破裂出血或外伤后动脉瘤形成造成的迟发性出血。动态 MRI 可以通过评价脑脊液在三脑室造瘘口处的流通情况而判断造瘘口是否通畅。如果造瘘口不够通畅，有必要行内镜探查，尝试再次行造瘘口穿通术，若原造瘘口处瘢痕增生无法再次手术穿通，只得行脑室腹腔分流术。

九、结果和预后

未经治疗的脑积水预后差，50％的患者在 3 岁前死去，仅20％到 23％能活到成年。活到成年的脑积水患者中，仅有 38％有正常智力。脑积水分流术技术的发展使得儿童脑积水的预后有了很大的改善。许多做了分流手术的脑积水儿童可以有正常的智力，参加正常的社会活动。约 50％到 55％脑积水分流术的儿童智商超过 80。癫痫常预示着脑积水分流术的儿童有较差的智力。分流并发症反复出现的脑积水儿童预后差。

第五节　吉兰－巴雷综合征

吉兰－巴雷综合征又称急性感染性多发性神经根神经炎，是一种周围神经系统疾病。当小儿麻痹在我国被消灭以后，它已成为引起儿童弛缓性麻痹的主要疾病之一。主要以肢体对称性、弛缓性麻痹为主，侵犯颅神经、脊神经，以运动神经受累为主。重症患儿累及呼吸肌。本病为急性发病，有自限性，预后良好。本病病因尚未阐明，疑本病与病毒或感染有关。目前认为本病是一种器官特异性的自身免疫性疾病。

一、病因

本病发病率每年为 1/10 万～4/10 万。可发生于任何年龄，但以儿童和青年为主。男性和女性均可发病，男性略多于女性。发病无季节性差异，但国内北方地区以夏秋季节多发。尽管吉兰－巴雷综合征发病机制仍未完全阐明，但免疫学致病机制近年来被推崇和广泛接受。研究结果表明中国北方儿童吉兰－巴雷综合征发病与空肠弯曲菌感染及卫生状况不良有关。事实上，50％以上的吉兰－巴雷综合征患者伴有前驱感染史，如呼吸道病毒、传染性单核细胞增多症病毒、巨细胞病毒、流感病毒，特别是空肠弯曲菌引起的肠道感染。这些感染源与人体周围神经的某些部分很相似，引起交叉反应。

二、临床表现

据国内统计，55％患儿于神经系统症状出现前1～2周有前驱感染史如上呼吸道感染、风疹、腮腺炎或腹泻等，前驱病恢复后，患儿无自觉症状，或仅感疲倦。常见发病诱因为淋雨、涉水、外伤等。

绝大多数病例急性起病，体温正常，1～2周神经系统病情发展至高峰，持续数日，多在病程2～4周开始恢复；个别患儿起病缓慢，经3～4周病情发展至高峰。

（一）运动障碍

进行性肌肉无力是突出症状。多数患儿首发症状是双下肢无力，然后呈上行性麻痹进展；少数患儿呈下行性麻痹。可以由颅神经麻痹开始，然后波及上肢及下肢。患儿肢体可以从不完全麻痹逐渐发展为完全性麻痹，表现不能坐、翻身，颈部无力，手足下垂。麻痹呈对称性（双侧肌力差异不超过一级），肢体麻痹一般远端重于近端。少数病例可表现近端重于远端。受累部位可见肌萎缩，手足肌肉尤其明显。腱反射减弱或消失。

（二）颅神经麻痹

病情严重者常有颅神经麻痹，常为几对颅神经同时受累，也可见单一颅神经麻痹，如常有Ⅸ、Ⅹ、Ⅺ、Ⅻ等颅神经受累；患儿表现声音小，吞咽困难或进食时呛咳，无表情。少数重症患儿，全部运动颅神经均可受累。偶见视盘水肿，其发生机制尚不清楚。

（三）呼吸肌麻痹

病情严重者常有呼吸肌麻痹。为了有助临床判断呼吸肌受累程度，根据临床症状及体征，参考胸部X线透视结果综合判断，拟定呼吸肌麻痹分度标准如下。

Ⅰ度呼吸肌麻痹：声音较小，咳嗽力较弱，无呼吸困难，下部肋间肌或（和）膈肌运动减弱，未见矛盾呼吸。X线透视肋间肌或（和）肌运动减弱。

Ⅱ度呼吸肌麻痹：声音小，咳嗽力弱，有呼吸困难，除膈肌或肋间肌运动减弱外，稍深吸气时上腹部不鼓起，反见下陷，出现腹膈矛盾呼吸。X线透视下膈肌或（和）肋间肌运动明显减弱。

Ⅲ度呼吸肌麻痹：声音小，咳嗽力明显减弱或消失，有重度呼吸困难，除有膈肌或（和）肋间肌运动减弱外，平静呼吸时呈腹膈矛盾呼吸或胸式矛盾呼吸。X线透视膈肌或（和）肋间肌运动明显减弱，深吸气时膈肌下降小于一个肋间，平静呼吸时膈肌下降小于 1/3 个肋间，甚至不动。

（四）自主神经障碍

患者常有出汗过多或过少，肢体发凉，阵发性脸红，心率增快。严重病例可有心律不齐，期前收缩，血压升高及不稳，可突然降低或上升，有时上升与下降交替出现，病情好转时，心血管障碍亦减轻。患者还可出现膀胱和肠道功能障碍，表现为一过性尿潴留或失禁，常有便秘或腹泻。

（五）感觉障碍

感觉障碍不如运动障碍明显，而且一般只在发病初期出现。主要为主观感觉障碍，如痛、麻、痒及其他感觉异常等，这些感觉障碍维持时间比较短，常为一过性。对年长儿进行感觉神经检查，可能有手套、袜套式或根性感觉障碍。不少患者在神经干的部位有明显压痛。多数患者于抬腿时疼痛。

三、实验室检查

（一）脑脊液

脑脊液压力大多正常。多数患者的脑脊液显示蛋白细胞分离现象，即蛋白虽增高而细胞数正常，病程 2～3 周达高峰，为本病特征之一。有时患者脑脊液蛋白含量高达 20g/dL（2g/dL），此时可引起颅内压增高和视盘水肿。这可能是蛋白含量过高增加了脑脊液的黏稠度，导致再吸收障碍所致。

（二）血液

大多数患者的血液中能够检测出针对髓鞘的正常成分如 GM-1

等神经节苷脂、P_2蛋白和髓鞘相关糖蛋白等的自身抗体。抗体可出现 IgG、IgM 和 IgA 等不同亚型。亦可出现抗心磷脂抗体。患者的周围血中存在致敏的淋巴细胞，在体外可以破坏髓鞘。

（三）肌电图检查

神经传导速度和肌电图的检查在吉兰－巴雷综合征的诊断中很有价值。可显示神经元受损。一般认为神经传导速度减慢与髓鞘受损有关，复合肌肉动作电位的波幅降低与轴索损害有关。患者肌电图提示神经传导速度减慢为主，而波幅降低相对不太明显，这与本病的病理特征周围神经髓鞘破坏有关。此外，本病肌电图可示 F 波的潜伏期延长或消失，F 波的改变常提示周围神经近端或神经根受损。

四、诊断

典型病例不难做出诊断。由于本病无特异性诊断方法，对于临床表现不典型病例，诊断比较困难，通常是依靠临床症状及实验室检查，排除其他神经系统疾病的可能性后才能确定诊断。以下几点可作为诊断的参考。①急性发病，不发热，可见上行性、对称性、弛缓性麻痹。少数为下行性麻痹。腱反射减低或消失。②四肢有麻木或酸痛等异常感觉或呈手套样、袜套样感觉障碍，但一般远较运动障碍为轻。③可伴有运动性颅神经障碍，常见面神经、舌咽神经、迷走神经受累。病情严重者常有呼吸肌麻痹。④脑脊液可有蛋白、细胞分离现象。肌电图的检查可显示神经元受损或（和）神经传导速度减慢，复合肌肉动作电位的波幅降低。

五、鉴别诊断

（一）脊髓灰质炎

本病麻痹型中以脊髓型最多见，因脊髓前角细胞受损的部位及范围不同，病情轻重不等。本病多见未曾服用脊髓灰质炎疫苗的小儿。多先有发热，2～3 天热退后出现肢体和（或）躯干肌张力减低，肢体和（或）腹肌不对称弛缓性麻痹，腱反射减弱或消失，无感觉障碍。重者可伴有呼吸肌麻痹，如治疗不当，可导致死亡。发病早期脑脊液多有细胞数增加，蛋白多正常，称为细胞蛋白分离现象。肌电图示神经元损害。脊髓灰质炎的确诊，是依据粪便的脊灰病毒分离阳性。患者脑脊液或血液中查有脊髓灰质炎特异性 IgM 抗体（1 月内未服脊髓灰质炎疫苗），恢复期血清中抗体静脉滴注度比急性期增高 4 倍或 4 倍以上。均有助诊断。

（二）急性脊髓炎

起病较神经根炎缓慢，病程持续时间较长。发病早期常见发热，伴背部及腿部疼痛，很快出现脊髓休克期，表现急性弛缓性麻痹。脊髓休克解除后，出现上运动神经元性瘫痪，肌张力增高，腱反射亢进及其他病理反射。常有明显的感觉障碍平面及括约肌功能障碍。脑脊液显示炎症性改变。因脊髓肿胀，脊髓磁共振（MRI）检查有助诊断。

（三）脊髓肿瘤

先为一侧间歇性神经根性疼痛，以后逐渐发展为两侧持续性疼痛。由于脊髓压迫，引起运动、感觉障碍，严重者出现脊髓横断综合征。大多数患者病情进展缓慢。腰膨大以上受累时，表现为下肢的上神经元性瘫痪及病变水平以下感觉障碍，常有括约肌障碍如便秘、排尿困难、尿失禁。脑脊液变黄色，蛋白量增高，脊髓（MRI）检查可助诊断。必要时手术探查，依据病理结果方可确诊。

（四）低血钾性周期性麻痹

近年来有些地区散发低血钾性麻痹，表现为软弱无力，肢体可有弛缓性麻痹，以近端为重，严重者累及全身肌肉，甚至影响呼吸肌，发生呼吸困难。腱反射减弱。无感觉障碍。病程短，发作在数小时或 1～4 天即可自行消失。脑脊液正常，血钾＜3.5mmol/L，心律失常，心音低钝，心电图出现 U 波和 ST-T 的改变。用钾治疗后症状很快恢复。

（五）癔症性瘫痪

情绪因素影响肢体瘫痪，进展快，腱反射存在，无颅神经和呼吸肌的麻痹，无肌萎缩，用暗示疗法即很快恢复。

六、治疗

吉兰－巴雷综合征患者的强化监护、精心护理和并发症的预防是治疗的重点。由于本病的临床和病理过程多属可逆性及自限性，所以在急性期，特别是在呼吸肌麻痹时，应积极进行抢救，采用综合的治疗措施，使患者度过危险期。

（一）一般性治疗

由于患者瘫痪很长时间，容易产生并发症，如坠积性肺炎、脓毒血症、压疮和血栓性静脉炎等。这时耐心细致地护理是降低病死率、减少并发症的关键。特别要保持呼吸道通畅，防止发生窒息。注意室内温度、湿度，可采用雾化气体吸入、拍击患者的背部、体位引流等；勤翻身，防止压疮；注意保持瘫痪肢体的功能位置，防止足下垂等变形；严格执行消毒隔离制度，尤其在气管切开术后要做好无菌操作的处理，防止交叉感染。由于吉兰－巴雷综合征患者发生自主神经系统并发症比较多，可引起心律失常，应给予持续心电监护。发现异常予以纠正，但室性心动过速很常见，通常不需要治疗。

（二）静脉大剂量丙种球蛋白的治疗

用静脉大剂量注射丙种球蛋白治疗本病，目前已被临床广泛使用，已证明其可缩短病程，并可抑制急性期患者病情进展。其用法为400mg/kg，连续使用5天。一般自慢速开始每小时40mL，后可增加到100mL。

（三）血浆置换

分别接受血浆置换或静脉大剂量丙种球蛋白，结果两者疗效相似，血浆置换越早进行越好，可缩短病程，但并不能降低死亡率。治疗的机制可能是清除患者血浆中的髓鞘毒性抗体、致病的炎性因子、抗原－抗体免疫复合物等，减轻神经髓鞘的中毒作用，促进髓鞘的修复和再生。因为这种治疗方法要求的条件较高，难度较大，有创伤，所以在我国没有被广泛地采用。

（四）糖皮质激素治疗

国内外学者对它是否用于吉兰－巴雷综合征患者仍存在两种不同的观点。从理论上讲应用糖皮质激素合理。但因为吉兰－巴雷综合征是一个自限性疾病，常难肯定其确切疗效；治疗剂量是氢化可的松每日 $5\sim10mg/kg$，或地塞米松 $0.2\sim0.4mg/kg$，连续使用 $1\sim2$ 周，后可改用口服泼尼松 $2\sim3$ 周内逐步减停；也可采用大剂量甲泼尼龙 $20mg/kg$，连续使用 3 天后，可改用强的松口服。

（五）呼吸肌麻痹治疗

对有明显呼吸肌麻痹的患者，保持呼吸道通畅，正确掌握气管切开的适应证，及时使用人工呼吸器，是降低病死率的重要措施与关键。首先判断有无呼吸肌麻痹及麻痹的严重程度尤为重要，因呼吸肌麻痹最终可导致呼吸衰竭，易合并肺内感染、肺不张、痰堵窒息而影响预后。对呼吸肌轻度麻痹、尚能满足生理通气量的患者，在吸气末用双手紧压胸部，刺激患儿咳嗽，促进痰液排出。应注意保持病室空气湿润，对于稠痰不易咳出者可给予雾化吸入及体位引流。呼吸肌麻痹的急救措施如下：①气管切开。②用呼吸机辅助呼吸。指征如下：Ⅲ度呼吸肌麻痹；呼吸肌麻痹Ⅱ度伴舌咽、迷走神经麻痹者；Ⅱ度呼吸肌麻痹以上伴有肺炎、肺不张者；暴发型者（是指发病在 $24\sim48$ 小时内，呼吸肌麻痹进入Ⅱ度者）都应及时做经鼻气管插管或气管切开术。

（六）其他

（1）抗生素。重症患者常并发呼吸道感染，包括各种细菌感染，更多见于皮质激素使用过程中，应给予抗生素积极控制细菌感染。

（2）维生素 B_1、B_6、B_{12} 及 ATP 等药物可促进神经系统的代谢。

（3）恢复期常采用针灸、按摩、体疗以促进神经功能恢复，防止肌肉萎缩。

第五章　消化系统疾病

第一节　胃食管反流病

胃食管反流（GER）是指胃内容物反流入食管，分生理性和病理性两种。生理情况下，由于小婴儿食管下端括约肌（LES）发育不成熟或神经肌肉协调功能差，可出现反流，往往出现于日间餐时或餐后，又称"溢乳"。病理性反流是由于 LES 的功能障碍和（或）与其功能有关的组织结构异常，以致 LES 压力低下而出现的反流，常常发生于睡眠、仰卧及空腹时，引起一系列临床症状和并发症，即胃食管反流病（GERD）。

一、病因和发病机制

（一）食管下端括约肌（LES）

（1）LES 压力降低是引起 GER 的主要原因。LES 是食管下端平滑肌形成的功能高压区，是最主要的抗反流屏障。正常吞咽时 LES 反射性松弛，静息状态保持一定的压力使食管下端关闭，如因某种因素使上述正常功能发生紊乱时，LES 短暂性松弛即可导致胃内容物反流入食管。

（2）LES 周围组织作用减弱。例如：缺少腹腔段食管，致使腹内压增高时不能将其传导至 LES 使之收缩达到抗反流的作用；小婴儿食管角（由食管和胃贲门形成的夹角，即 His 角）较大（正常为 $30°\sim50°$）；膈肌食管裂孔钳夹作用减弱；膈食管韧带和食管下端黏膜瓣解剖结构存在器质性或功能性病变时以及胃内压、腹内压增高等，均可破坏正常的抗反流功能。

（二）食管与胃的夹角（His 角）

由胃肌层悬带形成，正常是锐角，胃底扩张时悬带紧张使角度变锐起瓣膜作用，可防止反流。新生儿 His 角较钝，易反流。

（三）食管廓清能力降低

正常情况下，食管廓清能力是依靠食管的推动性蠕动、唾液的冲洗、对酸的中和作用、食物的重力和食管黏膜细胞分泌的碳酸氢盐等多种因素发挥作用。当食管蠕动减弱、消失或出现病理性蠕动时，食管清除反流物的能力下降，这样就延长了有害的反流物质在食管内停留时间，增加了对黏膜的损伤。

（四）食管黏膜的屏障功能破坏

屏障作用是由黏液层、细胞内的缓冲液、细胞代谢及血液供应共同构成的。反流物中的某些物质，如胃酸、胃蛋白酶以及十二指肠反流入胃的胆盐和胰酶使食管黏膜的屏障功能受损，引起食管黏膜炎症（图 5-1）。

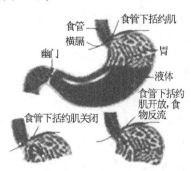

图 5-1　胃食管反流模式图

（五）胃、十二指肠功能失常

胃排空能力低下，使胃内容物及其压力增加，当胃内压增高超过 LES 压力时可使 LES 开放。胃容量增加又导致胃扩张，致使贲门食管段缩短，使其抗反流屏障功能降低。十二指肠病变时，幽门括约肌关闭不全则导致十二指肠－胃反流。

二、临床表现

（一）呕吐

新生儿和婴幼儿以呕吐为主要表现。多数发生在进食后，呕吐物为胃内容物，有时含少量胆汁，也有表现为溢奶、反刍或吐泡沫。年长儿以反胃、反酸、嗳气等症状多见。

（二）反流性食管炎常见症状

1. 烧心

烧心见于有表达能力的年长儿，位于胸骨下端，饮用酸性饮料可使症状加重，服用抗酸剂症状减轻。

2. 吞咽疼痛

婴幼儿表现为喂奶困难、烦躁、拒食，年长儿诉吞咽疼痛，如并发食管狭窄则出现严重呕吐和持续性吞咽困难。

3. 呕血和便血

食管炎严重者可发生糜烂或溃疡，出现呕血或黑便症状。严重的反流性食管炎可发生缺铁性贫血。

（三）Barrette 食管

由于慢性 GER，食管下端的鳞状上皮被增生的柱状上皮所替代，抗酸能力增强，但更易发生食管溃疡、狭窄和腺癌。症状为吞咽困难、胸痛、营养不良和贫血。

（四）其他全身症状

1. 呼吸系统疾病

仅流物直接或间接可引发反复呼吸道感染、吸入性肺炎，难治性哮喘，早产儿窒息或呼吸暂停综合征及婴儿猝死综合征等。

2. 营养不良

营养不良主要表现为体重不增和生长发育迟缓、贫血。

3. 其他

如声音嘶哑、中耳炎、鼻窦炎、反复口腔溃疡、龋齿等。部分患儿可出现精神神经症状。①Sandifer 综合征：是指病理性 GER 患儿呈现类似斜颈样的一种特殊"公鸡头样"的姿势。此为一种保护性机制，以期保持气道通畅或减轻酸反流所致的疼痛，同时伴有杵状指、蛋白丢失性肠病及贫血。②婴儿哭吵综合征：表现为易激惹、夜惊、进食时哭闹等。

三、诊断

GER 临床表现复杂且缺乏特异性，单一检查方法都有局限性，故诊断需采用综合技术。凡临床发现不明原因反复呕吐、吞咽困难、反复发作的慢性呼吸道感染、难治性哮喘、生长发育迟缓、营养不良、贫血、反复出现窒息、呼吸暂停等症状时都应考虑到 GER 的可能以及严重病例的食管黏膜炎症改变。

四、辅助检查

(一) 食管钡餐造影

适用于任何年龄，但对胃滞留的早产儿应慎重。可对食管的形态、运动状况、钡剂的反流和食管与胃连接部的组织结构做出判断，并能观察到食管裂孔疝等先天性疾患，检查前禁食 3～4 小时，分次给予相当于正常摄食量的钡剂 (表 5-1)。

表 5-1　GRE X 线分级

分级	表现
0 级	无胃内容物反流入食管下端
1 级	少量胃内容物反流入食管下端
2 级	反流至食管，相当于主动脉弓部位
3 级	反流至咽部
4 级	频繁反流至咽部，且伴有食管运动障碍
5 级	反流至咽部，且有钡剂吸入

(二) 食管 pH 值动态监测

将微电极放置在食管括约肌的上方，24 小时连续监测食管下端 pH 值，如有酸性 ER 发生则 pH 值下降。通过计算机分析可反映 GER 的发生频率、时间，反流物在食管内停留的状况以及反流与起居活动、临床症状之间的关系，借助一些评分标准，可区分生理性和病理性反流，是目前最可靠的诊断方法。

（三）食管动力功能检查

应用低顺应性灌注导管系统和腔内微型传感器导管系统等测压设备，了解食管运动情况及 LES 功能。对于 LES 压力正常患儿应连续测压，动态观察食管运动功能。

（四）食管内镜检查及黏膜活检

食管内镜检查及黏膜活检可确定是否存在食管炎病变及 Barrette 食管。内镜下食管炎可分为 3 度：Ⅰ 度为充血；Ⅱ 度为糜烂和（或）浅溃疡；Ⅲ 度为溃疡和域狭窄。

（五）胃—食管同位素闪烁扫描

口服或胃管内注入含有 ^{99m}Tc 标记的液体，应用 R 照相机测定食管反流量，可了解食管运动功能，明确呼吸道症状与 GER 的关系。

（六）超声学检查

B 型超声可检测食管腹段的长度、黏膜纹理状况、食管黏膜的抗反流作用，同时可探查有无食管裂孔疝。

五、鉴别诊断

（1）以呕吐为主要表现的新生儿、小婴儿应排除消化道器质性病变，如肠旋转不良、肠梗阻、先天性幽门肥厚性狭窄、胃扭转等。

（2）对反流性食管炎伴并发症的患儿，必须排除由于物理性、化学性、生物性等致病因素引起组织损伤而出现的类似症状。

六、治疗

治疗的目的是缓解症状，改善生活质量，防治并发症。

（一）一般治疗

1. 体位治疗

将床头抬高 $15°\sim30°$，婴儿采用仰卧位，年长儿左侧卧位。

2. 饮食治疗

适当增加饮食的稠厚度，少量多餐，睡前避免进食。低脂、低糖饮食，避免过饱。肥胖患儿应控制体重。避免食用辛辣食品、巧克力、酸性饮料、高脂饮食。

（二）药物治疗

包括 3 类，即促胃肠动力药、抑酸药、黏膜保护剂。

1. 促胃肠动力药

促胃肠动力药能提高 LES 张力，增加食管和胃蠕动，促进胃排空，从而减少反流。

（1）多巴胺受体拮抗剂：多潘立酮（吗叮啉）为选择性、周围性多巴胺受体拮抗剂，促进胃排空，但对食管动力改善不明显。常用剂量为每次 $0.2 \sim 0.3mg/kg$，每日 3 次，饭前半小时及睡前口服。

（2）通过乙酰胆碱起作用的药物：西沙必利（普瑞博思）为新型全胃肠动力剂，是一种非胆碱能非多巴胺拮抗剂。主要作用于消化道壁肌间神经丛运动神经元的 5-羟色胺受体，增加乙酰胆碱释放，从而诱导和加强胃肠道生理运动。常用剂量为每次 $0.1 \sim 0.2mg/kg$，3 次/日，口服。

2. 抗酸和抑酸药

主要作用为抑制酸分泌以减少反流物对食管黏膜的损伤，提高 LES 张力。

（1）抑酸药：①H_2 受体拮抗剂：常用西咪替丁、雷尼替丁；②质子泵抑制剂：奥美拉唑（洛赛克）。

（2）中和胃酸药：如氢氧化铝凝胶，多用于年长儿。

3. 黏膜保护剂

如硫酸铝、硅酸铝盐、磷酸铝等。

4. 外科治疗

采用上述治疗后，大多数患儿症状能明显改善和痊愈。具有下列指征可考虑外科手术。

（1）内科治疗6～8周无效，有严重并发症（消化道出血、营养不良、生长发育迟缓）。

（2）严重食管炎伴溃疡、狭窄或发现有食管裂孔疝者。

（3）有严重的呼吸道并发症，如呼吸道梗阻、反复发作吸入性肺炎或窒息、伴支气管肺发育不良者。

（4）合并严重神经系统疾病。

第二节　消化性溃疡

消化性溃疡是指胃和十二指肠的慢性溃疡。各年龄均可发病，学龄儿童多见，婴幼儿多为继发性溃疡，胃溃疡和十二指肠溃疡发病率相近；年长儿多为原发性十二指肠溃疡，男孩多于女孩。

一、病因和发病机制

原发性消化性溃疡的病因复杂，与诸多因素有关，确切发病机制至今尚未完全阐明，目前认为溃疡的形成是由于对胃和十二指肠黏膜有损害作用的侵袭因子（酸、胃蛋白酶、胆盐、药物、微生物及其他有害物质）与黏膜自身的防御因素（黏膜屏障、黏液重碳酸盐屏障、黏膜血流量、细胞更新、前列腺素、表皮生长因子等）之间失去平衡的结果。

（一）胃酸和胃蛋白酶

胃酸和胃蛋白酶是胃液的主要成分，也是对胃和十二指肠黏膜有侵袭作用的主要因素。十二指肠溃疡患者基础胃酸、壁细胞数量及壁细胞对刺激物质的敏感性均高于正常人，且胃酸分泌的正常反馈抑制亦发生缺陷，故酸度增高是形成溃疡的重要原因。因胃酸分泌随年龄而增加，因此年长儿消化性溃疡发病率较婴幼儿为高。胃蛋白酶不仅能水解食物蛋白质的肽链，也能裂解胃液中的糖蛋白、脂蛋白及结缔组织、破坏黏膜屏障。消化性溃疡患者胃液中蛋白酶及血清胃蛋白酶原水平均高于正常人。

（二）胃和十二指肠黏膜屏障

胃和十二指肠黏膜在正常情况下，被其上皮所分泌的黏液覆盖，黏液与完整的上皮细胞膜及细胞间连接形成一道防线，称为黏液－黏膜屏障，能防止食物的机械摩擦，阻抑和中和腔内 H^+ 反渗至黏膜，上皮细胞分泌黏液和 HCO_3^-，可中和弥散来的 H^+。在各种攻击因子的作用下，这一屏障功能受损，即可影响黏膜血循环及上皮细胞的更新，使黏膜缺血、坏死而形成溃疡。

（三）幽门螺杆菌（helicobacter pylori，Hp）感染

小儿十二指肠溃疡幽门螺杆菌检出率约为 52.6％～62.9％，被根除后复发率即下降，说明幽门螺杆菌在溃疡病发病机制中起重要作用。

（四）遗传因素

消化性溃疡属常染色体显性遗传病，20％～60％患儿有家族史，O 型血的人十二指肠溃疡或胃溃疡发病率较其他型的人高，2/3 的十二指肠溃疡患者家族血清胃蛋白酶原升高。

（五）其他

外伤、手术后、精神刺激或创伤；暴饮暴食，过冷、油炸食品；对胃黏膜有刺激性的药物如阿司匹林、非甾体抗炎药、肾上腺皮质激素等。继发性溃疡是由于全身疾病引起的胃、十二指肠黏膜局部损害，见于各种危重疾病所致的应激反应。

二、病理

新生儿和婴儿多为急性溃疡，溃疡为多发性，易穿孔，亦易愈合。年长儿多为慢性，单发。十二指肠溃疡好发于球部，胃溃疡多发生在胃窦、胃体交界的弯侧。溃疡大小不等，胃镜下观察呈圆形或不规则圆形，也有呈椭圆形或线形，底部有灰白苔，周围黏膜充血、水肿。球部因黏膜充血、水肿，或因多次复发后，纤维组织增生和收缩而导致球部变形，有时出现假憩室。胃和十二指肠同时有溃疡存在时称复合溃疡。

三、临床表现

年龄不同，临床表现多样，年龄越小，越不典型。

（一）年长儿

以原发性十二指肠溃疡多见，主要表现为反复发作脐周及上

腹部胀痛、烧灼感，饥饿时或夜间多发；严重者可出现呕血、便血、贫血；部分病例可有穿孔，穿孔时疼痛剧烈并放射至背部。也有仅表现为贫血、粪便潜血试验阳性者。

（二）学龄前期

多数为十二指肠溃疡。上腹部疼痛不如年长儿典型，常为不典型的脐周围疼痛，多为间歇性。进食后疼痛加重，呕吐后减轻。消化道出血亦常见。

（三）婴幼儿期

十二指肠溃疡略多于胃溃疡。发病急，首发症状可为消化道出血或穿孔。主要表现为食欲差，进食后呕吐。腹痛较为明显，不很剧烈。多在夜间发作，吐后减轻，腹痛与进食关系不密切。可发生呕血、便血。

（四）新生儿期

应激性溃疡多见，常见原发病有早产儿窒息缺氧、败血症、低血糖、呼吸窘迫综合征和中枢神经系统疾病等。多数为急性起病，有呕血、黑便等症状。生后 24～48 小时亦可发生原发性溃疡，突然出现消化道出血、穿孔或两者兼有。

四、并发症

主要为出血、穿孔和幽门梗阻。常可伴发缺铁性贫血。重症可出现失血性休克。如溃疡穿孔至腹腔或邻近器官，可出现腹膜炎、胰腺炎等。

五、实验室及辅助检查

（一）粪便隐血试验

素食 3 天后检查，阳性者提示溃疡有活动性。

（二）胃液分析

用五肽胃泌素法观察基础酸排量和酸的最大分泌量，十二指肠溃疡患儿明显增高。但有的胃溃疡患者胃酸正常或偏低。

（三）幽门螺杆菌检测方法

可通过胃黏膜组织切片染色与培养，尿素酶试验，核素标记尿素呼吸试验检测 Hp。或通过血清学检测抗 Hp 的 IgG～IgA 抗体，PCR 法检测 Hp 的 DNA。

（四）胃肠 X 线钡餐造影

发现胃和十二指肠壁龛影可确诊；溃疡对侧切迹，十二指肠球部痉挛、畸形对本病有诊断参考价值。

（五）纤维胃镜检查

纤维胃镜检查是当前公认诊断溃疡病准确率最高的方法。内窥镜观察可估计溃疡灶大小、溃疡周围炎症的轻重、溃疡表面有无血管暴露和评估药物治疗的效果，同时又可采取黏膜活检做病理组织学和细菌学检查。

六、诊断和鉴别诊断

诊断主要依靠症状、体征、X 线检查及纤维胃镜检查。由于小儿消化性溃疡的症状和体征不如成人典型，常易误诊和漏诊，对有临床症状的患儿应及时进行胃镜检查，尽早明确诊断。有腹痛者应与肠痉挛、蛔虫症、结石等鉴别；有呕血者在新生儿和小婴儿与新生儿出血症、食管裂孔疝、败血症鉴别；年长儿与食管静脉曲张破裂及全身出血性疾病鉴别。便血者与肠套叠、憩室、息肉、过敏性紫癜鉴别。

七、治疗

原则是消除症状，促进溃疡愈合，防止并发症的发生。

（一）一般治疗

饮食定时定量，避免过饥、过饱、过冷，避免过度疲劳及精神紧张。注意饮食，禁忌吃刺激性强的食物。

（二）药物治疗

1.抗酸和抑酸剂

目的是减低胃、十二指肠液的酸度，缓解疼痛，促进溃疡愈合。

（1）H_2 受体拮抗剂：可直接抑制组织胺，阻滞乙酰胆碱和胃泌素分泌，达到抑酸和加速溃疡愈合的目的。常用西咪替丁（cimetidine），$10\sim15mg/$（kg·d），分 4 次于饭前 10 分钟至 30 分钟口服；雷尼替丁（ranitidine），$3\sim5mg/$（kg·d），每 12 小时一次，或每晚一次口服；或将上述剂量分 $2\sim3$ 次，用 5%～10%葡萄糖液稀释后静脉滴注，肾功能不全者剂量减半。疗程均为 4～8 周。

（2）质子泵抑制剂：作用于胃黏膜壁细胞，降低壁细胞中的 H^+、K^+-ATP 酶活性，阻抑 H^+ 从细胞质内转移到胃腔而抑制胃酸分泌。常用奥美拉唑（omeprazole），剂量为 $0.7mg/$（kg·d），清晨顿服，疗程2～4周。

2. 胃黏膜保护剂

（1）硫糖铝：常用剂量为 10～25mg/（kg·d），分 4 次口服，疗程 4～8 周。肾功能不全者禁用。

（2）枸橼酸铋钾：剂量 6～8mg/（kg·d），分 3 次口服，疗程 4～6 周。本药有导致神经系统不可逆损害和急性肾功能衰竭等不良反应，长期大剂量应用时应谨慎，最好有血铋监测。

（3）呋喃唑酮：剂量5～10mg/（kg·d），分 3 次口服，连用 2 周。

（4）蒙脱石粉：麦滋林-S（marzulene-S）颗粒剂亦具有保护胃黏膜、促进溃疡愈合的作用。

3. 抗幽门螺杆菌治疗

幽门螺杆菌与小儿消化性溃疡的发病密切相关，根除幽门螺杆菌可显著地降低消化性溃疡的复发率和并发症的发生率。临床上常用的药物有：枸橼酸铋钾 6～8mg/（kg·d）；阿莫西林 50mg/（kg·d）；克拉霉素 15～30mg/（kg·d）；甲硝唑 25～30mg/（kg·d）。

由于幽门螺杆菌栖居部位环境的特殊性，不易被根除，目前多主张联合用药（二联或三联）。以铋剂为中心药物的治疗方案为：枸橼酸铋钾 6 周＋阿莫西林 4 周，或＋甲硝唑 2～4 周，或＋呋喃唑酮 2 周。亦有主张使用短程低剂量二联或三联疗法者，即奥美拉唑＋阿莫西林或克拉霉素 2 周，或奥美拉唑＋克拉霉素＋甲硝唑 2 周，根除率可达 95％以上。

（三）外科治疗

外科治疗的指征为：①急性大出血。②急性穿孔。③器质性幽门梗阻。

第三节　小儿胃炎

胃炎是指由各种物理性、化学性或生物性有害因子引起的胃黏膜或胃壁炎症性改变的一种疾病。在我国小儿人群中胃炎的确切患病率不详。根据病程分为急性和慢性两种，后者发病率高。

一、诊断依据

（一）病史

1. 发病诱因

对于急性胃炎应首先了解患儿近期有无急性严重感染、中毒、创伤及精神过度紧张等；有无误服强酸、强碱及其他腐蚀剂或毒性物质等。对于慢性胃炎而言不良的饮食习惯是主要原因，应了解患儿饮食有无规律，有无偏食、挑食；了解患儿有无过冷、过热饮食，有无食用辣椒、咖啡、浓茶等刺激性食物，有无食用粗糙的、难以消化的食物；了解患儿有无服用非甾体消炎药或肾上腺皮质激素类药物等；还要了解患儿有无对牛奶或其他奶制品过敏等。

2. 既往史

有无慢性疾病史，如慢性肾炎、尿毒症、重症糖尿病、肝胆系统疾病、儿童结缔组织疾病等；有无家族性消化系统疾病史；有无十二指肠—胃反流病史等。

（二）临床表现

1. 急性胃炎

多急性起病，表现为上腹饱胀、疼痛、嗳气、恶心及呕吐，呕吐物可带血呈咖啡色，也可发生较多出血，表现为呕血及黑便。

呕吐严重者可引起脱水、电解质及酸碱平衡紊乱。失血量多者可出现休克表现。有细菌感染者常伴有发热等全身中毒症状。

2. 慢性胃炎

常见症状有腹痛、腹胀、呃逆、反酸、恶心、呕吐、食欲缺乏、腹泻、无力、消瘦等。反复腹痛是小儿就诊的常见原因，年长儿多可指出上腹痛，幼儿及学龄前儿童多指脐周不适。

（三）体格检查

1. 急性胃炎

可表现为上腹部或脐周压痛。呕吐严重者可出现脱水、酸中毒体征，如呼吸深快、口渴、口唇黏膜干燥且呈樱红色、皮肤弹性差、尿少等。并发较大量消化道出血时可有贫血或休克表现。

2. 慢性胃炎

一般无明显特殊体征，部分患儿可表现为消瘦、面色苍黄、舌苔厚腻、腹胀、上腹部或脐周轻度压痛等。

（四）并发症

长期慢性呕吐、食欲缺乏可引起消瘦或营养不良，严重呕吐可引起脱水、酸中毒和电解质紊乱，长期慢性小量失血可引起贫血，大量失血可引起休克。

（五）辅助检查

1. 胃镜检查

可见黏膜广泛充血、水肿、糜烂、出血，有时可见黏膜表面的黏液斑或反流的胆汁。幽门螺杆菌（Hp）感染性胃炎时，可见到胃黏膜微小结节形成（又称胃窦小结节或淋巴细胞样小结节增生）。同时可取病变部位组织进行 Hp 或病理学检查。

2. X 线上消化道钡餐造影

胃窦部有浅表炎症者有时可呈胃窦部激惹征，黏膜纹理增粗、迂曲、锯齿状，幽门前区呈半收缩状态，可见不规则痉挛收缩。气、钡双重造影效果较好。

3. 实验室检查

（1）幽门螺杆菌检测方法有胃黏膜组织切片染色与培养、尿素酶试验、血清学检测、核素标记尿素呼吸试验。

（2）胃酸测定：多数浅表性胃炎患儿胃酸水平与胃黏膜正常小儿相近，少数慢性浅表性胃炎患儿胃酸降低。

（3）胃蛋白酶原测定：一般萎缩性胃炎中影响其分泌的程度不如盐酸明显。

（4）内因子测定：检测内因子水平有助于萎缩性胃炎和恶性贫血的诊断。

二、诊断中的临床思维

典型的胃炎根据病史、临床表现、体检、X 线钡餐造影、纤维胃镜及病理学检查基本可确诊。但由于引起小儿腹痛的病因很多，急性发作的腹痛必须与外科急腹症，肝、胆、胰、肠等腹内脏器的器质性疾病以及腹型过敏性紫癜等鉴别。慢性反复发作的腹痛应与肠道寄生虫、肠痉挛等鉴别。

（一）急性阑尾炎

该病疼痛开始可在上腹部，常伴有发热，部分患儿呕吐，典型疼痛部位以右下腹为主，呈持续性，有固定压痛点、反跳痛及腹肌紧张、腰大肌试验阳性等体征，白细胞总数及中性粒细胞增高。

（二）过敏性紫癜

腹型过敏性紫癜由于肠壁水肿、出血、坏死等可引起阵发性剧烈腹痛，常位于脐周或下腹部，可伴有呕吐或吐咖啡色物，部分患儿可有黑便或血便。但该病患儿可出现典型的皮肤紫癜、关节肿痛、血尿及蛋白尿等。

（三）肠蛔虫症

常有不固定腹痛、偏食、异食癖、恶心、呕吐等消化道功能紊乱症状，有时出现全身过敏症状。往往有吐、排虫史，粪便查找虫卵，驱虫治疗有效等可协助诊断。

（四）肠痉挛

婴儿多见。可出现反复发作的阵发性腹痛，腹部无特异性体征，排气、排便后可缓解。

（五）心理因素所致非特异性腹痛

心理因素所致非特异性腹痛是一种常见的儿童期身心疾病。病因不明，与情绪改变、生活事件、精神紧张、过度焦虑等有关。表现为弥漫性、发作性腹痛，持续数十分钟或数小时而自行缓解，可伴有恶心、呕吐等症状。临床及辅助检查往往无阳性发现。

三、治疗

（一）急性胃炎

1. 一般治疗

患儿应注意休息，进食清淡流质或半流质饮食，必要时停食1～2餐。药物所致急性胃炎首先停用相关药物，避免服用一切刺激性食物。及时纠正水、电解质紊乱。有上消化道出血者应卧床休息，保持安静，检测生命体征及呕吐与黑便情况。

2. 药物治疗

（1）H_2 受体拮抗药：常用西咪替丁，每日 10～15mg/kg，分1～2次静脉滴注，或分3～4次每餐前或睡前口服；雷尼替丁，每日 3～5mg/kg，分2次或睡前1次口服。

（2）质子泵抑制剂：常用奥美拉唑（洛赛克），每日 0.6～0.8mg/kg，清晨顿服。

（3）胃黏膜保护药：可选用硫糖铝、十六角蒙脱石粉、麦滋林-S 颗粒剂等。

（4）抗生素：合并细菌感染者应用有效抗生素。

3. 对症治疗

主要针对腹痛、呕吐和消化道出血的情况。

（1）腹痛：腹痛严重且除外外科急腹症者可酌情给予抗胆碱能药，如 10％颠茄合剂、甘颠散、溴丙胺太林、山莨菪碱、阿托品等。

（2）呕吐：呕吐严重者可给予溴米那普鲁卡因、甲氧氯普胺、多潘立酮等药物止吐。注意纠正脱水、酸中毒和电解质紊乱。

（3）消化道出血：可给予卡巴克洛或凝血酶等口服或灌胃局部止血，必要时内镜止血。注意补充血容量，纠正电解质紊乱等。有休克表现者，按失血性休克处理。

（二）慢性胃炎

1. 一般治疗

慢性胃炎又称特发性胃炎，缺乏特殊治疗方法，以对症治疗为主。养成良好的饮食习惯及生活规律，少吃生冷及刺激性食物。停用能损伤胃黏膜的药物。

2. 病因治疗

对感染性胃炎应使用敏感的抗生素。确诊为 Hp 感染者可给予阿莫西林、庆大霉素等抗生素口服治疗。

3. 药物治疗

（1）对症治疗：有餐后腹痛、腹胀、恶心、呕吐者，用胃肠动力药。如多潘立酮（吗丁啉），每次 $0.1mg/kg$，$3\sim4$ 次/天，餐前 $15\sim30$ 分钟服用。腹痛明显者给予抗胆碱能药，以缓解胃肠平滑肌痉挛。可用硫酸阿托品，每次 $0.01mg/kg$，皮下注射。或溴丙胺太林，每次 $0.5mg/kg$，口服。

（2）黏膜保护药：①枸橼酸铋钾，$6\sim8mg/$（$kg\cdot d$），分 2 次服用。大剂量铋剂对肝、肾和中枢神经系统有损伤，故连续使用本剂一般限制在 $4\sim6$ 周之内为妥。②硫糖铝（胃溃宁），$10\sim25mg/$（$kg\cdot d$），分 3 次餐前 2 小时服用，疗程 $4\sim8$ 周，肾功能不全者慎用。③麦滋林-S，每次 $30\sim40mg/kg$，口服3 次/天，餐前服用。

（3）抗酸药：一般慢性胃炎伴有反酸者可给予中和胃酸药，如氢氧化铝凝胶、复方氢氧化铝片（胃舒平），于餐后 1 小时服用。

（4）抑酸药：仅用于慢性胃炎伴有溃疡病、严重反酸或出血时，疗程不超过 2 周。①H_2 受体拮抗药：西咪替丁 $10\sim15mg/$（$kg\cdot d$），分 2 次口服，或睡前一次服用。雷尼替丁 $4\sim6mg/$（$kg\cdot d$），分 2 次服或睡前一次服用。②质子泵抑制药：如奥美拉唑（洛赛克）0.6～

0.8mg/kg，清晨顿服。

四、治疗中的临床思维

（1）绝大多数急性胃炎患儿经治疗在1周左右症状消失。

（2）急性胃炎治愈后若不注意规律饮食和卫生习惯，或再服用能损伤胃黏膜的药物时仍可急性发作。在有严重感染等应急状态下更易复发，此时可短期给予 H_2 受体拮抗药预防应急性胃炎的发生。

（3）慢性胃炎患儿因缺乏特异性治疗，消化系统症状可反复出现，造成患儿贫血、消瘦、营养不良、免疫力低下等。可酌情给予免疫调节药治疗。

（4）小儿慢性胃炎胃酸分泌过多者不多见，因此要慎用抗酸药。主要选用饮食治疗。避免医源性因素，如频繁使用糖皮质激素或非甾体抗炎药等。

第四节　婴幼儿腹泻病

婴幼儿腹泻病是一组由多病原、多因素引起的以腹泻为主要临床表现的消化道疾病。近年来本病发病率及病死率已明显降低，但仍是婴幼儿的重要常见病和死亡病因。2岁以下多见，约半数为1岁以内。

一、病因

（一）易感因素

（1）婴幼儿期生长发育快，所需营养物质相对较多，胃肠道负担重，经常处于紧张的工作状态，易发生消化功能紊乱。

（2）消化系统发育不成熟，胃酸和消化酶分泌少，消化酶活性低，对食物质和量的变化耐受力差；胃内酸度低，胃排空较快，对进入胃内的细菌杀灭能力弱。

（3）血清免疫球蛋白（尤以 IgM 和 IgA）和肠道分泌型 IgA 均较低。

（4）正常肠道菌群对入侵的病原体有拮抗作用，而新生儿正常肠道菌群尚未建立，或因使用抗生素等引起肠道菌群失调，易患肠道感染。

（5）人工喂养：母乳中含有大量体液因子（SIgA、乳铁蛋白）、巨噬细胞和粒细胞、溶菌酶、溶酶体，有很强的抗肠道感染作用。家畜乳中虽有某些上述成分，但在加热过程中被破坏，而且人工喂养的食物和食具极易受污染，故人工喂养儿肠道感染发生率明显高于母乳喂养儿。

（二）感染因素

1. 肠道内感染

肠道内感染可由病毒、细菌、真菌、寄生虫引起，以前两者多见，尤其是病毒。

（1）病毒感染：人类轮状病毒是婴幼儿秋冬季腹泻的最常见的病原；诺沃克病毒多侵犯儿童及成人；其他如埃可病毒、柯萨奇病毒、腺病毒、冠状病毒等都可引起肠道内感染。

（2）细菌感染（不包括法定传染病）。

大肠杆菌：①致病性大肠杆菌：近年来由此菌引起的肠炎已较少见，但仍可在新生儿室流行。②产毒性大肠杆菌：是较常见的引起肠炎的病原。③出血性大肠杆菌：可产生与志贺菌相似的肠毒素而致病。④侵袭性大肠杆菌：可侵入结肠黏膜引起细菌性痢疾样病变和临床症状。⑤黏附—集聚性大肠杆菌：黏附于下段小肠和结肠黏膜而致病。

空肠弯曲菌：又名螺旋菌或螺杆菌，是肠炎的重要病原菌，可侵入空肠、回肠、结肠。有些菌株可产生肠毒素。

耶尔森菌：为引起肠炎较常见的致病菌。

其他细菌和真菌：鼠伤寒杆菌、变形杆菌、绿脓杆菌和克雷白杆菌等有时可引起腹泻，在新生儿较易发病。长期应用广谱抗生素引起肠道菌群失调，可诱发白色念珠菌、金葡菌、难辨梭状芽孢杆菌、变形杆菌、绿脓杆菌等引起的肠炎。长期用肾上腺皮质激素使机体免疫功能下降，易发生白色念珠菌或其他条件致病菌肠炎。

（3）寄生虫感染：如梨形鞭毛虫、结肠小袋虫等。

2. 肠道外感染

患中耳炎、上呼吸道感染、肺炎、肾盂肾炎、皮肤感染、急性传染病等的患者可出现腹泻。肠道外感染的某些病原体（主要是病毒）也可同时感染肠道引起腹泻。

（三）非感染因素

1. 饮食因素

（1）喂养不当可引起腹泻，多为人工喂养儿。

（2）过敏性腹泻，如对牛奶或大豆过敏而引起腹泻。

（3）原发性或继发性双糖酶（主要为乳糖酶）缺乏或活性降低，肠道对糖的消化吸收不良而引起腹泻。

2. 气候因素

腹部受凉使肠蠕动增加，天气过热使消化液分泌减少，而由于口渴、吃奶过多，增加消化道负担而致腹泻。

3. 精神因素

精神紧张致胃肠道功能紊乱，也可引起腹泻。

二、发病机制

导致腹泻的机制有以下几方面。①渗透性腹泻：因肠腔内存在大量不能吸收的具有渗透活性的物质而引起的腹泻。②分泌性腹泻：肠腔内电解质分泌过多而引起的腹泻。③渗出性腹泻：炎症所致的液体大量渗出而引起的腹泻。④动力性腹泻：肠道运动功能异常而引起的腹泻。但临床上不少腹泻并非由某种单一机制引起，而是在多种机制共同作用下发生的。

（一）非感染性腹泻

由于饮食量和质不恰当，食物消化、吸收不良，积滞于小肠上部，致酸度减低，肠道下部细菌上窜并繁殖（即内源性感染），使消化功能更加紊乱。在肠内可产生小分子短链有机酸，使肠腔内渗透压增高，加之食物分解后腐败性毒性产物刺激肠道，使肠蠕动增加，而致腹泻。

（二）感染性腹泻

1.细菌肠毒素作用

有些肠道致病菌分泌肠毒素，细菌不侵入肠黏膜组织，仅接触肠道表面，一般不造成肠黏膜组织学损伤。肠毒素抑制小肠绒毛上皮细胞吸收 Na^+、Cl^- 及水，促进肠腺分泌 Cl^-，使肠液中 Na^+、Cl^-、水分增加，超过结肠的吸收限度而导致腹泻，排大量无脓血的水样便，并可导致脱水、电解质紊乱。

2.细菌侵袭肠黏膜作用

有些细菌可侵入肠黏膜组织，造成广泛的炎症反应，如充血、水肿、炎症细胞浸润、溃疡、渗出。粪便初为水样，然后以血便或黏冻状粪便为主。粪便常规检查与菌痢同。可有高热、腹痛、呕吐、里急后重等症状。

3.病毒性肠炎

轮状病毒颗粒侵入小肠绒毛的上皮细胞，小肠绒毛肿胀缩短、脱落，绒毛细胞毁坏后其修复功能不全，使水、电解质吸收减少，而导致腹泻。肠腔内的碳水化合物分解吸收障碍，又被肠道内细菌分解，产生有机酸，增加肠内渗透压，使水分进入肠腔而加重腹泻。轮状病毒感染仅有肠绒毛破坏，故粪便镜检阴性或仅有少量白细胞。

三、临床表现

（一）各类腹泻的临床表现

1.轻型腹泻

多为饮食因素或肠道外感染引起。每天粪便多在 10 次以下，呈黄色或黄绿色，稀糊状或蛋花汤样，有酸臭味，可有少量黏液及未消化的奶瓣。粪便镜检可见大量脂肪球。无中毒症状，精神尚好，无明显脱水、电解质紊乱。多在数日内痊愈。

2. 重型腹泻

多由肠道内感染所致。有以下 3 组症状。

(1) 严重的胃肠道症状：腹泻频繁，每日粪便 10 次以上，多者可达数十次。粪便水样或蛋花汤样，有黏液，量多，倾泻而出。粪便镜检有少量白细胞。伴有呕吐，甚至吐出咖啡渣样物。

(2) 全身中毒症状：发热，食欲缺乏，烦躁不安，精神萎靡，嗜睡，甚至昏迷、惊厥。

(3) 水、电解质、酸碱平衡紊乱症状。

脱水：由于吐泻丧失体液和摄入量减少所致。由于体液丢失量的不同及水与电解质丢失的比例不同，可造成不同程度、不同性质的脱水。

代谢性酸中毒：重型腹泻都有代谢性酸中毒，脱水越重酸中毒也越重。原因是：①腹泻时，大量碱性物质如 Na^+、K^+ 随粪便丢失。②进食少和肠吸收不良，使脂肪分解增加，产生大量中间代谢产物——酮体。③失水时血液变稠，血流缓慢，组织缺氧引起乳酸堆积和肾血流量不足，排酸保碱功能低下。

低钾血症：胃肠道分泌液中含钾较多，呕吐和腹泻可致大量失钾；腹泻时进食少，钾的入量不足；肾脏保钾的功能比保留钠差，在缺钾时，尿中仍有一定量的钾排出。由于以上原因，腹泻患儿都有不同程度的缺钾，尤其是久泻和营养不良者。但在脱水、酸中毒未纠正前，体内钾的总量虽然减少，而血钾多数正常。其主要原因是：①血液浓缩。②酸中毒时钾从细胞内向细胞外转移。③尿少使钾排出量减少。随着脱水、酸中毒的纠正，血钾被稀释，输入的葡萄糖合成糖原使钾从细胞外向细胞内转移；同时由于利尿后钾排出增加，腹泻不止时从粪便继续失钾，因此血钾继续降低。

低钙和低镁血症：进食少，吸收不良，由粪便丢失钙、镁，使体内钙、镁减少，但一般为轻度缺乏。久泻或有活动性佝偻病者血钙低。但在脱水时，由于血液浓缩，体内钙总量虽低，而血钙浓度不低；酸中毒可使钙离子增加，故可不出现低钙症状。脱水和酸中毒被纠正后，血液稀释，离子钙减少，可出现手足搐搦和惊厥。极少数久泻和营养不良者，偶见低镁症状，故当输液后出现震颤、手足搐搦或惊厥，用钙治疗无效时，应想到可能有低镁血症。

3. 迁延性和慢性腹泻

病程连续超过 2 周者称迁延性腹泻，超过 2 个月者称慢性腹泻。多与营养不良和急性期未彻底治疗有关，以人工喂养儿多见。凡迁延性腹泻，应注意检查粪便中有无真菌孢子和菌丝及梨形鞭毛虫。应仔细查找引起病程迁延和转为慢性的原因。

（二）不同病因所致肠炎的临床特点

1. 轮状病毒肠炎

又称秋季腹泻。多发生在秋冬季节。多见于 6 个月至 2 岁小儿，起病急，常伴发热和上呼吸道感染症状，多先有呕吐，每日粪便 10 次以上甚至数十次，量多，水样或蛋花汤样，黄色或黄绿色，无腥臭味，常出现水及电解质紊乱。近年报道，轮状病毒感染亦可侵犯多个脏器，偶可产生神经系统症状，如惊厥等；50％左右患儿血清心肌酶谱异常，提示心肌受累。本病为自限性疾病，病程多为 3～8 天。粪便镜检偶见少量白细胞。血清抗体一般在感染后 3 周上升。

2. 三种类型大肠杆菌肠炎

（1）致病性大肠杆菌肠炎：以 5～8 月份多见。年龄多小于 1 岁，起病较缓，粪便每日 5～10 次，黄绿色蛋花汤样，量中等，有霉臭味和较多黏液。镜检有少量白细胞。常有呕吐，多无发热和全身症状。重者可有脱水、酸中毒及电解质紊乱。病程 1～2 周。

（2）产毒性大肠杆菌肠炎：起病较急。重者腹泻频繁，粪便量多，呈蛋花汤样或水样，有黏液，镜检偶见白细胞。可发生脱水、电解质紊乱以及酸中毒。也有轻症者。一般病程约 5～10 天。

（3）侵袭性大肠杆菌肠炎：起病急，高热，腹泻频繁，粪便黏冻状，含脓血。常有恶心、呕吐、腹痛，可伴里急后重。全身中毒症状严重，甚至休克。临床症状与粪便常规化验不能与菌痢区别，需做粪便细菌培养加以鉴别。

3. 鼠伤寒沙门菌小肠结肠炎

鼠伤寒沙门菌小肠结肠炎是小儿沙门菌感染中最常见者。全年均有发生，以 6～9 月发病率最高。年龄多为 2 岁以下，小于 1 岁者占 1/2～1/3。很多家禽、家畜、鼠、鸟、冷血动物是自然宿主。蝇、蚤可带菌传播。经口感染。起病较急，主要症状为腹泻，有发热、厌食、呕吐、腹痛等。粪便一般每日 6～10 次，重者每日可达 30 次以上。粪便初为黄绿色稀水便或黏液便，病程迁延时呈深绿色黏液脓便或脓血便。粪便镜检有多量白细胞及红细胞。轻症排出数次不成形粪便后即痊愈。腹泻频繁者迅速出现严重中毒症状、明显脱水及酸中毒，甚至发生休克和 DIC。少数重者呈伤寒败血症症状，并出现化脓灶。一般病程约2～4周。

4. 金黄色葡萄球菌肠炎

多因长期应用广谱抗生素引起肠道菌群失调，使耐药的金葡菌在肠道大量繁殖，侵袭肠壁而致病。腹泻为主要症状，轻症日泻数次，停药后即逐渐恢复。重症腹泻频繁，粪便有腥臭味，水样，黄或暗绿似海水色，黏液较多，有假膜出现，少数有血便，伴有腹痛和中毒症状，如发热、恶心、呕吐、乏力、谵妄，甚至休克。粪便镜检有大量脓细胞和成簇的革兰氏阳性球菌。粪便培养有金葡菌生长，凝固酶阳性。

5. 真菌性肠炎

多见于 2 岁以下，常为白色念珠菌所致。主要症状为腹泻，粪便稀黄，有发酵气味，泡沫较多，含黏液，有时可见豆腐渣样细菌块（菌落），偶见血便。粪便镜检可见真菌孢子和假菌丝，真菌培养阳性，常伴鹅口疮。

四、实验室检查

（一）轮状病毒检测

1. 电镜检查

采集急性期（起病 3 天以内）粪便的滤液或离心上清液染色后电镜检查，可查见该病毒。

2. 抗体检查

（1）补体结合反应：以轮状病毒阳性粪便作抗原，作补体结合试验，阳性率较高。

（2）酶联免疫吸附试验（ELISA）：能检出血清中 IgM 抗体。较补体结合法更敏感。

（二）细菌培养

可从粪便中培养出致病菌。

（三）真菌检测

（1）涂片检查：从粪便中找真菌，发现念珠菌孢子及假菌丝则对诊断有帮助。

（2）可做培养和病理组织检查。

（3）免疫学检查。

五、诊断和鉴别诊断

根据发病季节、病史（包括喂养史和流行病学资料）、临床表现和粪便性状可以做出临床诊断。必须判定有无脱水（程度和性质）、电解质紊乱和酸碱失衡。积极寻找病因。需要和以下疾病鉴别。

（一）生理性腹泻

多见于 6 个月以下婴儿，外观虚胖，常有湿疹。生后不久即腹泻，但除粪便次数增多外，无其他症状，食欲好，生长发育正常，到添加辅食后便逐渐转为正常。

（二）细菌性痢疾

常有接触史，发热、腹痛、脓血便、里急后重等症状及粪便培养可资鉴别。

（三）坏死性肠炎

中毒症状严重，腹痛、腹胀、频繁呕吐、高热。粪便初为稀水黏液状或蛋花汤样，后为血便或"赤豆汤样"便，有腥臭味，隐血强阳性，重症常有休克。腹部 X 线检查有助于诊断。

六、治疗

治疗原则为：调整饮食，预防和纠正脱水，合理用药，加强护理，防治并发症。

（一）饮食疗法

应强调继续饮食，满足生理需要。轻型腹泻停止喂不易消化的食物和脂肪类食物。吐泻严重者应暂时禁食，一般不禁水。禁食时间一般不超过 4～6 小时。母乳喂养者继续哺乳，暂停辅食。人工喂养者可先给米汤、稀释牛奶、脱脂奶等。

（二）护理

勤换尿布，冲洗臀部，预防上行性泌尿道感染和红臀。感染性腹泻注意消毒隔离。

（三）控制感染

病毒性肠炎不用抗生素，以饮食疗法和支持疗法为主。非侵袭性细菌所致急性肠炎除对新生儿、婴儿、衰弱儿和重症者使用抗生素外，一般也不用抗生素。侵袭性细菌所致肠炎一般需用抗生素治疗。

水样便腹泻患儿多为病毒及非侵袭性细菌所致，一般不用抗生素，应合理使用液体疗法，选用微生态制剂和黏膜保护剂。如伴有明显中毒症状不能用脱水解释者，尤其是对重症患儿、新生儿、小婴儿和衰弱患儿（免疫功能低下）应选用抗生素治疗。

黏液、脓血便患者多为侵袭性细菌感染，应根据临床特点，针对病原经验性选用抗菌药物，再根据粪便细菌培养和药敏试验结果进行调整。针对大肠杆菌、空肠弯曲菌、耶尔森菌、鼠伤寒沙门菌所致感染选用庆大霉素、卡那霉素、氨苄西林、红霉素、氯霉素、头孢霉素、诺氟沙星、环丙沙星、呋喃唑酮、复方新诺明等。均可有疗效，但有些药如诺氟沙星、环丙沙星等喹诺酮类抗生素小儿一般禁用，卡那霉素、庆大霉素等氨基糖苷类抗生素又可致使耳聋或肾损害，故6岁以下小儿禁用。金黄色葡萄球菌肠炎、假膜性肠炎、真菌性肠炎应立即停用原使用的抗生素，根据症状可选用万古霉素、新青霉素、利福平、甲硝唑或抗真菌药物治疗。

（四）液体疗法

1. 口服补液

世界卫生组织推荐的口服补液盐（ORS）可用于腹泻时预防脱水以及纠正轻、中度患儿的脱水。新生儿和频繁呕吐、腹胀、休克、心肾功能不全等患儿不宜口服补液。补液步骤除无扩容阶段外，与静脉补液基本相同。

（1）补充累积损失：轻度脱水约为 50mL/kg，中度脱水约为 80～100mL/kg，在 8～12 小时内服完。

（2）维持补液阶段：脱水纠正后将 ORS 溶液加等量水稀释后使用。口服液量和速度根据粪便量适当增减。

2. 静脉补液

中度以上脱水或吐泻严重或腹胀者需静脉补液。

（1）第一天（24 小时）补液。

输液总量：包括补充累积损失量、继续损失量及生理需要量。按脱水程度定累积损失量，按腹泻轻重定继续损失量，将3项加在一起概括为以下总量，可适用于大多数病例，轻度脱水约 90～120mL/kg，中度脱水约 120～150mg/kg，重度脱水约 150～180mL/kg。

溶液种类：按脱水性质而定。补充累积损失量等渗性脱水用 1/2～2/3 张含钠液，低渗性脱水用 2/3 张含钠液，高渗性脱水用 1/3 张含钠液，补充继续损失量用 1/2～1/3 张含钠液，补充生理需要量用 1/4～1/5 张含钠液。根据临床表现判断脱水性质有困难时，可先按等渗性脱水处理。

补液步骤及速度：主要取决于脱水程度和继续损失的量及速度。①扩容阶段：重度脱水有明显周围循环障碍者首先用2：1等张含钠液（2份生理盐水＋1份1.4％ $NaHCO_3$ 液）20mg/kg（总量不超过300mL），于30～60分钟内静脉注射或快速点静脉滴注，以迅速增加血容量，改善循环功能和肾功能。②以补充累积损失量为主的阶段：在扩容后根据脱水性质选用不同溶液（扣除扩容液量）继续静脉补液。中度脱水无明显周围循环障碍者不需扩容，可直接从本阶段开始。本阶段（8～12小时）静脉滴注速宜稍快，一般为每小时8～10mL/kg。③维持补液阶段：经上述治疗，脱水基本纠正后尚需补充继续损失量和生理需要量。输液速度稍放慢，将余量于12～16小时内静脉滴注完，一般约每小时5mL/kg。

各例病情不同，进水量不等，尤其是粪便量难以准确估算，故需在补液过程中密切观察治疗后的反应，随时调整液体的成分、量和静脉滴注速度。

纠正酸中毒：轻、中度酸中毒一般无须另行纠正，因在输入的溶液中已有一部分碱性液，而且经过输液后循环和肾功能改善，酸中毒随即纠正。对重度酸中毒可另加碳酸氢钠等碱性液进行纠正。

钾的补充：一般患儿按3～4mmol/（kg·d）［约相当于氯化钾200～300mg/（kg·d）］，缺钾症状明显者可增至4～6mmol/（kg·d）［约相当于氯化钾300～450mg/（kg·d）］。必须在肾功能恢复较好（有尿）后开始补钾。含钾液体绝对不能静脉推注。若患儿已进食，食量达正常一半时，一般不会缺钾。

钙和镁的补充：一般患儿无须常规服用钙剂。对有营养不良或佝偻病者应早给钙。在输液过程中如出现抽搐，可给10％葡萄糖酸钙5～10mL静脉缓注，必要时重复使用。若抽搐患儿用钙剂无效，应考虑低血镁的可能，可测血清镁，用25％硫酸镁每次0.1mL/kg，深部肌内注射，每6小时一次，每日3～4次，症状缓解后停用。

（2）第二天以后（24 小时后）的补液：经过 24 小时左右的补液后，脱水、酸中毒、电解质紊乱已基本纠正。以后的补液主要是补充生理需要量和继续损失量，防止发生新的累积损失，继续补钾，供给热量。一般生理需要量按 60～80mL/（kg·d），用1/5张含钠液补充；继续损失量原则上丢多少补多少，如粪便量一般，可在 30mL/（kg·d）以下，用 1/2～1/3 张含钠液补充。生理需要量和继续损失量可加在一起于12～24小时内匀速静点。无呕吐者可改为口服补液。

（五）对症治疗

1. 腹泻

对一般腹泻患儿不宜用止泻剂，应着重病因治疗和液体疗法。仅在经过治疗后一般状态好转、中毒症状消失、腹泻仍频者，可用鞣酸蛋白、碱式碳酸铋、氢氧化铝等收敛剂。微生态疗法有助于肠道正常菌群的生态平衡，有利于控制腹泻。常用制剂有双歧杆菌、嗜酸乳酸杆菌和粪链球菌制剂。肠黏膜保护剂如蒙脱石粉能吸附病原体和毒素，维持肠细胞的吸收和分泌功能，增强肠道屏障功能，阻止病原微生物的攻击。

2. 腹胀

多为肠道细菌分解糖产气而引起，可肌内注射新斯的明，肛管排气。晚期腹胀多因缺钾，宜及早补钾预防。若因中毒性肠麻痹所致腹胀除治疗原发病外可用酚妥拉明。

3. 呕吐

多为酸中毒或全身中毒症状，随着病情好转可逐渐恢复。必要时可肌内注射氯丙嗪。

（六）迁延性和慢性腹泻的治疗

迁延性腹泻常伴有营养不良等症，应仔细寻找引起病程迁延的原因，针对病因治疗。

（1）对于肠道内细菌感染，应根据粪便细菌培养和药敏试验选用抗生素，切忌滥用，以免引起肠道菌群失调。

（2）调整饮食不宜过快，母乳喂养儿暂停辅食，人工喂养儿可喂酸乳或脱脂乳，口服助消化剂如胃蛋白酶、胰酶等。应用微生态调节剂和肠黏膜保护剂。或辅以静脉营养，补充各种维生素。

（3）有双糖酶缺乏时，暂停乳类，改喂豆浆或发酵奶加葡萄糖。

（4）中医辨证论治，并可配合中药、推拿、捏脊、针灸等。

第六章　呼吸系统疾病

第一节　急性上呼吸道感染

急性上呼吸道感染（AURI）简称上感，俗称"感冒"，是小儿最常见的疾病。系由各种病原体引起的上呼吸道炎症，主要侵犯鼻、咽、扁桃体及喉部。一年四季均可发病。若炎症局限在某一组织，即按该部炎症命名，如急性鼻炎、急性咽炎、急性扁桃体炎、急性喉炎等。急性上呼吸道感染主要用于上呼吸道局部感染定位不确切者。

一、病因

各种病毒和细菌均可引起，以病毒感染为主，可占原发性上呼吸道感染的 90％以上，主要有鼻病毒、呼吸道合胞病毒、流感病毒、副流感病毒、腺病毒、单纯疱疹病毒、柯萨奇病毒、埃可病毒、冠状病毒、EB 病毒等。少数可由细菌引起。由于病毒感染，上呼吸道黏膜失去抵抗力而继发细菌感染，最常见致病菌为 A 组溶血性链球菌、肺炎链球菌、流感嗜血杆菌、葡萄球菌等。近年来肺炎支原体亦不少见。

婴幼儿时期由于上呼吸道的解剖生理特点及免疫特点易患本病。营养障碍性疾病，如维生素 D 缺乏性佝偻病、锌或铁缺乏症，以及护理不当、过度疲劳、气候改变和不良环境因素等，给病毒、细菌的入侵造成了有利条件，则易致反复上呼吸道感染或使病程迁延。

二、临床表现

本病多发于冬春季节，潜伏期 1～3 天，起病多较急。由于年龄大小、体质强弱及病变部位的不同，病情的缓急、轻重程度也不同。年长儿症状较轻，而婴幼儿症状较重。

（一）一般类型急性上呼吸道感染

1. 症状

（1）局部症状：流清鼻涕、鼻塞、打喷嚏，也可有流泪、微咳或咽部不适。患儿多于 3～4 天内不治自愈。

（2）全身症状：发热、烦躁不安、头痛、全身不适、乏力等。部分患儿有食欲不振、呕吐、腹泻、腹痛等消化系统的症状。有些患儿病初可出现脐部附近阵发性疼痛，多为暂时性，无压痛。可能是发热引起反射性肠痉挛或蛔虫骚动所致。如腹痛持续存在，多为并发急性肠系膜淋巴结炎应注意与急腹症鉴别。

婴幼儿起病急，全身症状为主，局部症状较轻。多有发热，有时体温可达 39～40℃，热程 2～3 天至 1 周左右不等，起病 1～2 天由于突发高热可引起惊厥，但很少连续多次，退热后，惊厥及其他神经症状消失，一般情况良好。

年长儿以局部症状为主，全身症状较轻，无热或轻度发热，自诉头痛、全身不适、乏力。极轻者仅鼻塞、流稀涕、喷嚏、微咳、咽部不适等，多于 3～4 天内自愈。

2. 体征

检查可见咽部充血，咽后壁滤泡肿大，如感染蔓延至鼻咽部邻近器官，可见相应的体征，如扁桃体充血肿大，可有脓性分泌物，下颌淋巴结肿大，压痛。肺部听诊多数正常，少数呼吸音粗糙或闻及痰鸣音。肠病毒感染者可见不同形态的皮疹。

（二）两种特殊类型急性上呼吸道感染

1. 疱疹性咽峡炎

由柯萨奇 A 组病毒引起，多发于夏秋季节，可散发或流行。临床表现为骤起高热，咽痛，流涎，有时呕吐、腹痛等。体格检查可见咽部充血，在咽腭弓、腭垂、软腭或扁桃体上可见数个至十数个 2～4mm 大小灰白色的疱疹，周围有红晕，1～2 天后疱疹破溃形成小溃疡。病程一周左右。

2. 咽—结合膜热

由腺病毒 3、7 型引起，多发生于春夏季，可在集体儿童机构中流行。以发热、咽炎和结膜炎为特征。临床表现为多呈高热、咽痛、眼部刺痛、结膜炎，有时伴有消化系统的症状。体查可见咽部充血、有白色点块状分泌物，周边无红晕，易于剥离，一侧或两侧滤泡性眼结膜炎，颈部、耳后淋巴结肿大。病程 1～2 周。

三、并发症

婴幼儿上呼吸道感染波及邻近器官，引起中耳炎、鼻窦炎、咽后壁脓肿、颈部淋巴结炎，或炎症向下蔓延，引起气管炎、支气管炎、肺炎等。年长儿若患 A 组溶血性链球菌性咽峡炎可引起急性肾小球肾炎、风湿热等。

四、实验室检查

病毒感染者血白细胞计数在正常范围内或偏低，中性粒细胞减少，淋巴细胞计数相对增高。病毒分离、血清反应、免疫荧光、酶联免疫等方法，有利于病毒病原体的早期诊断。细菌感染者血白细胞可增高，中性粒细胞增高，在使用抗菌药物前进行咽拭子培养可发现致病菌。链球菌引起者可于感染 2～3 周后血中 ASO 静脉滴注度增高。

五、诊断和鉴别诊断

根据临床表现不难诊断，但应与以下疾病相鉴别。

（一）流行性感冒

由流感病毒、副流感病毒所致，有明显的流行病史。局部症状轻，全身症状重，常有发热、头痛、咽痛、四肢肌肉酸痛等，病程较长。

（二）急性传染病早期

上呼吸道感染常为急性传染病的前驱症状，如麻疹、流行性脑脊髓膜炎、脊髓灰质炎、猩红热、百日咳、伤寒等，应结合流行病史、临床表现及实验室资料等综合分析，并观察病情演变加以鉴别。

（三）急性阑尾炎

上呼吸道感染同时伴有腹痛应与急性阑尾炎鉴别，本病腹痛常先于发热，腹痛部位以右下腹为主，呈持续性，有肌紧张和固定压痛点，白细胞及中性粒细胞增高。

六、治疗

（一）一般治疗

（1）注意适当休息，多饮水，发热期间宜给流质或易消化食物。

（2）保持室内空气新鲜及适当的温度、湿度。

（3）加强护理，注意呼吸道隔离，预防并发症。

（二）抗感染治疗

1. 抗病毒药物应用

病毒感染时不宜滥用抗生素。常用抗病毒药物有以下几种。

（1）利巴韦林（病毒唑）：具有广谱抗病毒作用，$10\sim15mg/(kg \cdot d)$，口服或静脉滴注，或 2mg 含服，每 2 小时 1 次，6 次/天，疗程为 3～5 天。

（2）双嘧达莫（潘生丁）：有抑制 RNA 病毒及某些 DNA 病毒的作用，$3\sim5mg/(kg \cdot d)$，疗程为 3 天。

（3）双黄连针剂：$60mg/(kg \cdot d)$，加入 5％或 10％的葡萄糖液中静脉滴注，采用其口服液治疗也可取得良好的效果。

局部可用 1％的利巴韦林静脉滴注鼻，4 次/天；病毒性结膜炎可用 0.1％的阿昔洛韦静脉滴注眼，每 1～2 小时 1 次。

2. 抗生素类药物

如果细菌性上呼吸道感染、病情较重、有继发细菌感染，或有并发症者可选用抗生素治疗，常用者有青霉素、复方新诺明和大环内酯类抗生素，疗程 3～5 天。如证实为溶血性链球菌感染或既往有风湿热、肾炎病史者，青霉素疗程应为 10～14 天。

（三）对症治疗

（1）退热：高热应积极采取降温措施，通常可用物理降温如冷敷、冷生理盐水灌肠、温湿敷或35％～50％的酒精（乙醇）溶液擦浴等方法，或给予阿司匹林、对乙酰氨基酚、布洛芬制剂口服或 20％的安乃近肌内注射或静脉滴注鼻、小儿退热栓（吲哚美辛栓）肛门塞入，均可取得较好的降温效果。非超高热最好不用糖皮质激素类药物治疗。

（2）高热惊厥者可给予镇静、止惊等处理。

（3）咽痛者可含服咽喉片。

（4）鼻塞者可在进食前或睡前用 0.5％的麻黄素液静脉滴注鼻。用药前应先清除鼻腔分泌物，每次每侧鼻孔静脉滴注入 1～2 静脉滴注，可减轻鼻黏膜充血肿胀，使呼吸道通畅，便于呼吸和吮乳。

（四）中医疗法

常用中成药如银翘散、板蓝根冲剂、感冒退热冲剂、小柴胡冲剂、藿香正气散等。上呼吸道感染在中医称"伤风感冒"，根据临床辨证分为风寒感冒和风热感冒，分别选用辛温解表方剂和宜辛凉解表方剂，疗效可靠。

七、预防

（1）加强锻炼，以增强机体抵抗力和防止病原体入侵。

（2）提倡母乳喂养，经常到户外活动，多晒阳光，防治营养不良及佝偻病。

（3）患者应尽量不与健康小儿接触，在呼吸道发病率高的季节，避免去人多拥挤的公共场所。

（4）避免发病诱因，注意卫生，保持居室空气新鲜，在气候变化时注意增减衣服，避免交叉感染。

（5）对反复呼吸道感染的小儿可用左旋咪唑每日 2.5mg/kg，每周服 2 天，3 个月一疗程。或用转移因子，每周注射 1 次，每次 4U，连用 3～4 月。中药黄芪每日 6～9g，连服 2～3 个月，对减少复发次数也有一定效果。

第二节　急性毛细支气管炎

急性毛细支气管炎是 2 岁以下婴幼儿特有的一种呼吸道感染性疾病，尤其以 6 个月内的婴儿最为多见，是此年龄最常见的一种严重的急性下呼吸道感染。以呼吸急促、三凹征和喘鸣为主要临床表现。主要为病毒感染，50% 以上为呼吸道合胞病毒（RSV），其他副流感病毒、腺病毒亦可引起，RSV 是本病流行时唯一的病原。寒冷季节发病率较高，多为散发性，也可成为流行性。发病率男女相似，但男婴重症较多。早产儿、慢性肺疾病及先天性心脏病患儿为高危人群。

一、诊断

（一）临床表现

1. 症状

（1）2 岁以内婴幼儿，急性发病。

（2）上呼吸道感染后 2～3 天出现持续性干咳和发作性喘憋，咳嗽和喘憋同时发生，症状轻重不等。

（3）无热、低热、中度发热，少见高热。

2. 体征

（1）呼吸浅快，60～80 次/分，甚至 100 次/分以上；脉搏快而细，常达 160～200 次/分。

（2）鼻煽明显，有三凹征；重症面色苍白或发绀。

（3）胸廓饱满呈桶状胸，叩诊过清音，听诊呼气相呼吸音延长，呼气性喘鸣。毛细支气管梗阻严重时，呼吸音明显减低或消失，喘憋稍缓解时，可闻及弥漫性中、细湿啰音。

（4）因肺气肿的存在，肝脾被推向下方，肋缘下可触及，合并心力衰竭时肝脏可进行性增大。

（5）因不显性失水量增加和液体摄入量不足，部分患儿可出现脱水症状。

（二）辅助检查

1. 胸部 X 线检查

可见不同程度的梗阻性肺气肿（肺野清晰，透亮度增加），约 1/3 的患儿有肺纹理增粗及散在的小点片状实变影（肺不张或肺泡炎症）。

2. 病原学检查

可取鼻咽部洗液做病毒分离检查，呼吸道病毒抗原的特异性快速诊断，呼吸道合胞病毒感染的血清学诊断，都可对临床诊断提供有力佐证。

二、鉴别诊断

患儿年龄偏小，在发病初期即出现明显的发作性喘憋，体检及 X 线检查在初期即出现明显肺气肿，故与其他急性肺炎较易区别。但本病还需与以下疾病鉴别。

（一）婴幼儿哮喘

婴儿的第一次感染性喘息发作，多数是毛细支气管炎。毛细支气管炎当喘憋严重时，毛细支气管接近于完全梗阻，呼吸音明显降低，此时湿啰音也不易听到，不应误认为是婴幼儿哮喘发作。如有反复多次喘息发作，亲属有变态反应史，则有婴幼儿哮喘的可能。婴幼儿哮喘一般不发热，表现为突发突止的喘憋，可闻及大量哮鸣音，对支气管扩张药及皮下注射小剂量肾上腺素效果明显。

（二）喘息性支气管炎

发病年龄多见于 1～3 岁幼儿，常继发于急性上呼吸道感染之后，多为低至中等度发热，肺部可闻及较多不固定的中等湿啰音、喘鸣音。病情多不重，呼吸困难、缺氧不明显。

（三）粟粒性肺结核

有时呈发作性喘憋，发绀明显，多无啰音。有结核接触史或家庭病史，结核中毒症状，PPD试验阳性，可与急性毛细支气管炎鉴别。

（四）可发生喘憋的其他疾病

如百日咳、充血性心力衰竭、心内膜弹力纤维增生症、吸入异物等。

（1）因肺脏过度充气，肝脏被推向下方，可在肋缘下触及，且患儿的心率与呼吸频率均较快，应与充血性心力衰竭鉴别。

（2）急性毛细支气管炎一般多以上呼吸道感染症状开始，此点可与充血性心力衰竭、心内膜弹力纤维增生症、吸入异物等鉴别。

（3）百日咳为百日咳鲍特杆菌引起的急性呼吸道传染病，人群对百日咳普遍易感。目前我国百日咳疫苗为计划免疫接种，发病率明显下降。百日咳典型表现为阵发、痉挛性咳嗽，痉咳后伴1次深长吸气，发出特殊的高调鸡鸣样吸气性吼声，俗称"回勾"。咳嗽一般持续2～6周。发病早期外周血白细胞计数增高，以淋巴细胞为主。采用鼻咽拭子法培养阳性率较高，第1周可达90％。百日咳发生喘憋时需与急性毛细支气管炎鉴别，典型的痉咳、鸡鸣样吸气性吼声、白细胞计数增高以淋巴细胞为主、细菌培养百日咳鲍特杆菌阳性可鉴别。

三、治疗

该病最危险的时期是咳嗽及呼吸困难发生后的48～72小时。主要死因是过长的呼吸暂停、严重的失代偿性呼吸性酸中毒、严重脱水。病死率为1％～3％。

（一）对症治疗

吸氧、补液、湿化气道、镇静、控制喘憋。

（二）抗生素

考虑有继发细菌感染时，应想到金黄色葡萄球菌、大肠杆菌或其他院内感染病菌的可能。对继发细菌感染的重症患儿，应根据细菌培养结果选用敏感抗生素。

（三）并发症的治疗

及时发现和处理代谢性酸中毒、呼吸性酸中毒、心力衰竭及呼吸衰竭。并发心力衰竭时应及时采用快速洋地黄药物，如毛花苷 C。对疑似心力衰竭的患儿，也可及早试用洋地黄类药物观察病情变化。

（1）监测心电图、呼吸和血氧饱和度，通过监测及时发现低氧血症、呼吸暂停及呼吸衰竭的发生。一般吸入氧气浓度在40％以上即可纠正大多数低氧血症。当患儿出现吸气时呼吸音消失，严重三凹征，吸入氧气浓度在40％仍有发绀，对刺激反应减弱或消失，血二氧化碳分压升高，应考虑做辅助通气治疗。病情较重的小婴儿可有代谢性酸中毒，需做血气分析。约1/10 的患者有呼吸性酸中毒。

（2）毛细支气管炎患儿因缺氧、烦躁而导致呼吸、心跳增快，需特别注意观察肝脏有无在短期内进行性增大，从而判断有无心力衰竭的发生。小婴儿和有先天性心脏病的患儿发生心力衰竭的机会较多。

（3）过度换气及液体摄入量不足的患儿要考虑脱水的可能。观察患儿哭时有无眼泪，皮肤及口唇黏膜是否干燥，皮肤弹性及尿量多少等，以判断脱水程度。

（四）抗病毒治疗

利巴韦林、中药双黄连。

1. 利巴韦林

常用剂量为每日 10～15mg/kg，分 3～4 次。利巴韦林是于1972 年首次合成的核苷类广谱抗病毒药，最初的研究认为，它在体外有抗 RSV 作用，但进一步的试验却未能得到证实。目前美国儿科协会不再推荐常规应用这种药物，但强调对某些高危、病情严重患儿可以用利巴韦林治疗。

2. 中药双黄连

北京儿童医院采用双盲随机对照方法的研究表明，双黄连雾化吸入治疗 RSV 引起的下呼吸道感染是安全有效的方法。

（五）呼吸道合胞病毒（RSV）特异治疗

1. 静脉用呼吸道合胞病毒免疫球蛋白（RSV-IVIG）

在治疗 RSV 感染时，RSV-IVIG 有两种用法：①一次性静脉滴注 RSV-IVIG 1500mg/kg。②吸入疗法，只在住院第 1 天给予 RSV-IVIG 制剂吸入，共 2 次，每次 50mg/kg，约 20 分钟，间隔 30～60 分钟。两种用法均能有效改善临床症状，明显降低鼻咽分泌物中的病毒含量。

2. RSV 单克隆抗体

用法为每月肌内注射 1 次，每次 15mg/kg，用于整个 RSV 感染季节，在 RSV 感染开始的季节提前应用效果更佳。

（六）支气管扩张药及肾上腺糖皮质激素

1. 支气管扩张药

过去认为支气管扩张药对毛细支气管炎无效，目前多数学者认为，用 β 受体兴奋药治疗毛细支气管炎有一定的效果。综合多个研究表明，肾上腺素为支气管扩张药中的首选药。

2. 肾上腺糖皮质激素

长期以来对糖皮质激素治疗急性毛细支气管炎的争议仍然存在，目前尚无定论。但有研究表明，糖皮质激素对毛细支气管炎的复发有一定的抑制作用。

四、疗效分析

（一）病程

一般为 5～15 天。恰当的治疗可缩短病程。

（二）病情加重

如果经过合理治疗病情无明显缓解，应考虑以下方面：①有无并发症出现，如合并心力衰竭者病程可延长。②有无先天性免疫缺陷或使用免疫抑制剂。③小婴儿是否输液过多，加重喘憋症状。

五、预后

预后大多良好。婴儿期患毛细支气管炎的患儿易于在病后半年内反复咳喘，随访 2～7 年有 20％～50％发生哮喘。其危险因素为过敏体质、哮喘家族史、先天小气道等。

第三节　小儿支气管肺炎

支气管肺炎是婴幼儿期最常见的肺炎，全年均可发病，以冬春寒冷季节多发，华南地区夏季发病为数亦不少。先天性心脏病、营养不良、佝偻病患儿及居住条件差、缺少户外活动或空气污染较严重地区的小儿均较易发生支气管肺炎。

一、病因

支气管肺炎的病原微生物为细菌和病毒。细菌感染中大部分为肺炎链球菌感染，其他如葡萄球菌、溶血性链球菌、流感嗜血杆菌、大肠杆菌、绿脓杆菌亦可致病，但杆菌类较为少见；病毒感染主要为腺病毒、呼吸道合胞病毒、流感病毒、副流感病毒的感染。此外，亦可继发于麻疹、百日咳等急性传染病。

二、病理

支气管肺炎的病理改变因病原微生物不同可表现为两种类型。

（一）细菌性肺炎

以肺泡炎症为主要表现。肺泡毛细血管充血，肺泡壁水肿，炎性渗出物中含有中性粒细胞、红细胞、细菌。病变侵袭邻近的肺泡呈小点片状灶性炎症，故又称为小叶性肺炎，此时间质病变往往不明显。

（二）病毒性肺炎

以支气管壁、细支气管壁及肺泡间隔的炎症和水肿为主，局部可见单核细胞浸润。细支气管上皮细胞坏死，管腔被黏液和脱落的细胞、纤维渗出物堵塞，形成病变部位的肺泡气肿或不张。

上述两类病变可同时存在，见于细菌和病毒混合感染的肺炎。

三、病理生理

由于病原体产生的毒素为机体所吸收，因而存在全身性毒血症。

（1）肺泡间质炎症使通气和换气功能均受到影响，导致缺氧和二氧化碳潴留。若肺部炎症广泛，机体的代偿功能不能缓解缺氧和二氧化碳潴留，则病情加重，血氧分压及氧饱和度下降，二氧化碳潴留加剧，出现呼吸功能衰竭。

（2）心肌对缺氧敏感，缺氧及病原体毒素两者作用可导致心肌劳损及中毒性心肌炎，使心肌收缩力减弱，又因缺氧、二氧化碳潴留引起肺小动脉收缩、右心排出阻力增加，可导致心力衰竭。

（3）中枢神经系统对缺氧十分敏感，缺氧和二氧化碳潴留致脑血管扩张、血管通透性增高，脑组织水肿、颅内压增高，表现有神态改变和精神症状，重症者可出现中枢性呼吸衰竭。

（4）缺氧可使胃肠道血管通透性增加，病原体毒素又可影响胃肠道功能，出现消化道症状，重症者可有消化道出血。

（5）肺炎早期由于缺氧，反射性地增加通气，可出现呼吸性碱中毒。机体有氧代谢障碍，酸性代谢产物堆积，加之高热，摄入水分和食物不足，均可导致代谢性酸中毒。二氧化碳潴留、血中 H^+ 浓度不断增加，pH 值降低，产生呼吸性酸中毒。在酸中毒纠正时二氧化碳潴留改善，pH 值上升，钾离子进入细胞内，血清钾下降，可出现低钾血症。

四、临床表现

（一）上呼吸道症状

肺炎为全身性疾病，各系统均有症状。病情轻重不一，病初均有急性上呼吸道感染症状。

主要表现为发热、咳嗽、气急。发热多数为不规则型，热程短者数天，长者可持续 1～2 周；咳嗽频繁，婴幼儿常咳不出痰液，每在吃乳时呛咳，易引起乳汁误吸而加重病情；气急、呼吸频率增加至每分钟40～60 次以上，鼻翼翕动、呻吟并有三凹征，口唇、鼻唇周围及指、趾端发绀，新生儿常口吐泡沫。肺部听诊早期仅为呼吸音粗糙，继而可闻及中、细湿啰音，哭闹时及吸气末期较为明显。病灶融合、肺实变时出现管状呼吸音。若一侧呼吸音降低伴有叩诊浊音时应考虑胸腔积液。体弱婴儿及新生儿的临床表现不典型，可无发热、咳嗽，早期肺部体征亦不明显，但常有呛乳及呼吸频率增快，鼻唇区轻度发绀。重症患儿可表现呼吸浅速，继而呼吸节律不齐，潮式呼吸或叹息样、抽泣样呼吸，呼吸暂停，发绀加剧等呼吸衰竭的症状。

（二）全身症状

1. 循环系统

轻症出现心率增快，重症者心率增快可达 140～160 次/分以上，心音低钝，面色苍白且发灰，呼吸困难和发绀加剧。若患儿明显烦躁不安，肝脏短期内进行性增大，上述症状不能以体温升高或肺部病变进展解释，应考虑心功能不全。此外，重症肺炎尚有中毒性心肌炎、心肌损害的表现，或由于微循环障碍引起弥散性血管内凝血（DIC）的症状。

2. 中枢神经系统

轻者可表现烦躁不安或精神萎靡，重者由于存在脑水肿及中毒性脑病，可发生痉挛、嗜睡、昏迷，重度缺氧和二氧化碳潴留可导致眼球结膜及视神经盘水肿、呼吸不规则、呼吸暂停等中枢性呼吸衰竭的表现。

3. 消化系统

轻者胃纳减退、轻微呕吐和腹泻，重症者出现中毒性肠麻痹、腹胀，听诊肠鸣音消失，伴有消化道出血症状（呕吐咖啡样物并有黑便）。

五、辅助检查

血白细胞总数及中性粒细胞百分比增高提示细菌性肺炎，病毒性肺炎时白细胞计数大多正常。

（一）病原学检查

疑为细菌性肺炎，早期可做血培养，同时吸取鼻咽腔分泌物做细菌培养，若有胸腔积液可做穿刺液培养，这有助于细菌病原体的确定。疑病毒性肺炎可取鼻咽腔洗液做免疫荧光检查、免疫酶检测、病毒分离或双份血清抗体测定以确定病原体。

（二）血气分析

对气急显著伴有轻度中毒症状的患儿，均应做血气分析。病程中还需进行监测，有助于及时给予适当处理，并及早发现呼吸衰竭的患儿。肺炎患儿常见的变化为低氧血症、呼吸性酸中毒或混合性酸中毒。

（三）X 线检查

多见于双肺内带及心膈角区、脊柱两旁小斑片状密度增深影，其边缘模糊，中间密度较深，病灶互相融合成片，其中可见透亮、规则的支气管充气影，伴有广泛或局限性肺气肿。间质改变则表现两肺各叶纤细条状密度增深影，行径僵直，线条可互相交错或呈两条平行而中间透亮影称为双轨征；肺门区可见厚壁透亮的环状影为袖口征，并有间质气肿，在病变区内可见分布不均的小圆形薄壁透亮区。

六、诊断与鉴别诊断

根据临床表现有发热、咳嗽、气急，体格检查肺部闻及中、细水泡音即可做出诊断，还可根据病程、热程、全身症状以及有无心功能不全、呼吸衰竭、神经系统的症状来判别病情轻重，结合 X 线摄片结果及辅助检查资料初步做出病因诊断。免疫荧光抗体快速诊断法可及时做出腺病毒、呼吸道合胞病毒等病原学诊断。

支气管肺炎应与肺结核及支气管异物相鉴别。肺结核及肺炎临床表现有相似之处，均有发热、咳嗽，粟粒性肺结核患者尚有气促、轻微发绀，但一般起病不如肺炎急，且肺部啰音不明显，X线摄片有结核的特征性表现，结核菌素试验及结核接触史亦有助于鉴别。气道异物患儿有呛咳史，有继发感染或病程迁延时亦可有发热及气促，X线摄片在异物堵塞部位出现肺不张及肺气肿，若有不透光异物影则可明确诊断。此外，尚需与较少见的肺含铁血黄素沉着症等相鉴别。

七、并发症

以脓胸、脓气胸、心包炎及败血症（包括葡萄球菌脑膜炎、肝脓疡）多见，常由金黄色葡萄球菌引起，肺炎链球菌、大肠杆菌亦可引起化脓性并发症。患儿体温持续不降，呼吸急促且伴中毒症状，应摄胸片及做其他相应检查以了解并发症存在情况。

八、治疗

（一）护理

患儿应置于温暖舒适的环境中，室温保持在 20℃ 左右，湿度以 60% 为佳，并保持室内空气流通。做好呼吸道护理，清除鼻腔分泌物、吸出痰液，每天 2 次做超声雾化使痰液稀释便于吸出，以防气道堵塞影响通气。配置营养适当的饮食并补充足够的维生素和液体，经常给患儿翻身、拍背、变换体位或抱起活动以利分泌物排出及炎症吸收。

（二）抗生素治疗

根据临床诊断考虑引起肺炎的可能病原体，选择敏感的抗菌药物进行治疗。抗生素主要用于细菌性肺炎或疑为病毒性肺炎但难以排除细菌感染者。根据病情轻重和患儿的年龄决定给药途径，对病情较轻的肺炎链球菌性肺炎和溶血性链球菌性肺炎、病原体未明的肺炎可选用青霉素肌内注射，对年龄小而病情较重的婴幼儿应选用两种抗生素静脉用药。疑为金黄色葡萄球菌感染的患儿选用青霉素 P_{12}、头孢菌素、红霉素，革兰氏阴性杆菌感染选用第三代头孢菌素或庆大霉素、阿米卡星、氨苄西林，绿脓杆菌肺炎选用羧苄西林、阿米卡星或头孢类抗生素，支原体肺炎选用大环内酯类抗生素。一般宜在热降、症状好转、肺炎体征基本消失或X线摄片、胸透病变明显好转后2～7天才能停药。病毒性肺炎应用抗生素治疗无效，但合并或继发细菌感染需应用抗生素治疗。

（三）对症处理

1. 氧气疗法

无明显气促和发绀的轻症患儿可不予氧疗，但需保持安静。烦躁不安、气促明显伴有口唇发绀的患儿应给予氧气吸入，经鼻导管或面罩、头罩给氧，一般氧浓度不宜超过40%，氧流量1～2L/min。

2. 心力衰竭的治疗

对重症肺炎出现心力衰竭时，除即给予吸氧、镇静剂及适当应用利尿剂外，应给快速洋地黄制剂，可选用下列药物。

（1）地高辛。口服饱和量：2岁以内为0.04～0.05mg/kg，2岁以上为0.03～0.04mg/kg，新生儿、早产儿为0.02～0.03mg/kg；静脉注射量为口服量的2/3～3/4。首次用饱和量的1/3～1/2量，余量分2～3次给予，每4～8小时1次。对先天性心脏病及心力衰竭严重者，在末次给药后12小时可使用维持量，为饱和量的1/5～1/4，分2次用，每12小时1次。应用洋地黄制剂时应慎用钙剂。

（2）毛花苷C（西地兰）。剂量为每次0.01～0.015mg/kg，加入10%葡萄糖液5～10mL中静脉推注，必要时间隔2～3小时可重复使用，一般用1～2次后改用地高辛静脉饱和量法，24小时饱和。此外，亦可选用毒毛花苷K（毒毛旋花子甙K），饱和量0.007～0.01mg/kg，加入10%葡萄糖10～20mL中缓慢静脉注射。

3. 降温与镇静

对高热患儿应用物理降温，头部冷敷，冰袋或乙醇擦浴。对乙酰氨基酚10～15mg/kg或布洛芬5～10mg/kg口服，亦可用安乃近5～10mg/kg肌内注射或口服，烦躁不安者应用镇静剂，氯丙嗪

（冬眠灵）和异丙嗪（非那根）各 0.5～1.0mg/kg，或用苯巴比妥（鲁米那）5mg/kg，肌内注射，亦可用地西泮（安定）每次 0.2～0.3mg/kg（呼吸衰竭者应慎用）。

4. 祛痰平喘

婴幼儿咳嗽及排痰能力较差，除及时清除鼻腔分泌物及吸出痰液外，可用祛痰剂稀释痰液，用沐舒坦口服或乙酰半胱氨酸雾化吸入，亦可选用中药。对咳嗽伴气喘者应用氨茶碱、复方氯喘、爱纳灵等解除支气管痉挛。

5. 其他

对因低钾血症引起腹胀患儿应纠正低钾，必要时可应用胃肠减压。

（四）肾上腺皮质激素的应用

一般肺炎不需应用肾上腺皮质激素，尤其疑为金黄色葡萄球菌感染时不应使用，以防止感染播散。重症肺炎、有明显中毒症状或喘憋较甚者，可短期使用，选用地塞米松或氢化可的松，疗程不超过 3～5 天。

（五）维持液体和电解质平衡

肺炎病儿应适当补液，按每天 60～80mL/kg 计算，发热、气促或入液量少的患儿应适当增加入液量，采用生理维持液（1：4）均匀静脉滴注，适当限制钠盐。肺炎伴腹泻有重度脱水者应按纠正脱水计算量的 3/4 补液，速度宜稍慢。对电解质失衡的患儿亦应适当补充。

（六）脑水肿的治疗

纠正缺氧，使用脱水剂减轻脑水肿，减低颅压。可采用 20% 甘露醇每次 1.0～1.5g/kg，每 4～6 小时静脉注射，或短程使用地塞米松每天 5～10mg，一般疗程不超过 3 天。

（七）支持治疗

对重症肺炎、营养不良、体弱患儿应用少量血或血浆做支持疗法。

（八）物理疗法

病程迁延不愈者使用理疗，帮助炎症吸收。局部使用微波、超短波或红外线照射，每天 1 次，7～10 天为 1 个疗程，或根据肺部炎症部位不同采用不同的体位拍击背部亦有利于痰液引流和分泌物排出。

（九）并发症的治疗

并发脓胸及脓气胸时应给予适当抗生素，供给足够的营养，加强支持治疗，胸腔穿刺排脓，脓液多或稠厚时应做闭合引流。并发气胸时应做闭合引流，发生高压气胸情况紧急时可在第二肋间乳线处直接用空针抽出气体以免危及生命。

九、预后

轻症肺炎经治疗都能较快痊愈。重症肺炎处理及时，大部分患儿可获痊愈。体弱、营养不良、先天性心脏病以及麻疹、百日咳等急性传染病合并肺炎或腺病毒及葡萄球菌肺炎者病情往往危重。肺炎病死者大部分为重症肺炎。

十、预防

首先应加强护理和体格锻炼，增强小儿的体质，防止呼吸道感染，按时进行计划免疫接种，预防呼吸道传染病，均可减少肺炎的发病。

第四节　支气管哮喘

支气管哮喘是一种以嗜酸性粒细胞、肥大细胞、T 细胞等多种炎性细胞参与的气道慢性炎症性疾病，患者气道具有对各种激发因子刺激的高反应性。临床以反复发作性喘息、呼吸困难、胸闷或咳嗽为特点。常在夜间和（或）清晨发作或加剧，多数患者可自行缓解或治疗后缓解。

一、病因

(一) 遗传因素

遗传过敏体质 (特异反应性体质,Atopy-特应质) 对本病的形成关系很大,多数患儿有婴儿湿疹、过敏性鼻炎和 (或) 食物 (药物) 过敏史。本病多数属于多基因遗传病,遗传度 70% ~ 80%,家族成员中气道的高反应性普遍存在,双亲均有遗传基因者哮喘患病率明显增高。国内报道约 20% 的哮喘患儿家族中有哮喘患者。

(二) 环境因素

1. 感染

最常见的是呼吸道感染。其中主要是病毒感染,如呼吸道合胞病毒、腺病毒、副流感病毒等,此外支原体、衣原体以及细菌感染都可引起支气管哮喘。

2. 吸入过敏原

灰尘、花粉、尘螨、烟雾、真菌、宠物毛等。

3. 食入过敏原

主要是摄入异类蛋白质如牛奶、鸡蛋、鱼、虾等。

4. 气候变化

气温突然下降或气压降低,刺激呼吸道,可激发哮喘。

5. 运动

运动性哮喘多见于学龄儿童,运动后突然发病,持续时间较短。病因尚未完全明了。

6. 情绪因素

情绪过于激动,如大笑、大哭引起深吸气,过度吸入冷而干燥的空气可激发哮喘。另外情绪紧张时也可通过神经因素激发哮喘。

7. 药物

药物如阿司匹林可诱发儿童哮喘。

二、发病机制

20世纪70年代和80年代初的"痉挛学说"，认为支气管平滑肌痉挛导致气道狭窄是引起哮喘的唯一原因，因而治疗的宗旨是解除支气管痉挛。80年代和90年代初的"炎症学说"，认为哮喘发作的重要机制是炎性细胞浸润，炎性介质引起黏膜水肿，腺体分泌亢进，气道阻塞。因此，在治疗时除强调解除支气管平滑肌痉挛外，还要针对气道的变应性炎症，应用抗炎药物。这是对发病机制认识的一个重大进展。过敏原进入机体可引发两种类型的哮喘反应。

（一）速发型哮喘反应（immediate asthmatic reaction，IAR）

进入机体的抗原与肥大细胞膜上的特异性IgE抗体结合，而后激活肥大细胞内的一系列酶促反应，释放多种介质，引起支气管平滑肌痉挛而发病。患儿接触抗原后10分钟内产生反应，10～30分钟达高峰，1～3小时过敏原被机体清除，自行缓解，往往表现为突发突止。

（二）迟发型哮喘反应（late asthmatic reaction，LAR）

过敏原进入机体后引起变应性炎症，嗜酸粒细胞、中性粒细胞、巨噬细胞等浸润，炎性介质释放，一方面使支气管黏膜上皮细胞受损、脱落，神经末梢暴露，另一方面使肺部的微血管通透性增加、黏液分泌增加，阻塞气道，使呼吸道狭窄，导致哮喘发作。患儿在接触抗原后一般3小时发病，数小时达高峰。24小时后过敏原才能被清除。

此外，无论轻患者或是急性发作的患者，其气道反应性均高，都可有炎症存在，而且这种炎症在急性发作期和无症状的缓解期均存在。

三、临床表现

起病可急可缓。婴幼儿常有1～2天的上呼吸道感染表现，年长儿起病较急。发作时患儿主要表现为严重的呼气性呼吸困难，严重时端坐呼吸，患儿焦躁不安，大汗淋漓，可出现发绀。肺部检查可有肺气肿的体征：两肺满布哮鸣音（有时不用听诊器即可听到），呼吸音减低。部分患儿可闻及不同程度的湿啰音，且多在发作好转时出现。

根据年龄及临床特点分为婴幼儿哮喘、儿童哮喘和咳嗽变异性哮喘。

哮喘持续发作超过 24 小时，经合理使用拟交感神经药物和茶碱类药物，呼吸困难不能缓解者，称之为哮喘持续状态。但需要指出，小儿的哮喘持续状态不应过分强调时间的限制，而应以临床症状持续严重为主要依据。

四、辅助检查

（一）血常规

白细胞大多正常，若合并细菌感染可增高，嗜酸性粒细胞增高。

（二）血气分析

一般为轻度低氧血症，严重患者伴有二氧化碳潴留。

（三）肺功能检查

呼气峰流速（peak expiratory，PEF）减低，指肺在最大充满状态下，用力呼气时所产生的最大流速；1 秒钟最大呼气量降低。

（四）过敏原测定

可作为发作诱因的参考。

（五）X 线检查

在发作期间可见肺气肿及肺纹理增重。

五、诊断

支气管哮喘可通过详细询问病史做出诊断。不同类型的哮喘诊断条件如下。

（一）婴幼儿哮喘

（1）年龄小于 3 岁，喘憋发作不低于 3 次。

（2）发作时双肺闻及以呼气相为主的哮鸣音，呼气相延长。

（3）具有特异性体质，如湿疹、过敏性鼻炎等。

（4）父母有哮喘病等过敏史。

（5）除外其他疾病引起的哮喘。

符合 1、2、5 条即可诊断哮喘；如喘息发作 2 次，并具有 2、5 条诊断可疑哮喘或喘息性支气管炎；若同时有 3 和（或）4 条者，给予哮喘诊断性治疗。

（二）儿童哮喘

（1）年龄不低于 3 岁，喘息反复发作。

（2）发作时双肺闻及以呼气相为主的哮鸣音，呼气相延长。

（3）支气管舒张剂有明显疗效。

（4）除外其他可致喘息、胸闷和咳嗽的疾病。

疑似病例可选用 1‰肾上腺素皮下注射，0.01mL/kg，最大量不超过每次 0.3mL，或用沙丁胺醇雾化吸入，15 分钟后观察，若肺部哮鸣音明显减少，或 FEV 上升不低于 15%，即为支气管舒张试验阳性，可诊断支气管哮喘。

（三）咳嗽变异性哮喘

各年龄均可发病。①咳嗽持续或反复发作超过 1 个月，特点为夜间（或清晨）发作性的咳嗽，痰少，运动后加重，临床无感染征象，或经较长时间的抗生素治疗无效。②支气管扩张剂可使咳嗽发作缓解（基本诊断条件）。③有个人或家族过敏史，过敏原皮试可阳性（辅助诊断条件）。④气道呈高反应性，支气管舒张试验阳性（辅助诊断条件）。⑤除外其他原因引起的慢性咳嗽。

六、鉴别诊断

（一）毛细支气管炎

此病多见于 1 岁以内的婴儿，病原体为呼吸道合胞病毒或副流感病毒，也有呼吸困难和喘鸣，但其呼吸困难发生较慢，对支气管扩张剂反应差。

（二）支气管淋巴结核

可引起顽固性咳嗽和哮喘样发作，但阵发性发作的特点不明显，结核菌素试验阳性，X线检查有助于诊断。

（三）支气管异物

患儿会出现哮喘样呼吸困难，但患儿有异物吸入或呛咳史，肺部 X 线检查有助于诊断，纤维支气管镜检可确诊。

七、治疗

（一）治疗原则

坚持长期、持续、规范、个体化的治疗原则。

1. 发作期

快速缓解症状、抗炎、平喘。

2. 持续期

长期控制症状、抗炎、降低气道高反应性、避免触发因素、自我保健。

（二）发作期治疗

1. 一般治疗

注意休息，去除可能的诱因及致敏物。保持室内环境清洁，适宜的空气湿度和温度，良好的通风换气和日照。

2. 平喘治疗

（1）肾上腺素能 β_2 受体激动剂：松弛气道平滑肌，扩张支气管，稳定肥大细胞膜，增加气道的黏液纤毛清除力，改善呼吸肌的收缩力。①沙丁胺醇（salbutamol，舒喘灵，喘乐宁）：气雾剂每揿 $100\mu g$。每次 $1\sim2$ 揿，每日 $3\sim4$ 次。0.5% 水溶液每次 $0.01\sim0.03mL/kg$，最大量 1mL，用 $2\sim3mL$ 生理盐水稀释后雾化吸入，重症患儿每 $4\sim6$ 小时一次。片剂每次 $0.1\sim0.15mg/kg$，每天 $2\sim3$ 次。或小于 5 岁每次 $0.5\sim1mg$，$5\sim14$ 岁每次 2mg，每日 3 次。②博利康尼（brethine，特布他林，terbutaline）：每片 2.5mg，$1\sim2$ 岁每次 $1/4\sim1/3$ 片，$3\sim5$ 岁每次 $1/3\sim2/3$ 片，$6\sim14$ 岁每次 $2/3\sim1$ 片，每日 3 次。③其他 β_2 受体激动剂，如丙卡特罗等。

（2）茶碱类：氨茶碱口服每次 3～5mg/kg，每 6～8 小时一次，严重者可静脉给药，应用时间长者，应监测血药浓度。

（3）抗胆碱类药：可抑制支气管平滑肌的 M 样受体，引起支气管扩张，也能抑制迷走神经反射所致的支气管平滑肌收缩。以 β_2 受体阻滞剂更为有效。可用溴化羟异丙托品（ipratropine bromide，atrovent，爱喘乐），对心血管系统作用弱，用药后峰值出现在 30～60 分钟，其作用部位以大中气道为主，而 β_2 受体激动剂主要作用于小气道，故两种药物有协同作用。气雾剂每撤 $20\mu g$，每次 1～2 撤，每日 3～4 次。

3. 肾上腺皮质激素的应用

肾上腺皮质激素可以抑制特应性炎症反应，减低毛细血管通透性，减少渗出及黏膜水肿，降低气道的高反应性，故在哮喘治疗中的地位受到高度重视。除在严重发作或持续状态时可予短期静脉应用地塞米松或氢化可的松外，多主张吸入治疗。常用的吸入制剂有：①丙酸培氯松气雾剂（BDP）：每撤 $200\mu g$。②丙酸氟替卡松气雾剂（FP）：每撤 $125\mu g$。以上药物根据病情每日 1～3 次，每次 1～2 撤。现认为每日 $200～400\mu g$ 是很安全的剂量，重度年长儿可达到 $600～800\mu g$，病情一旦控制，可逐渐减少剂量，疗程要长。

4. 抗过敏治疗

（1）色甘酸钠（sodium cromoglycate，SOG）：能稳定肥大细胞膜，抑制释放炎性介质，阻止迟发性变态反应，抑制气道高反应性。气雾剂每撤 2mg，每次 2 撤，每日 3～4 次。

（2）酮替芬：为碱性抗过敏药，抑制炎性介质释放和拮抗介质，改善 β 受体功能。对儿童哮喘疗效较成人好，对已发作的哮喘无即刻止喘作用。每片 1mg。小儿每次 0.25～0.5mg，1～5 岁 0.5mg，5～7 岁 0.5～1mg，7 岁以上 1mg，每天 2 次。

5. 哮喘持续状态的治疗

哮喘持续状态是支气管哮喘的危症，需要积极抢救治疗，否则会因呼吸衰竭导致死亡。

（1）一般治疗：保证液体入量。因机体脱水时呼吸道分泌物黏稠，阻塞呼吸道使病情加重。一般补1/4～1/5张液即可，补液的量根据病情决定，一般 24 小时液体需要量为1000～1200mL/m²。如有代谢性酸中毒，应及时纠正，注意保持电解质平衡。如患儿烦躁不安，可适当应用镇静剂，但应避免使用抑制呼吸的镇静剂（如吗啡、哌替啶）。如合并细菌感染，应用抗生素。

（2）吸氧：保证组织细胞不发生严重缺氧。

（3）迅速解除支气管平滑肌痉挛：静脉应用氨茶碱、甲基泼尼松龙，超声雾化吸入布地奈德及特布他林。若经上述治疗仍无效，可用异丙肾上腺素静脉滴注，剂量为 0.5mg 加入 10％葡萄糖 100mL 中（5μg/mL），开始以每分钟 0.1μg/kg 缓慢静点，在心电图及血气监测下，每 15～20 分钟增加0.1μg/kg，直到氧分压及通气功能改善，或达 6μg/（kg•min），症状减轻后，逐渐减量维持用药 24 小时。如用药过程中心率达到或超过 200 次/分或有心律失常应停药。

（4）机械通气：严重患者应用呼吸机辅助呼吸。

（三）缓解期治疗及预防

（1）增强抵抗力，预防呼吸道感染，可减少哮喘发病的机会。

（2）避免接触过敏原。

（3）根据不同情况选用适当的免疫疗法，如转移因子、胸腺素、脱敏疗法、气管炎菌苗、死卡介苗。

（4）可用丙酸培氯松吸入，每日不超过 400μg，长期吸入，疗程达 1 年以上；酮替芬用量同前所述，疗程 3 个月；色甘酸钠长期吸入。

总之，哮喘是一种慢性疾病，仅在发作期治疗是不够的，需进行长期的管理，提高对疾病的认识，配合防治、控制哮喘发作、维持长期稳定，提高患者生活质量，这是一个非常复杂的系统工程。

第五节　支气管扩张症

支气管扩张症是以感染及支气管阻塞为根本病因的慢性支气管病患，分为先天性与后天性两种。前者因支气管发育不良，后者常继发于麻疹、百日咳、毛细支气管炎、腺病毒肺炎、支气管哮喘、局部异物堵塞或肿块压迫。本病属于中医"肺络张"范畴，系痰热壅肺，淤阻肺络所致。

一、诊断要点

（一）临床表现

慢性咳嗽、痰多，多见于清晨起床后或变换体位时，痰量或多或少，含稠厚脓液，臭味不重，痰液呈脓性，静置后可分层，反复咳血，时有发热。患儿发育差，发绀，消瘦，贫血。病久可有杵状指（趾）、胸廓畸形，最终可致肺源性心脏病。

（二）实验室检查

1. 血常规

血红蛋白降低，急性感染时白细胞总数及中性粒细胞增高。可见核左移。

2. 痰培养

可获致病菌，多为混合感染。

3. X线胸部平片

早期见肺纹理增多，粗而紊乱。典型后期变化为两中下肺野蜂窝状阴影，常伴肺不张、心脏及纵隔移位。继发感染时可见支气管周围炎症改变，必要时可行肺部 CT 检查。

4. 支气管造影

示支气管呈柱状、梭状、囊状扩张，是确诊及决定是否手术与手术范围的重要手段，宜在感染控制后进行。

二、鉴别诊断

本病与慢性肺结核、慢性支气管炎、肺脓肿、先天性肺囊肿、肺隔离症、肺吸虫病等的鉴别主要在于 X 线表现不同。此外，痰液检查、结核菌素试验、肺吸虫抗原皮试等亦可帮助诊断。

三、中医治疗

（一）辨证论治

1. 风热犯肺（初期）

主证：咳嗽痰多，痰稠色黄，可见血丝，口干欲饮，恶寒发热，咽喉痛痒，头痛，舌红苔薄黄，脉浮数。

治法：疏风清热，辛凉解表。

方药：桑菊饮加减。桑叶、菊花、黄芩、连翘、杏仁、桔梗、薄荷、甘草。

2. 痰热壅肺（急性发作期）

主证：发热咳嗽，痰多浓稠，甚则咳血，口渴喜饮，尿黄便干，苔黄腻，脉滑数。

治法：清热涤痰肃肺。

方药：清金化痰汤加减。桑白皮、黄芩、栀子、知母、贝母、瓜蒌、桔梗、麦冬、橘红、茯苓、冬瓜仁、鱼腥草、白茅根。

3. 肝火犯肺

主证：烦躁易怒，啼哭无常，咳嗽，痰中带血，或咳血深红色，口苦咽干，咳则胸胁牵痛，粪便干结，小便黄，舌红，苔薄黄，脉弦数。

治法：清肝泻肺，和络止血。

方药：黛蛤散合泻白散加减。桑白皮、地骨皮、海蛤壳、青黛、粳米、甘草。

4. 正虚邪恋（缓解期）

主证：咳嗽痰少，咳声无力，痰中带血，口干咽燥，神倦消瘦，舌淡红，脉虚细。

治法：益气养阴，兼清余邪。

方药：人参五味子汤合泻白散加减。人参、白术、茯苓、五味子、麦冬、桑白皮、地骨皮、仙鹤草、藕节、紫菀、阿胶、当归、炙甘草、大枣。

（二）其他疗法

1. 中药成药

咳嗽痰多可选蛇胆川贝液、橘红丸、达肺丸。咯血可选十灰散、云南白药、三七粉。

2. 单方验方

百合方由百合2份，白及3份，沙参与百部各1份组成，诸药研为散剂或制成丸剂，每次3～6g，每日2次，用于恢复期。

3. 针灸

主穴取肺俞、巨骨、尺泽穴，配穴取列缺、孔最、太渊穴。每次针刺3～5穴，平补平泻法，留针5～10分钟，每日1～2次。

四、西医治疗

（一）一般治疗

多晒太阳，呼吸新鲜空气，注意休息，加强营养。

（二）排除支气管分泌物

（1）顺位排痰法每日进行2次，每次20分钟。

（2）痰稠者可服氯化铵，30～60mg/（kg·d），分3次口服。

（3）雾化吸入：在雾化液中加入异丙肾上腺素有利痰液排出。

（三）控制感染

急性发作期选用有效抗生素，针对肺炎链球菌及流感嗜血杆菌有效的抗生素，如阿莫西林、磺胺二甲嘧啶、新大环内酯类药物、二代头孢菌素是合理的选择。疗程不定，至少7～10日。

（四）人免疫球蛋白

对于低丙种球蛋白血症的患儿，人免疫球蛋白替代治疗能够防止支气管扩张病变的进展。

（五）咳血的处理

一般可予止血药，如酚磺乙胺、卡巴克络等。大量咳血可用垂体后叶素 0.3U/kg，溶于 10%葡萄糖注射液内缓慢静脉滴注。

（六）手术治疗

切除病肺为根本疗法。手术指征为：病肺不超过一叶或一侧；反复咳血或反复感染用药物不易控制；体位引流不合作；小儿内科治疗 9～12 个月以上无效；患儿一般情况日趋恶化者。

第七章 循环系统疾病

第一节 先天性心脏病

先天性心脏病（CHD）简称先心病，指胎儿时期心脏血管发育异常所导致的畸形，是小儿最常见的心脏病。发生率为活产婴儿的 4‰～12‰左右。按此比率，我国每年约有 10 万～15 万先心病的患儿出生，如未经治疗，约有 1/3 的患儿在出生后 1 个月内因病情严重和复杂畸形而夭折。近四五十年来，由于心导管检查、心血管造影和超声心动图等的应用，在低温麻醉和体外循环情况下，心脏直视手术的发展以及介入疗法的出现，使临床上先天性心脏病的诊断、治疗和预后都有了显著的进步。

一、病因

先天性心脏病的病因尚未完全明确，但现已了解有内、外两类因素，内在与遗传有关，为染色体异常或多基因突变引起。外在与环境因素有关，环境因素中较为主要的是宫内感染，如风疹、流行性感冒、流行性腮腺炎和柯萨奇病毒感染等。此外，还包括孕母缺乏叶酸、患代谢性疾病（糖尿病、高钙血症、苯丙酮尿症）、接触过量放射线和服用某些药物（抗癌药、抗癫痫药、甲苯磺丁脲）。故对孕妇应加强保健工作，在妊娠早期积极预防风疹、流感等病毒性疾病和避免与有关的致病因素接触，对预防先天性心脏病有重要意义。

二、分类

根据左、右心腔或大动脉之间有无异常通路及血液分流的方向，可将先天性心脏病分为三大类。

（一）左向右分流型（潜在青紫型）

在左、右心或大动脉之间有异常通路，正常情况下由于体循环（左）压力高于肺循环（右），所以血液是从左向右分流，一般不出现青紫。当屏气、剧烈哭闹或任何病理情况致肺动脉和右心压力增高并超过左心压力时，则可使氧含量低的血液自右向左分流而出现青紫，故此型又称潜在青紫型。常见的有室间隔缺损、房间隔缺损和动脉导管未闭等。

（二）右向左分流型（青紫型）

在左、右心或大动脉之间有异常通路，由于畸形的存在，致使右心压力增高并超过左心，使血液从右向左分流或大动脉起源异常时，大量氧含量低的静脉血流入体循环，出现青紫，常见的有法洛四联症、大动脉错位等。

（三）无分流型（无青紫型）

在左、右心或大动脉之间无异常通路或分流，亦无青紫，如主动脉缩窄、肺动脉狭窄等。

三、诊断方法

先天性心脏病的诊断，主要依靠病史、体检和实验室检查三部分，首先仔细的病史询问和体格检查，可以对先天性心脏病做出大致判断，再进一步通过影像学检查明确其类型及具体解剖畸形。

（一）病史

1. 母孕史

询问母亲妊娠最初 3 个月内有无感冒等病毒感染史，是否接触放射线或服用过影响胎儿发育的药物。

2. 常见症状

重型患儿可出现吸奶有间歇、喂养困难、气促、多汗、易呕吐，反复呼吸道感染。有青紫者多发育迟缓，可出现蹲踞现象等。

3．发病年龄

一般在 3 岁以内发现心脏杂音以先天性心脏病的可能性为大。活动或哭闹后出现短暂青紫或持续性青紫，反复出现心力衰竭，均为先天性心脏病的重要症状。

（二）体格检查

1．一般表现

轻型先天性心脏病患儿外观多正常，重型先天性心脏病患儿生长发育较同龄儿落后。有青紫者体格瘦小，智力发育也可能受影响。患儿呼吸多急促，可有杵状指（趾），一般在青紫出现后 1～2 年逐渐形成，眼结膜多充血。同时注意身体其他部位有无伴同的先天性畸形存在，如唇裂、腭裂等。注意颈动脉搏动，肝颈静脉回流征，肝脾大小、质地及有无触痛，下肢有无浮肿等心力衰竭的表现。

2．心脏检查

注意有无心前区隆起，心尖冲动的位置、强弱及范围，有无细震颤，心界大小，心音强弱及各瓣膜区有无杂音及杂音的位置、性质、时期、响度及传导方向，对鉴别先天性心脏病的类型有重要意义。

3．周围血管征

比较四肢动脉搏动及血压，如股动脉搏动微弱或消失，下肢血压低于上肢，提示主动脉缩窄。脉压增高，伴毛细血管搏动和股动脉枪击音，提示动脉导管未闭或主动脉瓣关闭不全等。

（三）辅助检查

1．血常规

血红细胞、血红蛋白和血细胞比容增高，而血氧饱和度降低，提示有青紫型先天性心脏病。

2．X 线检查

可观察心脏的位置、形态、轮廓、搏动、房室有无增大以及有无肺门"舞蹈"等情况。

3．心电图检查

心电图检查能反映心律失常，心脏位置，心房、心室有无肥厚，心肌病变及心脏传导系统的情况。

4．超声心动图

属无创伤性检查技术，能显示心脏内部解剖结构，心脏功能及部分血流动力学信息，如：M 型超声心动图、二维超声心动图、彩色多普勒超声及三维超声心动图。

5．心导管检查

心导管检查是一种有创伤的检查，是先天性心脏病进一步明确诊断和决定手术前的一项重要检查方法之一。可了解心脏及大血管不同部位的氧含量和压力变化，明确有无分流及分流的部位。如导管进入异常通道则更有诊断价值。近年来心导管进一步被用于临床治疗，主要用于非青紫型先心病的介入治疗。

6．心血管造影

通过心导管检查仍不能明确诊断而又需考虑手术治疗的患儿，可做选择性心血管造影。

7．其他

放射性核素心血管造影、磁共振成像、电子束 CT 及多层螺旋 CT 等，以其无创伤性和某些独特的功能也越来越多的应用于先心病的检查。

四、几种临床常见的先天性心脏病

（一）室间隔缺损

室间隔缺损（VSD）是最常见的先天性心脏病，在我国约占小儿先天性心脏病的一半。它可单独存在，也可与其他心脏畸形同时存在。室间隔缺损分型根据缺损位置的不同，可分为以下三种类型。①干下型缺损：位于室上嵴上方，肺动脉瓣或主动脉瓣下。②室间隔膜部缺损：位于室上嵴下方或位于三尖瓣的后方。③室间隔肌部缺损：位于室间隔肌部。

1. 血流动力学改变

在左、右心室间隔处有一异常通路，一般情况下左心室压力高于右心室，血液分流方向是自左向右，所以无青紫。分流致使肺循环血量增多和体循环血量减少，回左心血量增多，使左心房和左心室的负荷加重，出现左房、左室增大。随着病情的发展或分流量大时，可产生肺动脉高压，右室亦增大。当肺动脉高压显著，左向右分流逆转为双向分流或右向左分流，临床出现青紫（持续性），即称艾森－曼格（Eisenmenger）综合征（图 7-1）。

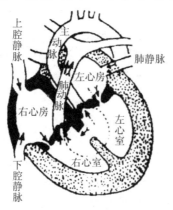

图 7-1　室间隔缺损血液循环示意图

2. 临床表现

（1）症状：小型缺损，缺损小于 5mm 亦称罗杰（Roger）病，可无明显症状，生长发育不受影响。多于常规体检时发现。中型缺损（缺损为 5～15mm）和大型缺损（缺损大于 15mm）时，左向右分流多，表现为：①体循环缺血：影响生长发育，喂养困难、消瘦、乏力、活动后气短。②肺循环充血：易反复出现肺部感染和充血性心力衰竭。③潜在青紫：一般情况下无青紫，当屏气和剧哭等因素使肺循环阻力增高，出现右向左分流时，可暂时出现青紫。有时因扩大的左心房或扩张的肺动脉压迫喉返神经时可出现声音嘶哑。

（2）体征：体检心界扩大，胸骨左缘第 3～4 肋间可闻及Ⅲ级以上粗糙的全收缩期杂音，向四周广泛传导，并可触及收缩期震颤。伴有肺动脉高压者，出现右向左分流时，患儿出现青紫，除杂音外，还有肺动脉区第二心音亢进。

（3）并发症：支气管肺炎、充血性心力衰竭、肺水肿和感染性心内膜炎。

3. 辅助检查

（1）X线检查：小型缺损者，心肺无明显改变，或仅有轻度左心室增大或肺充血；中、大型缺损者心影增大，左、右心室增大，以左心室增大为主，左心房也常增大；大型缺损可出现右心室增大、肺动脉段突出、主动脉影缩小。肺野充血，肺门血管影增粗，透视下可见血管搏动增强，出现肺门"舞蹈"。

（2）心电图检查：小型缺损者正常或有轻度左心室肥大；中、大型缺损者左心室肥大或伴有右心室肥厚。严重合并心力衰竭者可有心肌劳损的图形。

（3）超声心动图：M型超声心动图可见左心室、左心房和右心室内径增宽，主动脉内径缩小。二维超声心动图可显示室间隔回声中断，并可提示缺损的位置和大小。多普勒彩超可直接见到分流的位置、方向和分流量的大小，还能确诊是否为多个缺损。

（4）右心导管检查：右心室血氧含量明显高于右心房，右心室和肺动脉压力升高。有时心导管可通过缺损进入左心室。

4. 治疗

中、小型缺损可在门诊随访，有临床症状如反复呼吸道感染和充血性心力衰竭时进行抗感染、强心、利尿、扩管等内科治疗。大、中型缺损可行体外循环下直视术修补，目前随着介入医学的发展，应用介入疗法越来越多。

（二）房间隔缺损

房间隔缺损（ASD）约占先天性心脏病发病总数的 5％～10％，女性较多见。房间隔缺损根据解剖病变分以下三型。①第一孔（原发孔）未闭型，占 15％。②第二孔（继发孔）未闭型，占 75％。③静脉窦型，占 5％，分上腔型、下腔型。④冠状静脉窦型，占 2%。

1. 血流动力学改变

在左、右房间隔处有一异常通路，一般情况下左心房压力高于右心房压力，分流自左向右，分流量的大小取决于缺损大小。分流造成右心房和右心室负荷过重而产生右心房和右心室增大、肺循环血量增多和体循环血量减少。分流量大时可产生肺循环压力升高，晚期可导致肺小动脉肌层及内膜增厚，管腔狭窄，成年后出现艾森—曼格综合征。当右心房压力高于左心房压力时，则可产生右向左分流，出现青紫（暂时性、持续性）（图 7-2）。

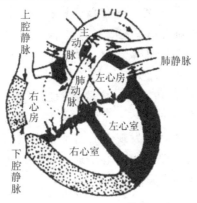

图 7-2 房间隔缺损血液循环示意图

2. 临床表现

（1）症状。缺损小者可无症状，缺损大者表现为：①体循环缺血：生长发育迟缓、气促、乏力、体格瘦小和活动后心悸气促。②肺循环充血：易患呼吸道感染。③潜在青紫：当剧哭、肺炎或心衰时右心房压力超过左心房压力，出现暂时性右向左分流而出现青紫。

（2）体征及体格检查。可见心前区隆起、心尖冲动弥散、心界扩大。由于右心室增大，大量的血液通过正常肺动脉瓣时（形成相对狭窄），在胸骨左缘第 2～3 肋间可闻及Ⅱ～Ⅲ级收缩期喷射性杂音。肺动脉瓣区第二心音亢进并伴有固定分裂。当肺循环血流量超过体循环 1 倍以上时，在胸骨左下第 4～5 肋间隙处可出现三尖瓣相对狭窄的舒张中期杂音。

（3）并发症：支气管肺炎、充血性心力衰竭、肺水肿和感染性心内膜炎。

3. 辅助检查

（1）X 线检查：心脏外形呈轻、中度扩大，以右心房、右心室增大为主，肺动脉段突出，主动脉影缩小；肺野充血，肺门血管影增粗，透视下可见搏动增强，出现肺门"舞蹈"。

（2）心电图检查：典型心电图表现为电轴右偏和不完全性右束支传导阻滞，部分病例尚有右心房和右心室肥大。原发孔型房间隔缺损型常见电轴左偏及左心室肥大。

（3）超声心动图：M 型超声心动图显示右心房、右心室内径增宽及室间隔的矛盾运动。二维超声心动图可见房间隔回声中断，并可显示缺损的位置和大小。多普勒彩超可观察到分流的位置、方向和分流量的大小。

（4）心导管检查：可发现右心房血氧含量高于上、下腔静脉平均血氧含量；心导管可由右心房通过缺损进入左心房。合并肺静脉异位引流者应探查异位引流的肺静脉。

4. 治疗

缺损小于 3mm 的可在 3 个月内自然闭合，缺损大于 8mm 的需手术治疗，一般于 3～5 岁时行体外循环下心脏直视术，反复呼吸道感染、心力衰竭或肺动脉高压者应尽早手术。也可通过介入性心导管术关闭缺损。

（三）动脉导管未闭

动脉导管未闭（PDA）占先天性心脏病总数的 15%～20%，女性较多见。根据导管的大小、长短和形态不同，可分为三型：管型；漏斗型；窗型。

1. 血流动力学改变

正常情况下，主动脉压力大于肺动脉压力，血液自主动脉经动脉导管向肺动脉分流，使体循环缺血、肺循环充血，回流到左心房和左心室的血量增加，出现左心房和左心室增大，肺动脉高压，当肺动脉压力超过主动脉时，即产生右向左分流（图 7-3）。

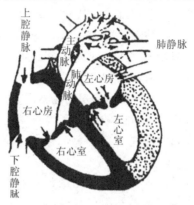

图 7-3　动脉导管未闭血液循环示意图

2. 临床表现

（1）症状：导管细者，分流量小，临床可无症状，仅在体检时发现心脏杂音。导管粗大者，分流量大，表现为：①体循环缺血：心悸、气短、咳嗽、乏力、多汗、生长发育落后。②肺循环充血：易患呼吸道感染和心力衰竭等。③合并严重肺动脉高压时，当肺动脉压力超过主动脉时，即产生右向左分流，造成下半身青紫，称为差异性青紫。偶见扩大的肺动脉压迫喉返神经而引起声音嘶哑。

（2）体征：可见患儿多消瘦，心前区隆起，心尖冲动增强，胸骨左缘第 2 肋间可闻及粗糙响亮的连续性机器样杂音，占据整个收缩期和舒张期，向左锁骨下、颈部和背部传导，杂音最响部位可伴有震颤，肺动脉瓣区第二心音增强，但多被杂音掩盖而不易辨别。当有肺动脉高压或心力衰竭时，主动脉与肺动脉舒张期压力差很小，可仅有收缩期杂音。由于舒张压降低，脉压增大，可见周围血管征（＋），包括水冲脉、指甲毛细血管搏动征和股动脉枪击音等。

（3）并发症：支气管肺炎、充血性心力衰竭、肺水肿和感染性心内膜炎。

3. 辅助检查

（1）X线检查：导管较细、分流量小者可无异常发现，导管粗、分流量大者有左心室和左心房增大，肺动脉段突出，肺野充血，肺门血管影增粗，透视下可见左心室和主动脉搏动增强，出现肺门"舞蹈"征。有肺动脉高压时，右心室亦增大，主动脉影往往有所增大，此特征与室间隔和房间隔不同。

（2）心电图检查：导管细的心电图检查正常。导管粗和分流量大的可有左心室肥大和左心房肥大，合并肺动脉高压时双室肥大，严重时以右心室肥大为主。

（3）超声心动图：M型超声心动图显示左心房、左心室和主动脉内径增宽。二维超声心动图可显示肺动脉与降主动脉之间有导管存在。多普勒彩超可直接见到分流的方向和大小。

（4）心导管检查：肺动脉血氧含量高于右心室。肺动脉和右心室的压力可正常或不同程度升高。部分患儿导管可通过未闭的动脉导管由肺动脉进入降主动脉。

（5）心血管造影：逆行主动脉造影可见主动脉、肺动脉和未闭的动脉导管同时显影。

4. 治疗

为防止心内膜炎，有效治疗和控制心功能不全和肺动脉高压，根据不同年龄和缺损大小不同均采取手术或介入疗法关闭动脉导管。早产儿动脉导管未闭可试用吲哚美辛促进关闭，口服剂量每次0.1～0.2mg/kg，如未关闭可每隔8～12小时重复给药1～2次，总剂量不超过0.6mg/kg，也可用静脉给药。

（四）法洛四联症

法洛四联症（TOF）是存活婴儿中最常见的青紫型先天性心脏病，其发病率占先天性心脏病的10%～15%。1888年法国医师Etienne Fallot详细描述了该病的病理改变及临床表现，故而得名。法洛四联症由4种畸形组成。①肺动脉狭窄，以漏斗部狭窄多见。②室间隔缺损。③主动脉骑跨：主动脉骑跨于室间隔之上。④右心室肥厚，为肺动脉狭窄后右心室负荷加重的结果。以上 4 种畸形中，肺动脉狭窄最重要。

1. 血流动力学改变

由于肺动脉狭窄，血液进入肺循环受阻，右心室压力增高，引起右心室代偿性肥厚。狭窄严重时，右心室压力大于左心室，则出现右向左分流，由于主动脉骑跨于两心室之上，主动脉除接受左心室的血液外，还直接接受一部分来自右心室的静脉血，因而出现青紫。另外由于肺动脉狭窄，肺循环缺血，进行气体交换的血流量减少，更加重了缺氧和青紫的程度。在动脉导管关闭前肺循环量减少程度较轻可减轻肺循环缺血的程度，随着动脉导管的关闭和漏斗部狭窄的逐渐加重，青紫日益明显（图 7-4）。

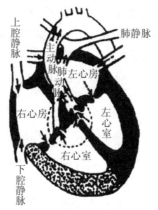

图 7-4　法洛四联症血液循环示意图

2. 临床表现

（1）症状。①青紫：是法洛四联症的主要表现，其出现的早晚、轻重与肺动脉狭窄的程度有关。1/3 患儿出生即有青紫，1/3 在 1 岁内出现青紫，另 1/3 患儿在 1 岁后出现青紫。青紫为全身性，以口唇、甲床、耳垂、鼻尖等毛细血管丰富的浅表部位最明显。由于血氧含量下降，稍一活动，如吃奶、哭闹、活动等即可出现气急和青紫加重。②蹲踞症状：是法洛四联症的突出特点。患儿因动脉氧合不足，活动耐力下降，稍一活动即感心慌、气短、胸闷、呼吸困难，而每于行走或活动时，便主动下蹲休息片刻。由于蹲踞时下肢弯曲，使静脉受压，回心血量减少，减轻了心脏负担；同时下肢动脉受压，使体循环阻力增加，减少左向右分流，暂时缓解缺氧症状，是一种被迫的保护性体位。③阵发性缺氧发作是法洛四联症的重要表现之一。多见于婴儿期，多由吃奶、哭闹、排便、感染、寒冷及创伤等诱发，表现为阵发性呼吸困难，严重者可突发昏厥、抽搐甚至死亡。其原因是肺动脉漏斗部狭窄的基础上，突然发生该处肌部痉挛，引起一时性肺动脉梗阻，使脑缺氧加重所致。发生率约为 20％～25％，2 岁后有自然改善倾向。④并发症脑血栓、脑脓肿及感染性心内膜炎。

（2）体征：患儿体格发育落后，心前区可隆起，心尖冲动有抬举感，胸骨左缘第 2～4 肋间听到Ⅱ～Ⅲ级喷射性收缩期杂音，向心尖和锁骨下传导，可伴有震颤，为肺动脉狭窄所致。肺动脉第二心音减弱或消失，主动脉第二心音增强。由于患儿长期缺氧，致使指、趾端毛细血管扩张增生，局部软组织和骨组织也增生肥大，形成杵状指（趾）。

3. 辅助检查

（1）血常规：周围血红细胞增多，红细胞可达（5.0～8.0）×10^{12}/L，血红蛋白 170～200g/L，血细胞比容增高为 53％～80％，血小板降低，凝血酶原时间延长。

（2）X 线检查：心脏大小正常或稍增大。典型者心影呈靴形，系由右心室肥大使心尖圆钝上翘和肺动脉狭窄使肺门血管影缩小，肺动脉段凹陷所致。肺纹理减少，肺野清晰。

（3）心电图检查：心电轴右偏，右心室肥大，严重者也可右心房肥大。

（4）超声心动图：M 型超声心动图显示右心室内径增宽，流出道狭窄，左心室内径缩小。二维超声心动图可显示主动脉增宽，骑跨于室间隔上。多普勒彩超可见右心室血液直接注入骑跨的主动脉内。

（5）心导管检查：导管较易从右心室进入主动脉，有时能从右心室进入左心室。心导管从肺动脉向右心室退出时，可记录到肺动脉和右心室之间的压力差，根据压力曲线还可判断肺动脉狭窄的类型。主动脉血氧饱和度降低，证明由右向左的分流存在。

（6）心血管造影：造影剂注入右心室，可见主动脉和肺动脉几乎同时显影。主动脉影增粗且位置偏前、稍偏右。此外，尚可显示肺动脉狭窄的部位、程度和肺血管的情况。

4. 治疗

（1）一般护理：平时多饮水，预防感染，及时补充液体，防止并发症。

（2）缺氧发作的治疗：发作轻者使患儿采取胸膝位可以缓解，重者立即吸氧，给予普萘洛尔每次0.1mg/kg，必要时皮下注射吗啡每次0.1～0.2mg/kg。纠正酸中毒可给予 5%的碳酸氢钠1.5～5.0mL/kg静脉注射。经常缺氧者可口服盐酸普萘洛尔 1～3mg/（kg·d）。

（3）外科手术：轻者可于 5～9 岁行根治术，稍重患儿应尽早行根治术。

第二节　病毒性心肌炎

病毒性心肌炎是病毒侵犯心脏所致的、以心肌炎性病变为主要表现的疾病，有的可伴有心包或心内膜炎症改变。本病临床表现轻重不一，预后大多良好，但少数可发生心力衰竭、心源性休克，甚至猝死。

一、病因与发病机制

近年来经动物实验及临床观察证明，可引起心肌炎的病毒有柯萨奇病毒（乙组和甲组）、埃可病毒、脊髓灰质炎病毒、腺病毒、传染性肝炎病毒、流感和副流感病毒、麻疹病毒、单纯疱疹病毒以及流行性腮腺炎病毒等，其中以柯萨奇病毒乙组（1～6 型）最常见。

本病的发病机制尚不完全清楚。一般认为在疾病早期，病毒及其毒素可经由血液循环直接侵犯心肌细胞产生病理变化。临床上可从心肌炎患者的鼻咽冲洗物或粪便中分离出病毒，并在恢复期血清中检测到相应病毒的中和抗体有 4 倍以上的升高，更重要的是从心肌炎死亡病例的心肌组织中直接分离出病毒，并可应用荧光抗体染色技术在心肌组织上找到特异性病毒抗原。这些均有力地支持病毒直接侵犯心脏的学说。另外，临床上在病毒感染后，往往经过一段潜伏期才出现心脏受累的征象，符合变态反应性疾患的规律；患者血中可测到抗心肌抗体的增加。部分患者表现为慢性心肌炎，符合自身免疫反应；这类病例的尸解中常可在心肌内发现免疫球蛋白（IgG）及补体的沉淀等。以上现象说明本病的发病机制有变态反应或自身免疫反应参与。

二、病理

病变分布可为局灶性、散在性或弥漫性，性质多以心肌间质组织和附近血管周围单核细胞、淋巴细胞及中性粒细胞浸润为主，少数为心肌变性，包括肿胀、断裂、溶解及坏死等变化。慢性病例多有心脏扩大、心肌间质炎症浸润及心肌纤维化形成的瘢痕组织，心包可有浆液渗出，个别发生粘连。病变可波及传导系统，甚至导致终生心律失常。

三、临床表现

患者多有轻重不等的前驱症状，主要为发热、周身不适、咽痛、肌痛、腹泻及皮疹等，某些病毒感染疾患，如麻疹、流行性腮腺炎等，则可有其特异性征象。

轻型患儿一般无明显症状，心电图检查可见期前收缩或 T 波降低等改变。心肌受累明显时，患儿常诉心前区不适、胸闷、心悸、头晕及乏力等，心脏有轻度扩大，伴心动过速、心音低钝及奔马律等。心电图检查多表现为频发早搏、阵发性心动过速或Ⅱ度以上房室传导阻滞，可导致心力衰竭及昏厥等。重症患者可突然发生心源性休克，表现为烦躁不安、面色苍白、四肢湿冷及末梢发绀等，可在数小时或数日内死亡。如反复发作心力衰竭，则心脏明显扩大，可并发严重心律失常或栓塞等，预后很差。

体征主要为心尖区第一音低钝，部分有奔马律，一般无明显器质性杂音，伴心包炎者可听到心包摩擦音，心界明显扩大。危重病例可能脉搏微弱及血压下降，两肺出现啰音及肝、脾肿大提示循环衰竭。

四、辅助检查

（一）心电图检查

多数表现为 ST 段偏移和 T 波低平、双向或倒置，可有 QRS 波群低电压。QT 间期延长多发生在重症病例。窦房、房室或室内传导阻滞颇为常见，其中以 I 度房室传导阻滞最多见。各种期前收缩中以室性期前收缩最常见，部分呈多源性；可有阵发性心动过速、心房扑动或颤动，甚至心室颤动。

以上改变虽非特异性，但极为常见，因而成为临床诊断的重要依据。

（二）X 线检查

一般轻型病例心影属正常范围，伴心力衰竭或反复迁延不愈者心脏均有较明显的扩大，合并大量心包积液时则心影显著增大。心脏搏动大多减弱，可伴有肺淤血或肺水肿，有时可见少量胸腔积液。

（三）实验室检查

1. 一般化验

急性期白细胞总数多增高，以中性粒细胞为主，部分病例血沉轻度增快。

2. 血清酶的测定

血清谷草转氨酶（SGOT）和血清门冬氨酸氨基转移酶（AST）在急性期大多增高，但恢复较快。血清肌酸激酶（CK）在早期多有增高，其中以来自心肌的同工酶（CK-MB）为主，且较敏感。血清乳酸脱氢酶（SLDH）特异性较差，但其同工酶在心肌炎早期亦多增高。

3. 病毒学诊断

疾病早期可从咽拭子、咽冲洗液、粪便、血液、心包液中分离出病毒，但需结合血清抗体测定才更有意义。一般采用病毒中和试验、补体结合试验及血凝抑制试验，如恢复期血清抗体静脉滴注度比急性期有 4 倍以上增高，则有助于病原诊断。此外，尚可应用免疫荧光技术及免疫电子显微镜检查等方法证实心肌标本中确有某一型病毒存在。

五、诊断与鉴别诊断

病毒性心肌炎的主要临床诊断依据有下列几项。①急、慢性心功能不全或心脑综合征。②有奔马律或心包摩擦音。③心电图检查系心律失常或明显 ST-T 改变。④心脏扩大。⑤发病同时或 1～3 周前有上呼吸道感染、腹泻等病毒感染史。⑥有明显乏力、苍白、多汗、心悸、气短、胸闷、头晕、心前区痛、手足凉、肌痛等症状中的至少两种，婴儿可有拒食、发绀、四肢凉、双眼凝视等，新生儿可结合母亲流行病学史做出诊断。⑦心尖区第一心音明显低钝或安静时心动过速。⑧病程早期血清肌酸磷酸激酶、谷草转氨酶或乳酸脱氢酶增高。以上各项中尤以前四项诊断意义较大。至于病原体诊断，由于标本取材不易，操作较复杂且需时较长，故多数不能及时做出结论。

临床上需与风湿性心肌炎、先天性心脏病及心内膜弹力纤维增生症等疾病相鉴别。

六、治疗

本病目前尚无特效治疗，可结合具体情况适当选择下列治疗措施。

（一）休息

在急性期至少应休息到热退后 3～4 周。有心功能不全及心脏扩大者应强调绝对卧床休息，以减轻心脏负担。一般总的休息时间不少于 3～6 个月，随后根据具体情况逐渐增加活动量。

（二）激素

可提高心肌糖原含量，促进心肌中酶的活力，改善心肌功能，同时可减轻心肌的炎性反应，并有抗休克作用。一般用于较重的急性病例，病程早期及轻症病例多不主张应用。常用泼尼松（强的松）剂量为每天 1～1.5mg/kg，用 3～4 周，症状缓解后逐渐减量停药，对急症抢救病例可应用地塞米松每天0.2～0.4mg/kg或氢化可的松每天 15～20mg/kg 静脉滴注。

（三）控制心力衰竭

常用地高辛或毛花苷 C（西地兰）等。由于心肌炎患儿对洋地黄制剂较敏感，容易中毒，故剂量应偏小，一般用有效剂量的1/2～2/3 即可。重症加用利尿剂，但需警惕电解质紊乱而引起心律失常。烦躁不安者宜给予苯巴比妥、地西泮（安定）等镇静剂。

（四）大剂量维生素C及能量合剂

维生素 C 可能增加冠状动脉血流量，改善心肌代谢，有助于心肌损害的恢复。一般应用3～5g/d，以葡萄糖液稀释成 10%～25%溶液静脉注射，每 2～3 周为 1 个疗程。

能量合剂有加强心肌营养、改善心肌功能的作用，常用三磷酸腺苷 20mg、辅酶 A 50U、胰岛素4～6U、10%氯化钾 8mL 溶于10%葡萄糖液 250mL 中，静脉滴注，每天或隔天一次。

（五）抢救心源性休克

加速静脉滴注大剂量肾上腺皮质激素或静脉推注大剂量维生素 C 常可获得积极效果。及时应用调节血管紧张度药物，如多巴胺、异丙肾上腺素及间羟胺（阿拉明）等加强心肌收缩力，维持血压及改善微循环。

近年来应用血管扩张剂硝普钠取得良好疗效，常用剂量为 5～10mg 溶于 100mL 5%葡萄糖溶液中，开始按每分钟 0.2μg/kg 的速度静脉滴注，以后每隔 5 分钟增加 0.1μg/kg，直到获得疗效或血压降低。最大剂量不超过每分钟 4～5μg/kg。不良反应有疲乏、出汗、恶心、头痛、肌痉挛等,停药后即消失。亦可应用酚妥拉明,剂量为每分钟 $1\sim20\mu g/kg$,主要扩张小动脉,可增强心肌收缩力。

第三节 感染性心内膜炎

一、病因及发病机制

(一) 病因

1. 心脏的原发病变

感染性心内膜炎患儿中绝大多数均有原发性心脏病,其中以先天性心脏病最为多见。室间隔缺损最易罹患心内膜炎,其他依次为法洛四联症、主动脉瓣狭窄、主动脉瓣二叶畸形,动脉导管未闭、肺动脉瓣狭窄等。后天性心脏病中,风湿性瓣膜病占 14%,通常为主动脉瓣及二尖瓣关闭不全。二尖瓣脱垂综合征也可并发感染性心内膜炎。发生心内膜炎的心脏病变常因心室或血管内有较大的压力阶差,产生高速的血液激流,而经常冲击心内膜面使之遭受损伤所致。心内膜下胶原组织暴露,血小板及纤维蛋白在此凝聚、沉积,形成无菌性赘生物。当菌血症时,细菌在上述部位黏附、定居并繁殖,形成有菌赘物,受累部位多在压力低的一例,如室间隔缺损感染性赘生物在缺损的右缘,三尖瓣的隔叶与肺动脉瓣、动脉导管未闭在肺动脉侧,主动脉关闭不全在左室等。约 8% 患儿无原发性心脏病变,通常由于毒力较强的细菌或真菌感染引起,如金黄色葡萄状球菌、念珠菌等,见于 2 岁以下婴儿及长期应用免疫抑制剂者。

2. 病原体

过去以草绿色(即溶血性)链球菌最多见,约占半数以上。近年来,葡萄球菌有增多趋势;其次为肠球菌、肺炎双球菌、β 溶血性链球菌,还有大肠杆菌、绿脓杆菌及嗜血杆菌。真菌性心内膜炎的病原体以念珠菌属、曲霉菌属及组织胞浆菌属较多见。人工瓣膜及静脉注射麻醉剂的药瘾者,以金黄色葡萄球菌、绿脓杆菌及念珠菌属感染多见。

3. 致病因素

在约 1/3 患儿的病史中可追查到致病因素,主要为纠治牙病及扁桃体摘除术。口腔及上呼吸道手术后发生的心内膜炎多为草绿色链球菌感染;脓皮病、导管检查及心脏手术之后的心内膜炎,常为金黄色或白色葡萄球菌感染;而肠道手术后的心内膜炎,则多为肠球菌或大肠杆菌感染。

(二) 发病机制

1. 喷射和文丘里效应

机械和流体力学原理在发病机制中似乎很重要。实验证明,将细菌气溶胶通过文丘里管喷至气流中,可见高压源将感染性液体推向低压槽中,形成具有特征性的菌落分布。在喷出高压源小孔后的低压槽中总是出现最大的沉淀环。这一模型有助于解释发生在不同心瓣膜和室间隔病损分布,亦可解释二尖瓣关闭不全发生感染性心内膜炎时瓣膜心房面邻近部位的特征性改变。当血流从左心室通过关闭不全的二尖瓣膜时,可发生文丘里效应,即血流通过狭窄的瓣膜孔后,压强降低,射流两侧产生涡流,悬浮物沉积两侧,使心房壁受到损害。主动脉瓣关闭不全时赘生物易发生在主动脉小叶心室面或腱索处。小型室内隔缺损,损害常发生右室面缺损处周围或与缺损相对的心室壁,后者为高速血流喷射冲击引起的损伤。其他如三尖瓣关闭不全、动静脉瘘、动脉导管未闭亦可根据文丘里效应预测其心内膜受损的部位。心脏先天性缺损血液分流量小或充血性心衰时,因缺损两侧压力阶差不大,故不易发生心内膜炎,这可能就是为什么单纯性房间隔缺损罕见心内膜炎,而小型室间隔缺损较易发生的原因。

2. 血小板—纤维素栓

喷射文丘里效应损伤心脏心内膜面。在此基础上发生血小板—纤维素栓，而形成无菌性赘生物。

3. 菌血症和凝集抗体

正常人可发生一过性菌血症，多无临床意义。但当侵入细菌的侵袭力强，如有循环抗体凝集素可有大量细菌黏附于已有的血小板—纤维素血栓上定居、繁殖，即可发病。

4. 免疫学因素

感染性心内膜炎的发病与免疫学因素有关。许多感染性心内膜患者血液中 IgG、IgM、巨球蛋白、冷球蛋白升高，类风湿因子阳性。肾脏损害，动脉内膜炎均支持免疫发病机制。有人对该症的淤血、条纹状出血、皮下小结做镜检，发现血管周围有细胞浸润及其他血管炎的表现。认为可能为过敏性血管炎。

二、临床表现

（一）病史

大多数患者有器质性心脏病，部分患者发病前有龋齿、扁桃体炎、静脉插管或心内手术史。

（二）临床症状

可归纳为三方面：①全身感染症状。②心脏症状。③栓塞及血管症状。

（1）一般起病缓慢，开始时仅有不规则发热，患者逐渐感觉疲乏、食欲缺乏、体重减轻、关节痛及肤色苍白。病情进展较慢，数日或者数周后出现栓塞征象，淤点见于皮肤与黏膜，指甲下偶尔见线状出血，或偶尔在指、趾的腹面皮下组织发生小动脉血栓，可摸到隆起的紫红色小结节，略有触痛，称欧氏小结。病程较长者则见杆状指、趾，故非青紫型先天性心脏病患儿出现杆状指、趾时，应考虑本病。

（2）心脏方面：若原有杂音的，其性质可因心瓣膜的赘生物而有所改变，变为较响较粗；原无杂音者此时可出现杂音，杂音特征为乐音性且易多变。约一半患儿由于心瓣膜病变、中毒性心肌炎、心肌脓肿等而导致充血性心力衰竭。

（3）其他症状：视栓塞累及的器官而异，一般为脾脏增大、腹痛，便血、血尿等，脾增大有时很显著，但肝的增大则不明显。并发于先天性心脏病时，容易发生肺栓塞，则有胸部剧痛、频咳与咯血，叩诊有实音或浊音，听诊时呼吸音减弱，须与肺炎鉴别。往往出现胸腔积液，可呈血色，并在短期内屡次发作上述肺部症状，约30％患者发生脑动脉栓塞，出现头痛、呕吐，甚至偏瘫、失语、抽搐及昏迷等。由脑栓塞引起的脑膜炎，脑脊液细菌培养往往阴性，糖及氯化物也可正常，与结核性或病毒性脑膜炎要仔细鉴别。神经症状的出现一般表示患者垂危。

（4）毒力较强的病原体如金黄色葡萄球菌感染，起病多急骤，有寒战、高热、盗汗及虚弱等全身症状，以脓毒败血症为主。肝、肾、脾、脑及深部组织可发生脓疡，或并发肺炎、心包炎、脑膜炎、腹膜炎及骨髓炎等，累及心瓣膜时可出现杂音、心脏扩大及充血性心力衰竭，栓塞现象较多见。病情进展急剧时，可在数日或数周危及生命。如早期抢救，可在数周内恢复健康。心瓣膜损伤严重者，恢复后可遗留慢性心脏瓣膜病。

三、辅助检查

（一）一般血液检查

常见的血象为进行性贫血与白细胞增多，中性粒细胞升高。血沉增快，C-反应蛋白阳性。血清球蛋白常常增多，甚至清蛋白、球蛋白比例倒置，免疫球蛋白升高，循环免疫复合物及类风湿因子阳性。

（二）血培养

血液培养是确诊的关键，对疑诊者不应急于用药，宜于早期重复地做血培养，并保留标本至2周之久，从而提高培养的阳性率，并做药敏试验。有人认为，在体温上升前1～2小时，10～15分钟采血1次，连续6次，1～2天内多次血培养的阳性率较分散于数日做血培养为高。血培养阳性率可达90％，如已用抗生素治疗，宜停用抗生素3天后采取血标本做培养。

（三）超声心动图

能检出赘生物的额外回波，大于 2mm 的赘生物可被检出。应用 M 型超声心动图仪或心脏超声切面实时显像可探查赘生物的大小及有关瓣膜的功能状态，后者显示更佳。超声检查为无害性方法，可重复检查，观察赘生物大小及瓣膜功能的动态变化，了解瓣膜损害程度，对决定是否做换瓣手术有参考价值。诊断依据以上临床表现，实验室检查栓塞现象和血培养阳性者即可确诊。

四、治疗

（一）抗生素

应争取及早应用大剂量抗生素治疗，不可因等待血培养结果而延期治疗，但在治疗之前必先做几次血培养，因培养出的病原菌及其药物敏感试验的结果，对选用抗生素及剂量有指导意义；抗生素选用杀菌力强，应两种抗生素联合使用，一般疗程为 4～6 周。对不同的病原菌感染应选用不同的抗生素，参考如下。

1. 草绿色链球菌

首选青霉素 G 20～30 万 U/（kg·d），最大量 2000 万 U/d，分 4 次静脉滴注，1 次/6 小时，疗程 4～6 周。并加用庆大霉素 4～6mg/（kg·d），静脉滴注，每 8 小时 1 次，疗程 2 周。疗效不佳，可于 5～7 天后加大青霉素用量。对青霉素过敏者，可换用头孢菌素类或万古霉素。

2. 金黄色葡萄球菌

对青霉素敏感者选用青霉素 2000 万 U/d，加庆大霉素，用法同草绿色链球菌治疗，青霉素疗程 6～8 周。耐药者用新青霉素 Ⅱ（苯甲异噁唑青霉素）或新青霉素 Ⅲ（萘夫西林）200～300mg/（kg·d），分 4 次静脉滴注，每 6 小时 1 次，疗程 6～8 周，加用庆大霉素静脉滴注 2 周。或再加利福平口服 15～30mg/（kg·d），分 2 次，疗程 6 周。治疗不满意或对青霉素过敏者可用头孢菌素类，选用头孢菌素 Ⅰ（头孢噻吩）、头孢菌素 Ⅴ（头孢唑啉）或头孢菌素 Ⅳ（头孢拉定）200mg/（kg·d），分

4 次，每 6 小时静脉滴注，疗程 6～9 周，或用万古霉素 40～60mg/（kg·d），每日总量不超过 2g，每 8～12 小时 1 次，分 2～3 次静脉滴注，疗程 6～8 周。表皮葡萄球菌感染治疗同金黄色葡萄球菌。

3. 革兰阴性杆菌或大肠杆菌

用氨苄西林 300mg/（kg·d）。分 4 次静脉滴注，每 6 小时 1 次，疗程 4～6 周；或用第 2 代头孢菌素类，选用头孢哌酮（先锋必素）或头孢噻肟二嗪 200mg/（kg·d），分 4 次静脉滴注，每 6 小时 1 次；头孢曲松可分 2 次注射，疗程 4～6 周；并加用庆大霉素 2 周，绿脓杆菌感染也可加用羟苄西林 200～400mg/（kg·d），分 4 次静脉滴注。

4. 肠球菌

用青霉素 2000 万 U/d，或氨苄西林 300mg/（kg·d），分 4 次，1 次/6 小时静脉滴注，疗程 6～8 周，并加用庆大霉素。对青霉素过敏者，可换用万古霉素或头孢菌素类。

5. 真菌

用两性霉素 B，开始用量 0.1～0.25mg/（kg·d），以后每日逐渐增加 1mg/（kg·d），静脉滴注 1 次。可合用 5-氟胞嘧啶 50～150mg/（kg·d），分 3～4 次服用。

6. 病菌不明或术后者

用新青霉素 Ⅲ 加氨苄西林及庆大霉素；或头孢菌素类如头孢哌酮；或用万古霉素。

（二）其他治疗

其他治疗包括休息、营养丰富的饮食、铁剂等，必要时可输血。并发心力衰竭时，应用洋地黄、利尿剂等。并发于动脉导管未闭的感染性动脉内膜炎病例，经抗生素治疗仍难以控制者，手术矫正畸形后，继续抗生素治疗常可迅速控制并发动脉内膜炎。

在治疗过程中，发热先退，自觉症状好转，淤斑消退，尿中红细胞消失较慢，约需 1 个月或更久；白细胞恢复也较慢，血沉恢复需1.5个月左右，终止治疗的依据为：体温、脉搏正常，自觉情况良好，体重增加，栓塞现象消失，血象及血沉恢复正常等，如血培养屡得阴性，则更可靠。停止治疗后，应随访2年。以便对复发者及时治疗。

第四节　原发性心肌病

原发性心肌病分为扩张（充血）型心肌病、肥厚型心肌病和限制型心肌病。扩张型以心肌细胞肥大、纤维化为主，心脏和心腔扩大，心肌收缩无力。肥厚型以心肌肥厚为主，心室腔变小，舒张期容量减少。若以心室壁肥厚为主，为非梗阻性肥厚型心肌病；以室间隔肥厚为主，左室流出道梗阻，为梗阻性肥厚型心肌病。限制型以心内膜及心内膜下心肌增厚、纤维化，心室以舒张障碍为主，此型小儿少见。

一、诊断要点

（一）扩张（充血）型心肌病

1. 临床表现

多见于学龄前及学龄儿童，部分病例可能是病毒性心肌炎发展而来。缓慢起病，早期活动时感乏力、头晕，进而出现呼吸困难、咳嗽、心慌、胸闷、浮肿、肝大等心力衰竭症状。心动过速，心律失常，心尖部第一心音减弱，有奔马律，脉压低。易出现脑、肺及肾栓塞。

2. X线

心影增大如球形，心搏减弱，肺淤血。

3. 心电图检查

左室肥大最多，ST 段、T 波改变，可有室性期前收缩、房室传导阻滞等。

4．超声心动图

心腔普遍扩大，左室为著。左室壁运动幅度减低。

（二）肥厚型心肌病

1．临床表现

可有家族史，缓慢起病，非梗阻型症状较少，以活动后气喘为主。梗阻型则有气促、乏力、头晕、心绞痛或昏厥，可致猝死。心脏向左扩大，胸骨左缘 $2\sim4$ 肋间有收缩期杂音。

2．X 线

心影稍大，以左室增大为主。

3．心电图检查

左室肥厚及 ST 段、T 波改变，Ⅰ、aVL 及 V_5、V_6 导联可出现 Q 波（室间隔肥厚所致），室性期前收缩等心律失常。

4．超声心动图

心肌非对称性肥厚，向心腔突出；室间隔厚度与左室后壁厚度的比值大于 $1.3:1$；左室流出道狭窄，左室内径变小；收缩期二尖瓣前叶贴近增厚的室间隔。

（三）限制型心肌病

1．临床表现

缓慢起病，活动后气促。以右室病变为主者，出现类似缩窄性心包炎表现，如肝大、腹水、颈静脉怒张及浮肿；以左室病变为主者，有咳嗽、咳血、端坐呼吸等。

2．X 线

心影扩大，肺淤血。

3．心电图检查

P 波高尖，心房肥大，房性期前收缩，心房纤颤，ST-T 改变，P-R 间期延长及低电压。

4．超声心动图

示左、右心房扩大；心室腔正常或略变小；室间隔与左室后壁有向心性增厚；心内膜回声增粗；左室舒张功能异常。

二、鉴别诊断

（1）扩张（充血）型心肌病应与风湿性心脏病、先天性心脏病、心包积液相鉴别。风心病有风湿热及瓣膜性杂音；先心病常较早出现症状，心脏杂音大多较响；心包积液在超声心动图检查时可见积液。

（2）肥厚型心肌病应与主动脉瓣狭窄相鉴别。主动脉瓣狭窄有主动脉瓣区收缩期喷射性杂音，第二心音减弱，X线升主动脉可见主动脉瓣狭窄后扩张，超声心动图检查示主动脉瓣开口小。

（3）限制型心肌病应与缩窄性心包炎相鉴别。缩窄性心包炎有急性心包炎病史，X线心包膜钙化，超声心动图示心包膜增厚。

三、西医治疗

（1）有感染时应积极控制感染。

（2）心律失常治疗参见"心律失常"相关内容。

（3）促进心肌能量代谢药如三磷腺苷、辅酶 A、细胞色素 C、辅酶 Q_{10}、维生素 C、极化液（10％葡萄糖注射液 250mL、胰岛素 6U、10％氯化钾 5mL），有辅助治疗作用。

（4）心力衰竭时按心力衰竭处理，但洋地黄类药剂量宜偏小（用一般量的 1/2～2/3），并宜长期服用维持量。

（5）对发病时间较短的早期患儿，或并发心源性休克、严重心律失常或严重心力衰竭者，可用泼尼松开始量 2mg/（kg·d），分 3 次口服，维持 1～2 周逐渐减量，至 8 周左右减量至 0.3mg/（kg·d），并维持此量至 16～20 周，然后逐渐减量至停药，疗程半年以上。

（6）梗阻性肥厚型心肌病，可用 β-受体阻滞药降低心肌收缩力，以减轻流出道梗阻，并有抗心律失常作用，可选用普萘洛尔 3～4mg/（kg·d），分 3 次口服，根据症状及心律调节剂量，可增加到每日 120mg，分 3 次服。一旦确诊，调节适当剂量后，应长期服用。因洋地黄类药及异丙肾上腺素等可加重流出道梗阻，应避免使用，利尿药和血管扩张药物均不宜用。流出道梗阻严重的可行手术治疗或心脏移植。

四、中医治疗

（一）辨证论治

1. 心脾气虚

主证：心悸善惊，心神不安，头晕乏力，动则气促，时有咳喘，面色苍白，腹胀纳呆，舌淡苔白，脉细数无力。

治法：健脾养心。

方药：养心汤加减。柏子仁、酸枣仁、远志、茯神、当归、川芎、党参、黄芪、桂枝、甘草、法半夏、五味子。

2. 心阴不足

主证：心悸气短，心烦胸闷，颧红盗汗，手足心热，口舌干燥，舌红少苔，脉细数或结、代。

治法：滋养心阴。

方药：生脉散加减。西洋参、麦冬、五味子、玄参、丹参、茯神、酸枣仁、甘草。

3. 心血淤阻

主证：心悸气短，心胸闷痛，痛有定处，头晕昏厥，面色暗晦，肝大腹胀，肢麻乏力，唇口发绀，舌质暗，有淤点、淤斑，脉细涩、结、代。

治法：理气活血。

方药：丹参饮加味。丹参、檀香、砂仁、当归、川芎、参三七、大腹皮、茯神、甘草。

4. 心肾阳虚

主证：心慌气促，动则尤甚，咳喘心悸，端坐呼吸，形寒肢冷，面色苍白，肢体浮肿，舌质暗淡，苔白而腻，脉细涩、结、代。

治法：温阳利水。

方药：苓桂术甘汤合真武汤加减。茯苓、桂枝、附子、白术、大腹皮、甘草、人参、葶苈子。

（二）其他疗法

（1）丹参注射液：每次 0.25～0.5mL/kg，加入 10％葡萄糖注射液 100～250mL 中静脉滴注，每日 1 次，2～4 周为 1 个疗程，用于心血淤阻。

（2）生脉注射液：20～40mL，加入 10％葡萄糖注射液250mL 中静脉滴注，每日 1 次，2～4 周为 1 个疗程，用于心气心阴不足。

（3）参附注射液（红参、附子、丹参）20～40mL，加入 10％葡萄糖注射液 250mL 中静脉滴注，每日1～2 次，用于心肾阳虚。

第八章 泌尿系统疾病

第一节 急性肾小球肾炎

急性肾小球肾炎（AGN）常简称急性肾炎。广义上是指一组病因不一，临床表现为急性起病，多有前驱感染，以血尿为主，伴不同程度蛋白尿，可有水肿、高血压或肾功能不全为特点的肾小球疾病。临床上绝大多数属急性链球菌感染后肾小球肾炎。本症是小儿时期最常见的一种肾脏病。年龄以 3～8 岁多见，2 岁以下罕见。男女比例约为 2：1。

一、病因

根据流行病学、免疫学及临床方面的研究，证明急性肾小球肾炎是由 β-溶血性链球菌 A 组感染引起的一种免疫复合物性肾小球肾炎。

在 β-溶血性链球菌 A 组中，由呼吸道感染所致肾炎的菌株以 12 型为主，少数为 1、3、4、6、26、49 型，引起肾炎的侵袭率约 5％。由皮肤感染引起肾炎则以 49 型为主，少数为 2、55、57 和 60 型，侵袭率可达 25％。

二、诊断

（一）临床表现

1. 前驱感染

病前 1～3 周多有上呼吸道感染、扁桃体炎、猩红热等，或有脓皮病、淋巴结炎。

2．临床症状

急性起病，以水肿、高血压、血尿为三大主症。水肿是易被家长发现的症状，多见于眼睑及下肢，晨起明显。血尿为另一常见主诉，可为洗肉水样，也可为深茶色尿。此外，可有乏力、头痛、头晕、恶心、腹痛、腰部钝痛等症状。查体除可凹性水肿外，常有血压增高。

3．严重病例

严重病例有以下几种表现。

（1）严重的循环充血：烦躁，气急，端坐呼吸，肺底湿啰音，心率增快，甚至奔马律、肝大等。

（2）高血压脑病：表现有头痛、呕吐、一过性视力障碍，甚至惊厥、昏迷。

（3）急性肾衰竭：持续尿少、严重氮质血症、电解质紊乱（高钾、低钠、高磷血症）、代谢性酸中毒等。

4．不典型病例

（1）无症状性急性肾炎：为亚临床病例，有链球菌感染史或密切接触史，但无明显临床表现；血补体测定常呈规律性降低，继之恢复的动态变化。

（2）肾外症状性肾炎：患儿无明显尿液改变，但临床有水肿、高血压，甚至呈急性循环充血、高血压脑病。如行反复尿化验及血补体水平的动态观察，多可发现其异常。

（3）具肾病表现的急性肾炎：以急性肾炎起病，但水肿和蛋白尿突出；呈肾病综合征的表现。

5．典型病例

一般于2～4周内利尿消肿、肉眼血尿消失、血压恢复正常。尿化验逐步恢复。一般病程不超过6个月。

（二）实验室检查

（1）尿液检查以血尿为主要表现。尿沉渣红细胞大于5个/HPF，沉渣中红细胞管型有诊断意义。相差显微镜下红细胞形态60%以上为变异形。

（2）尿蛋白定性常（＋）～（＋＋），且与血尿程度相平行。尿蛋白以清蛋白为主，持续3～4周，恢复先于血尿的消失。

（3）常有轻至中度贫血。红细胞沉降率增快，2～3个月恢复正常。

（4）血清补体C_3和C_4均下降，尤其是C_3下降，6～8周恢复正常。

（5）血清抗链球菌溶血素"O"（ASO）阳性率为50％～80％，50％患者半年内恢复。

（6）脓皮病引起的肾炎ASO往往不高，可测血清抗脱氧核糖核酸抗体和抗透明质酸酶（AH）。

（7）肾功能检查：暂时性血尿素氮（BUN）及肌酐（Cr）升高，肌酐清除率（Ccr）下降。

三、鉴别诊断

（一）慢性肾炎急性发作

链球菌感染可诱发，水肿呈凹陷性，有显著贫血，持续高血压，氮质血症。尿常规以蛋白尿为主，尿比重固定在1.010左右，BUN升高，ASO可升高。

（二）其他病原感染后肾炎

许多细菌、病毒、真菌、寄生虫、螺旋体等感染后，临床可表现为急性肾炎综合征，根据病史和各自的临床特点予以鉴别。

（三）IgA肾病

以血尿为主要症状，表现为反复发作性肉眼血尿，多在上呼吸道感染后24～48小时出现血尿，多无水肿、高血压，血清补体C_3正常。确诊靠肾活检病理检查。

（四）原发性肾病综合征

有肾病表现的急性肾炎需与此鉴别。肾病综合征以大量蛋白尿及低蛋白血症为特征，急性肾炎有血尿，多无低蛋白血症。鉴别要点为肾病理检查，肾病综合征为微小病变或其他慢性肾小球损害的病理改变，急性肾炎可呈弥漫性毛细血管内增生性肾炎。

四、治疗

(一) 一般治疗

急性期卧床 2～3 周，直到肉眼血尿消失、水肿消退、血压正常，即可下床轻微活动。红细胞沉降率正常后可上学，但仅限于完成课堂作业。尿常规正常 3 个月后方可恢复体力活动。

(二) 饮食和入量

对有水肿、血压高者用免盐或低盐饮食。水肿重且尿少者限水。对有氮质血症者限制蛋白质摄入。小儿于短期内应用优质蛋白，可按 0.5g/kg 计算。注意以糖类等提供热量。

(三) 感染灶的治疗

对有咽部、皮肤感染灶者应给予青霉素或其他敏感药物治疗 7～10 日。

(四) 对症治疗

有明显水肿应利尿消肿，高血压者适当降血压。

1. 利尿

对经限水、限盐、卧床休息治疗后仍存在明显水肿者，应使用利尿剂治疗。如氢氯噻嗪，剂量为每日 1～2mg/kg，分 2～3 次口服；肾功能受损及噻嗪类效果不明显者，可应用袢利尿剂，如注射呋塞米每次 1～2mg/kg，必要时 6～8 小时后可重复应用。禁止使用渗透性利尿剂和保钾利尿剂，如螺内酯。

2. 控制血压

(1) 理想的血压：即尿蛋白低于 1g/d 时，血压应在 17.3/10.6 kPa (130/80mmHg) 以下；尿蛋白超过 1g/d 时，血压应在 16.6/10 kPa (125/75mmHg) 以下。

(2) 降压治疗：如经休息、控制饮食及利尿后舒张压仍大于 12.0 kPa (90mmHg) 时，可考虑降压治疗。①硝苯地平：为降压首选药物，属钙拮抗剂，剂量为 0.2～0.3mg/ (kg·d)，每日 3～4 次口服。②卡托普利：初始剂量为每日 0.3mg/kg，之后视病情变化可增量，最大用量为每日 2mg/kg，与硝苯地平交替使用降压效果更好。

（五）严重病例的治疗

（1）严重循环充血者，应减轻心脏负担（休息，限水、限盐，减少饮食、少量多次、利尿，降压）。

（2）表现有肺水肿者可加用硝普钠 5～20mg 加入 10％葡萄糖液 100mL 中，以 1μg/（kg·min）速度静脉滴注。用药时严密监测血压，以防发生低血压。根据血压调整速度，但最高每分钟不超过 8μg/kg。本药应新鲜配制，输液瓶以黑纸覆盖以避光。药物治疗无效可予透析治疗。

（3）高血压脑病用强有力的利尿、降压药，首选硝普钠治疗，有惊厥者应镇静、降颅压。

（4）对于急性肾衰竭的治疗，当呋塞米常规剂量无效时，可增加至每次 5mg/kg。若仍无利尿效果，则不必再用。24 小时入液量控制在 400mL/m^2。必须及时处理水潴留、高钾血症和低钠血症等危及生命的水、电解质紊乱，必要时采用透析治疗。

五、预后

小儿急性肾炎预后良好。目前病死率降至 0.5％～2.0％，其死因主要为肾衰竭。绝大多数患儿 2～4 周内肉眼血尿消失，经利尿消肿，血压逐渐恢复，残余少量蛋白尿及镜下血尿多于 6 个月内消失，少数迁延 1～3 年，但其中多数仍可恢复。发生慢性肾炎者极少。病初有肾病综合征表现者其远期预后大都不佳，故此类患儿需长期随访，有条件应作肾活检，以利判断预后，得到更合理治疗。

第二节　慢性肾小球肾炎

慢性肾小球肾炎是指各种原发性或继发性肾炎病程超过 1 年，伴有不同程度的肾功能不全和（或）持续性高血压、预后较差的肾小球肾炎。其病理类型复杂，常见有膜性增殖性肾炎、局灶节段性肾小球硬化、膜性肾病等。此病在儿科少见，为慢性肾功能不全最常见的原因。

一、临床表现

慢性肾小球肾炎起病缓慢，病情轻重不一，临床一般可分为普通型、肾病型、高血压型、急性发作型。

（一）共同表现

1. 水肿

均有不同程度的水肿。轻者仅见于颜面部、眼睑及组织松弛部位，重者则全身普遍水肿。

2. 高血压

部分患者有不同程度的高血压。血压升高为持续性或间歇性，以舒张压中度以上升高为特点。

3. 蛋白尿及（或）尿沉渣异常

持续性中等量的蛋白尿及（或）尿沉渣异常，尿量改变，夜尿增多，尿比重偏低或固定在1.010左右。

4. 贫血

中、重度贫血，乏力，生长发育迟缓，易合并感染、低蛋白血症或心功能不全。

5. 其他

不同程度的肾功能不全、电解质紊乱。

（二）分型

凡具备上述各临床表现均可诊断为慢性肾小球肾炎。

1. 普通型

无突出特点者。

2. 高血压型

高血压明显且持续升高者。

3. 肾病型

突出具备肾病综合征特点者。

4．急性发作型

感染劳累后短期急性尿改变加重和急剧肾功能恶化，经过一段时期后，恢复至原来的状态者。

（三）实验室检查

1．尿常规

尿蛋白可从（＋）～（＋＋＋＋），镜检有红细胞及各类管型，尿比重低且固定。

2．血常规

呈正色素、正细胞性贫血。

3．肾功能检查

肾小球滤过率下降，内生肌酐清除率、酚红排泄试验均降低；尿素氮及肌酐升高，尿浓缩功能减退。

4．其他

部分患者尿 FDP 升高，血清补体下降，红细胞沉降率增快，肾病型可示低蛋白血症、高胆固醇血症。

二、诊断

肾小球肾炎病程超过 1 年，尿变化包括不同程度的蛋白尿、血尿和管型尿，伴有不同程度的肾功能不全和（或）高血压者，临床诊断为慢性肾炎。尚需排除引起小儿慢性肾功能不全的其他疾病，如泌尿系先天发育异常或畸形、慢性肾盂肾炎、溶血尿毒综合征、肾结核、遗传性肾病等。

三、治疗

目前尚无特异治疗，治疗原则为：去除已知病因，预防诱发因素，对症治疗和中西医结合的综合治疗。有条件的最好根据肾组织病理检查结果制订其具体治疗方案。

（一）一般措施

加强护理，根据病情合理安排生活制度。

（二）调整饮食

适当限制蛋白的摄入，以减轻氮质血症。蛋白质以每日 1g/kg 为宜，供给优质的动物蛋白如牛奶、鸡蛋、鸡、鱼等。根据水肿及高血压的程度，调整水和盐的摄入。

（三）防治感染

清除体内慢性病灶。

（四）慎重用药

必须严格掌握各种用药的剂量及间隔时间，勿用肾毒性药物。

（五）激素及免疫抑制剂

尚无肯定疗效。常规剂量的激素和免疫抑制剂治疗无效。但大剂量的激素可加重高血压和肾功能不全，应慎用。

有报道用：①甲基泼尼松龙冲击疗法。②长程大剂量泼尼松治疗，每日 1.5～2mg/kg，每日晨服，持续 5～23 个月以后减量至 0.4～1mg/kg，隔日顿服，间断加用免疫抑制剂或潘生丁，抗凝治疗，经 3～9 年的长程持续治疗，使部分患儿症状减轻、病情进展缓慢，以延长生命。

（六）透析治疗

病情发展至尿毒症时，可以进行透析治疗，等待肾移植。

第三节　肾病综合征

肾病综合征是由各种原因引起肾小球滤过膜对血浆蛋白通透性增高，导致大量蛋白尿的临床综合征，其临床特征为大量蛋白尿、低蛋白血症、高脂血症和不同程度的水肿。

肾病综合征按病因可分为原发性、继发性和先天性三种类型，本节主要叙述原发性肾病综合征。

一、诊断

（一）临床表现

以学龄前儿童为发病高峰，男：女为（1.5～3.7）：1。主要症状是不同程度的水肿。轻者仅为晨起眼睑水肿，重者全身凹陷性水肿。男孩常有显著阴囊水肿。体重可增加 30％～50％。严重者可并发腹水、胸腔积液，水肿同时常伴尿量减少。除水肿外，患儿可因长期蛋白质丢失出现营养不良，表现为苍白、皮肤干燥、毛发枯黄、耳鼻软骨薄弱，常有疲倦、厌食、精神萎靡等症状。病程长者，常有呼吸道感染、蜂窝织炎甚至腹膜炎等并发症。大量利尿时可发生低血容量性休克。长期低盐、使用利尿药可导致电解质紊乱，可有低钠、低钾、低钙。患儿血液常处于高凝状态，易发生血栓。少数患儿可有肾衰竭。

（二）辅助检查

1. 尿蛋白

尿蛋白定性（＋＋＋）～（＋＋＋＋），24 小时尿蛋白定量＞0.1g/kg，一次尿蛋白/肌酐比值＞3.5，可有透明和颗粒管型。

2. 血浆蛋白

血浆总蛋白降低，清蛋白 25～30g/L，甚至低至 10g/L。血清蛋白电泳显示清蛋白和 γ-球蛋白低下，α_2-球蛋白显著增高。

3. 其他

胆固醇升高，肾功能一般正常，血沉增快。

（三）诊断标准

大量蛋白尿（＋＋＋～＋＋＋＋）持续时间＞2 周，24 小时尿蛋白总量＞0.1g/kg，血浆清蛋白＜30g/L，血胆固醇＞5.7mmol/L。水肿可轻可重。大量蛋白尿和低蛋白血症为必要诊断条件，参考病史、体检及必要的化验，在除外引起继发性肾病的各种病因后即可诊断为原发性肾病综合征。再依据血尿、高血压、氮质血症的有无及补体是否低下而区别为单纯性或肾炎性。

（四）鉴别诊断

1. 急进性肾炎

起病与急性肾炎相同，常在 3 个月内病情持续恶化，血尿、高血压、急性肾功能衰竭伴少尿或无尿持续不缓解，病死率高。

2. 全身性系统性疾病或某些遗传性疾患

红斑狼疮、过敏性紫癜、结节性多动脉炎。根据各病之其他表现可以鉴别。肾活体组织检查以确定病理诊断。

二、治疗

（一）一般治疗

注意休息，给予无盐或低盐饮食。大量蛋白尿时，蛋白摄入量应在每日 2g/kg 左右。尿少者限制入水量。

（二）利尿

当水肿较重，尤其是伴有腹水时给予利尿药。开始可用氢氯噻嗪 1～2mg/kg，每日 2～3 次，无效时加用螺内酯。上述治疗效果差时，可改用呋塞米或依他尼酸（利尿酸）。对利尿药无效时，可先扩容再利尿，先予低分子右旋糖酐或无盐人血清蛋白静脉滴注，继之给予呋塞米 1～2mg/kg，于 30 分钟内静脉滴注常可奏效。

（三）激素疗法

1. 泼尼松中、长程疗法

（1）先用泼尼松每日 2mg/kg，分 3～4 次口服，共 4 周。

（2）若 4 周内尿蛋白转阴（7 日内尿蛋白连续 3 次阴性至极微量或每小时 ≤4mg/m²），则改为泼尼松 2mg/kg，隔日早餐后顿服，继用 4 周。以后 2～4 周减量 1 次（2.5～5mg），直至停药。疗程达 6 个月者为中程疗程，疗程达 9 个月者为长程疗法。

2. 激素疗效的判断

（1）激素敏感：激素治疗后 8 周内尿蛋白转阴，水肿消退。

（2）激素部分敏感：激素治疗后 8 周内水肿消退，但尿蛋白仍(＋) ～ （＋＋）。

（3）激素耐药：激素治疗满 8 周，尿蛋白仍在（＋＋）以上者。

（4）激素依赖：对激素敏感，用药即缓解，但减量或停药2周内复发。恢复用量或再次用药又可缓解并重复 2～3 次者。

（5）复发和反复：尿蛋白已转阴，停用激素 4 周以上，尿蛋白又（＋＋）为复发；如在激素用药过程中出现上述变化为反复。

（6）频复发和频反复：指半年内复发或反复≥2 次，1 年内≥3 次。

（四）复发或反复的治疗

1. 延长激素治疗时间

在疗程结束后，继续用泼尼松 2.5mg 或 5mg 隔日口服来预防复发，用药时间达 1.5～2 年。

2. 免疫抑制药

（1）环磷酰胺每日 2mg/kg，分 2～3 次口服或每晨顿服，疗程8～12 周，总剂量不超过 200mg/kg。

（2）苯丁酸氮芥、环孢霉素 A、雷公藤总甙也可应用。

（五）皮质激素耐药的治疗

（1）延长泼尼松诱导期，即泼尼松每日 2mg/kg，用至 10～12 周，然后改隔日顿服。

（2）甲泼尼龙冲击疗法，剂量为 15～30mg/kg（总量不高于1000mg），以 10％葡萄糖液100～200mL稀释后，在 1～2 小时快速静脉滴注，每日或隔日 1 次，3 次为 1 个疗程。冲击后 48 小时，继以激素隔日口服。

（3）环磷酰胺按 0.5～0.75g/m² 加入适量葡萄糖液中，快速静脉滴注，随即给予 2 000mL/m² 液体水化，每月 1 次，连用6～8 次。

（六）其他

（1）左旋咪唑每次 2.5mg/kg，隔日口服 1 次，共 1～1.5 年。

（2）卡托普利为血管紧张素Ⅱ转换酶抑制药，可改善肾小球血流动力学状态。可用于辅助治疗，尤其伴高血压者。

第九章　血液系统疾病

第一节　再生障碍性贫血

再生障碍性贫血（AA，简称再障）又称全血细胞减少症，是骨髓造血功能衰竭导致的一种全血减少综合征。在小儿时期比较多见。主要临床表现是贫血、出血和反复感染；三种血红细胞同时减少，无肝脾和淋巴结肿大。

一、病因及发病机制

（一）病因

本病分为原发性、继发性两类。再障的病因相当复杂，部分病例是由于化学、物理或生物因素对骨髓的毒性作用所引起，称为继发性再障。但在临床上约半数以上的病例因找不到明显的病因，称为原发性再障。能引起继发性再障的原因包括以下几个方面。

1. 药物及化学物质

药物引起的再障近几年逐渐增多，在发病因素中居首位。如抗癌药物、氯霉素、磺胺类药物、保泰松、阿司匹林等。

许多化学物质都有不同程度的骨髓抑制作用，如苯、二甲苯、杀虫剂、化肥、染料等。

2. 物理因素

各种放射线如 X 线、γ 射线或中子等均能引起骨髓细胞损害。骨髓抑制程度与接触的剂量与时间有关。

3. 生物因素

再障可由病毒、细菌、原虫等感染引起，病毒所致者尤为多见。如丙型肝炎病毒、乙型肝炎病毒等。近年来发现，人类矮小病毒可直接感染骨髓，引致再障。此外，CB病毒、麻疹病毒等均可引起再障。

（二）发病机制

本病的发病机理比较复杂，至今尚未明了。近年来国内外主要围绕着造血干细胞受损、造血微环境缺陷及免疫因素3个方面进行了大量研究。

1. 干细胞受损

骨髓中多能干细胞是造血的原始细胞，自20世纪60年代Pluznik和Bradley在体外琼脂培养条件下，建立了人骨髓祖细胞的集落形成以来，得知造血祖细胞（GM-CFU）产率的正常值为$(164\pm10.4/2)\times10^9$细胞，正常人保持着较为恒定的数量和维持自身的增殖能力，且有一定的贮备能力。当骨髓受到一般性损害时尚不致发病，当骨髓受到严重损害时，则GM-CFU的产率明显下降，仅为正常值的10%或更低，还可有质的改变，导致染色体畸变，故当干细胞衰竭时骨髓移植有效。

2. 造血微环境缺陷

骨髓干细胞的增殖与分化需要一个完整无损的骨髓微环境，因血细胞的生成需要细胞周围供应造血原料，如骨髓的血窦受损，骨髓造血干细胞的增殖受抑制，导致再障，有学者认为再障患者自主神经兴奋性差，骨髓神经兴奋性亦差，致骨髓血流缓慢，小血管收缩，毛细动脉减少，造成造血微环境缺陷。

3. 免疫因素

近年来对这方面的研究最多，特别是关于T淋巴细胞的研究尤多，多数学者认为再障患者辅助性T细胞（Th）下降，抑制性T细胞（Tb）上升，Th/Ts比值降低。体外培养再障患者骨髓干细胞产率降低时，加入抗胸腺细胞球蛋白（ATG）后干细胞产率增加，说明T细胞起了抑制作用。某学者等对136例再障患者的免疫功能进行了研究，认为Ts细胞不仅能抑制骨髓造血干细胞的增殖与分化还能抑制B细胞向浆细胞方向分化，从而产生全细胞

（包括淋巴细胞在内）的严重减少和低丙种球蛋白血症。淋巴细胞绝对数越低，预后越差，除此之外，IgG-y 受体阳性细胞（Tr 细胞）是由抑制性 T 细胞、细胞毒性 T 细胞、抗体依赖性细胞毒 T 细胞等组成的细胞群体，因此 Tr 细胞增多可抑制造血干细胞，导致再障，但 Tr 细胞必须被患者体内某种可溶性因子激活后才能对造血干细胞的增殖与分化起抑制作用。血清抑制因子亦能起到抑制造血干细胞的作用。Ts 细胞还能使 γ-干扰素、白细胞介素 2（IL-2）也增加，这些均可以抑制造血干细胞的正常功能。此外，再障患者铁的利用率不佳，表现为血清铁增高，未饱和铁结合率下降，铁粒幼细胞阳性率增高；血浆红细胞生成素增高，红细胞内游离原卟啉和抗碱血红蛋白较高等异常。再障患者甲状腺功能降低。可见再障的发病机制是复杂的，大多数再障的发病往往是多种因素共同参与的结果，例如，造血抑制性增强时，常伴随造血刺激功能下降，T 细胞抑制造血干细胞与造血微环境缺陷可并存，细胞免疫与体液免疫缺陷可并存。

二、先天性再生障碍性贫血

先天性再生障碍性贫血又称范可尼综合征，是一种常染色体隐性遗传性疾病，除全血细胞减少外，还伴有多发性先天畸形。

（一）临床表现及诊断

有多发性畸形，如小头畸形、斜小眼球，约 3/4 的患者有骨骼畸形，以桡骨和拇指缺如或畸形最多见，其次为第一掌骨发育不全、尺骨畸形、并趾等，并常伴有体格矮小，皮肤片状棕色素沉着、外耳畸形、耳聋。部分患儿智力低下，男孩约 50% 伴生殖器发育不全。家族中有同样患者。

血象变化平均约 6～8 岁出现，男多于女，贫血为主要表现，红细胞为大细胞正色素性，伴有核细胞和血小板减少。骨髓变化与后天性再生障碍性贫血相似。骨髓显示脂肪增多，增生明显低下，仅见分散的生血岛。血红蛋白 F 增多，约 5%～15%。骨髓培养，显示红系与粒系祖细胞增生低下。

本病有多发性畸形，易与获得性再障区别。

约有 5%～10%的患者最后发展为急性白血病，多为粒单型白血病。

（二）治疗

治疗与一般再障相同。皮质激素与睾酮联合应用可使血象好转，但停药后易复发，必须长期应用小剂量维持。严重贫血时可输红细胞悬液。骨髓移植 5 年存活率约 50%。贫血缓解后，身长、体重、智力也明显好转。

三、获得性再生障碍性贫血

获得性再生障碍性贫血是小儿时期较多见的贫血之一，此类贫血可发生于任何年龄，但以儿童和青春期多见，无性别差异。获得性再障又分为原发性与继发性两类。

（一）临床表现及辅助检查

1. 临床表现

起病多缓慢。症状的轻重视病情发展的速度和贫血程度而异。常见面色苍白、气促、乏力。常出现皮下淤点、淤斑或鼻出血而引起注意，病情进展，出血症状逐渐加重，严重者出现便血和血尿。肝脾淋巴结一般不肿大。由于粒细胞减少而反复发生口腔黏膜溃疡、咽峡炎及坏死性口腔炎，甚至并发全身严重感染，应用抗生素也很难控制。起病急的病程短，进展快，出血与感染迅速加重，慢性病例可迁延数年，在缓解期贫血与出血可不明显。

2. 实验室检查

全血细胞减少，红细胞和血红蛋白一般成比例减少，因起病缓慢，不易引起注意，诊断时血红蛋白多已降至 30～70g/L，呈正细胞正色素性贫血。网织红细胞减低，严重者血涂片中找不到网织红细胞。个别慢性型病例可见网织红细胞轻度增高。红细胞寿命正常。

白细胞总数明显减少，多在（1.5～4.0）×10^9/L 之间，以粒细胞减少为主，淋巴细胞相对升高，血小板明显减少，血块收缩不良，出血时间延长。

骨髓标本中脂肪增多。增生低下，细胞总数明显减少。涂片中非造血细胞增多（组织嗜碱性粒细胞、浆细胞），淋巴细胞百分比增高。部分患儿血红蛋白轻度增高。血清铁增高，运铁蛋白饱和度增高，口服铁吸收减低，与贫血程度不成比例。

（二）诊断及分型

1. 再障的诊断标准

（1）全血细胞减少、网织红细胞绝对值减少。

（2）一般无脾肿大。

（3）骨体检查显示至少一部位增生减低或重度减低（如增生活跃，须有巨核细胞明显减少，骨髓小粒成分中应见非造血细胞增多，有条件者应作骨髓活检等检查）。

（4）能除外其他引起全血细胞减少的疾病，如阵发性睡眠性血红蛋白尿、骨髓增生异常综合征中的难治性贫血、急性造血功能停滞、骨髓纤维化、急性白血病、恶性组织细胞病等。

2. 再障的分型标准

（1）急性再生障碍性贫血（简称 AAA）：亦称重型再障星型（SAA-Ⅰ）。

临床表现：发病急，贫血呈进行性加剧，常伴严重感染、内脏出血。

血象：除血红蛋白下降较快外，须具备以下 3 项中之 2 项。①网织红细胞小于 1%，绝对值小于 $15 \times 10^9/L$。②白细胞明显减少，中性粒细胞绝对值小于 $0.5 \times 10^9/L$。③血小板小于 $20 \times 10^9/L$。

骨髓象：①多部位增生减低，三系造血细胞明显减少，非造血细胞增多，如增生活跃须有淋巴细胞增多。②骨髓小粒非造血细胞及脂肪细胞增多。

（2）慢性再生障碍性贫血（CAA），有以下特点。

临床：发病慢，贫血、感染、出血较轻。

血象：血红蛋白下降速度较慢，网织红细胞、白细胞、中性粒细胞及血小板值常较急性型为高。

骨髓象：①三系或两系减少，至少一个部位增生不良，如增生良好红系中常有晚幼红（炭核）比例增多，巨核细胞明显减少。②骨髓小粒脂肪细胞及非造血细胞增加。

病程中如病情恶化，临床血象及骨髓象与急性再障相同，称重型再生障碍性贫血Ⅱ型（SAA-Ⅱ）。

（三）预后

因病因而异。高危病例预后较差，约有 50％～60％ 于发病数月内死于感染。高危的指征是：①发病急，贫血进行性加剧，常伴有严重感染，内脏出血。②除血红蛋白下降较快外，血象必具备以下 3 项之 2 项：网织红细胞小于 1％，绝对值小于 15×10^9/L；白细胞明显减少，中性粒细胞绝对值小于 0.5×10^9/L；血小板小于 20×10^9/L。③骨髓象：多部位增生减低，三系造血细胞明显减少，非造血细胞增多，脂肪细胞增多。

病情进展缓慢，粒细胞与血小板减少，不严重，骨髓受累较轻，对雄激素有反应者，预后较好。

（四）治疗

首先应去除病因，其治疗原则为：①支持疗法：包括输红细胞、血小板和白细胞维持血液功能，有感染时采用有效的抗生素。②采用雄激素与糖皮质激素等刺激骨髓造血功能的药物。③免疫抑制剂。④骨髓移植。⑤冻存胎肝输注法。

1. 支持疗法

大多数再障患者病程很长，应鼓励患者坚持治疗，避免诱发因素。要防止外伤引起出血。对于粒细胞低于 0.5×10^9/L 的要严格隔离。有感染的患儿应根据血培养及鼻咽分泌物、痰或尿培养结果采用相应抗生素。无明显感染者不可滥用抗生素，以免发生菌群紊乱和真菌感染。

输血只适用于贫血较重（血红蛋白在 60g/L 以下）且有缺氧症状者，最好输浓缩的红细胞。出血严重可考虑输血小板。多次输血或小板易产生抗血小板抗体，使效果减低。

2. 雄激素

适用于慢性轻、中度贫血的患儿，对儿童疗效优于成人，雄激素有刺激红细胞生成的作用，可能是通过刺激肾脏产生更多的红细胞生成素，并可直接刺激骨髓干细胞使之对红细胞生成素敏感性增高。

常用丙酸睾酮 $1 \sim 2mg/$（$kg \cdot d$），每日肌内注射 1 次，用药不应少于半年，半合成制剂常用司坦唑醇，每次 $1 \sim 2mg$，每天 3 次口服；或美雄酮，每次 $15mg$，每天 3 次口服。后两种半合成制剂的男性化不良反应轻，但疗效稍差，肝损害较大。雄激素可加快骨髓成熟，使骨干和骨髓提前愈合，可使患者的身高受到影响。治疗有效者，先有网织红细胞增高，随之血红蛋白上升，继之白细胞增加，血小板上升最慢。

3. 肾上腺皮质激素

近年来多认为本病应用大剂量肾上腺皮质激素对刺激骨髓生血并无作用，而有引起免疫抑制、增加感染的危险性。小量应用可以减少软组织出血。故一般用于再障患儿有软组织出血时，泼尼松的剂量一般为每日 $0.5mg/kg$。对先天性再生低下性贫血患儿，则应首选肾上腺皮质激素治疗。泼尼松用量开始为每日 $1 \sim 1.5mg/kg$，分 4 次口服。如果有效，在用药后 $1 \sim 2$ 周即可出现效果。如果用药 2 周后仍不见效，还可适当加大剂量至每日 $2 \sim 2.5mg/L$。如用药 1 个月仍无效，则可停用，但以后还可间断试用，因有的患者后期还可有效，有效病例在用药至血象接近正常时，即逐渐减至最小量，并隔日 1 次。约 80% 左右的患儿药量可减至 $5 \sim 15mg$，并隔日 1 次，少数患者还可完全停药。如果小量隔日一次不能维持，而需大量应用激素时，可考虑改用骨髓移植治疗。

4. 免疫抑制剂的应用

抗淋巴细胞球蛋白（ALG）及抗胸腺细胞球蛋白（ATG）为近年来治疗急性或严重型再障常用的药物之一。本制品最早应用于同种异体骨髓移植前作为预处理药物使用。1976 年有学者在应用 ALG 作为骨髓移植预处理治疗再障 27 例中，有 5 例骨髓虽未植活，但自身骨髓获得重建。以后陆续有一些单独应用 ALG 或 ATG 治疗严重再障的报告，其效果不完全一致。有报告统计 1976—1983 年治疗 400 例的结果有效率为 50% 右，完全缓解率 14%～32%，一年生存率为 16%。1986 年我国医学科学院血液病研究所报告用 ATG 治疗 23 例严重再障总有效率为30.4%。ALG 的一般剂量为每日20～40mg/kg，稀释于250～500mL生理盐水中加适量激素静脉静脉注射，以每分钟 5～10 滴静脉滴注的速度静脉滴入，10 分钟后如无反应，逐渐加快静脉滴注速，持续时间一般每日不短于 6 小时，一个疗程 5～7 天。间隔 2 周以上，如病情需要再注射时，应注意有无变态反应。如对一种动物的 ALG 制剂产生变态反应，可改换另一种动物的制剂。近年来国外有用甲泼尼龙脉冲治疗代替 ALG 者。除了应用 ALG 或 ATG 外，同样道理也有应用环磷酰胺，长春新碱以及环孢霉素 A 治疗严重再障取得成功的报告。目前多数学者认为 ATG 应用为急性再障Ⅰ型（SAA-Ⅰ）的首选治疗。

5. 大剂量丙种球蛋白（HDIG）

可清除侵入骨髓干细胞微环境中并造成干细胞抑制的病毒，并可与 r-IFN 等淋巴因子结合，以去除其对干细胞生长的抑制作用，剂量为 1g/（kg·d）静脉滴注，4 周 1 次，显效后适当延长间隔时间，共6～10 次。

6. 造血干细胞移植

造血干细胞的缺乏是导致再障的一个重要原因，对这类患者进行造血干细胞移植是治疗的最佳选择，对于急重症的患者已成为最有效的方法。对于配型相合的骨髓移植，约有50%～80%的患儿得到长期缓解，但由于髓源不易解决，现胎肝移植，脐血干细胞移植开始临床应用，终将代替骨髓移植。

7. 其他治疗

（1）抗病毒治疗：常用阿昔洛韦（ACV）15mg/（kg·d）静脉滴注，疗效 10 天。

（2）改善造血微环境：应用神经刺激剂或改善微循环的药物，对造血微环境可能有改善作用、如硝酸士的宁，每周连用 5 天，每天的剂量为 1mg、2mg、3mg、3.4mg 肌内注射，休息 2 天后重复使用。654-2，0.5～2mg/（kg•d）静脉滴注，于 2～3 小时内静脉滴注完，并于每晚睡前服 654-2 0.25～1mg/kg，1 个月为一疗程，休息 7 天重复使用。

（3）中医药治疗：用中药水牛角、生地、赤芍、丹皮、太子参、麦冬、女贞子、党参为主药加减，治疗效率可达 52.2%。

第二节　溶血性贫血

由于红细胞破坏过多，寿命缩短，骨髓造血功能不足以代偿红细胞的耗损而形成的贫血称为溶血性贫血。小儿时期发生的溶血性贫血可分为先天性和后天获得性两大类，各有不同病因和病种，本节仅作一总述。

一、病因分类

（一）先天性溶血性贫血（由于红细胞内在缺陷所致）

1. 红细胞膜缺陷

（1）遗传性球形细胞增多症。

（2）遗传性椭圆形细胞增多症。

（3）其他如遗传性口形细胞增多症等。

2. 血红蛋白异常

（1）地中海贫血。

（2）其他血红蛋白病。

3. 红细胞酶的缺陷

（1）红细胞葡萄糖-6-磷酸脱氢酶（G-6-PD）缺陷，包括蚕豆病、药物性溶血性贫血、Ⅰ型遗传性非球形细胞性溶血性贫血等。

（2）丙酮酸激酶（PK）缺乏（Ⅱ型遗传性非球形细胞性溶血

性贫血)。

(3) 其他红细胞酶缺乏。

(二) 获得性溶血性贫血 (由于红细胞外在因素所致)

(1) 同种免疫性溶血性贫血:如新生儿溶血症、血型不合溶血性贫血等。

(2) 自身免疫性溶血性贫血 (包括温抗体型、冷抗体型)。

(3) 继发于感染 (如败血症、疟疾)、化学物理因素、微血管病的非免疫性溶血性贫血。

二、诊断

一般可按以下步骤考虑诊断。

(一) 初步确定存在溶血性贫血

1. 临床表现

主要特点是表现为不同程度的贫血和黄疸。急性溶血性贫血起病急,急重者可有发热、寒战、恶心、呕吐,腰背四肢疼痛、头痛、腹痛,急剧发展的面色苍白。贫血重者可发生休克或心力衰竭、肾衰竭。慢性溶血性贫血起病缓慢,逐渐出现贫血、黄疸,但可短期内加重,其他全身症状不明显。由于溶血场所的不同(血管内溶血,或是血管外溶血),临床表现有不同特点 (表9-1)。

表 9-1　血管内、外溶血的不同表现

	血管内溶血	血管外溶血
病程	急	慢
病因	获得性溶血性贫血 (如G-6-PD缺乏)	先天遗传性溶血性贫血 (如遗传性球形细胞增多症)
溶血场所	红细胞在血管内破坏	红细胞在单核巨噬细胞系统中破坏
贫血程度	较重	较轻,发生溶血危象时加重
黄疸	明显	较轻,溶血危象时明显
肝脾肿大	不明显	显著,急性发作时更明显
血红蛋白尿	常见	无

2.实验室检查

(1) 红细胞破坏增加的证据：①正细胞正色素性贫血。②血清未结合胆红素增高，乳酸脱氢酶活性增高，血浆游离血红蛋白增高，结合珠蛋白减少或消失。③尿血红蛋白阳性，尿胆原增加。④红细胞寿命缩短。

(2) 红细胞代偿增加的证据：①外周血网织红细胞增高，出现嗜多色性点彩红细胞或有核红细胞。②骨髓红细胞系统增生旺盛。

(二) 进一步明确溶血性贫血的病因

1.先天遗传性溶血性贫血的诊断

(1) 病史：可早至生后不久即发病，贫血、黄疸逐渐加重。有血管外溶血表现。多有家族史。

(2) 体征：多有明显肝脾肿大，尤其是脾肿大。

(3) 血象：血涂片镜检红细胞有形态改变，如球形红细胞增多（见于遗传性球形细胞增多症）、椭圆形红细胞增多（见于遗传性椭圆形细胞增多症）等。

(4) 红细胞脆性试验、溶血试验。

(5) 红细胞酶活性测定：目前已能做多种酶的筛选试验，如G-6-PD、PK、P5$'$N（嘧啶 5$'$核苷激酶）等，可测出某种酶的缺陷。

(6) 血红蛋白电泳：有助于诊断地中海贫血及异常血红蛋白病等。

(7) 其他检查异常血红蛋白的试验：如异丙醇试验（检测不稳定血红蛋白）、变性珠蛋白小体生成率、血红蛋白结构分析等。

2.后天获得性溶血性贫血的诊断

(1) 病史：发病诱因（如感染、药物史、输血史等）有助于诊断。

(2) 实验室检查：Coombs 试验阳性提示免疫性溶血性贫血（如自身免疫性溶血性贫血）；酸溶血试验（Ham 试验）、蔗糖溶血试验有助于阵发性睡眠性血红蛋白尿症的诊断。

三、治疗原则

(一) 去除病因

例如 G-6-PD 缺乏症应避免应用氧化性药物、禁食蚕豆等。对自身免疫性溶血性贫血应积极控制感染。

(二) 适当应用输血

输血为急性溶血性贫血及慢性溶血性贫血发生再障危象或溶血危象时的重要急救措施。但对自身免疫性溶血性贫血应慎用,应用不当可使溶血加重。

(三) 肾上腺皮质激素的应用

适用于温抗体型自身免疫性溶血性贫血。

(四) 脾切除

主要用于遗传性球形细胞增多症及其他类型溶血性贫血 (如地中海贫血、自身免疫性溶血性贫血) 有切脾适应证者,手术年龄一般应大于 4 岁。

第三节 缺铁性贫血

缺铁性贫血是由于体内贮铁不足致使血红蛋白合成减少而引起的一种低色素小细胞性贫血,又称为营养性小细胞性贫血。这是小儿时期最常见的一种贫血,多见于 6 个月至 2 岁的婴幼儿。

一、病因及发病机制

(一) 铁在体内的代谢

铁是合成血红蛋白的重要原料,也是多种含铁酶 (如细胞色素 C、单胺氧化酶、琥珀酸脱氢酶等) 中的重要物质。人体所需要的铁来源有两个。①衰老的红细胞破坏后所释放的铁,约 80% 被重新利用,20% 贮存备用。②自食物中摄取:肉、鱼、蛋黄、肝、肾、豆类、绿叶菜等含铁较多。食物中的铁以二价铁形式从十二指肠及空肠上部被吸收，进入肠黏膜后被氧化成三价铁，一部分与细胞内的去铁蛋白结合成铁蛋白，另一部分通过肠黏膜细胞入血，与血浆中的转铁蛋白结合，随血循环运送到各贮铁组织，并与组织中的去铁蛋白结合成铁蛋白，作为贮存铁备用。通过还原酶的作用，铁自铁蛋白中释出，并经氧化酶作用氧化成为三价铁，再与转铁蛋白结合，转运至骨髓造血，在幼红细胞内与原卟啉结合形成血红素，后者再与珠蛋白结合形成血红蛋白。正常小儿每日铁的排泄量极微，不超过 $15\mu g/kg$。小儿由于不断生长发育，铁的需要量较多，4 个月至 3 岁每日约需由食物补充元素铁 $0.8\sim1.5mg/kg$。各年龄小儿每日摄入元素铁总量不宜超过 15mg。

（二）导致缺铁的原因

1. 先天贮铁不足

足月新生儿自母体贮存的铁及生后红细胞破坏释放的铁足够生后 3～4 个月造血之需，如因早产、双胎、胎儿失血（如胎儿向母体输血，或向另一孪生胎儿输血）以及母亲患严重缺铁性贫血均可使胎儿贮铁减少。出生后延迟结扎脐带，可使新生儿贮铁增多（约增加贮铁 40mg）。

2. 食物中铁摄入量不足

为导致缺铁的主要原因。人乳、牛乳中含铁量均低（小于 $0.2mg/dL$）。长期以乳类喂养、不及时添加含铁较多的辅食者，或较大小儿偏食者，易发生缺铁性贫血。

3. 铁自肠道吸收不良

食物中铁的吸收率受诸多因素影响，动物性食物中铁约 10%～25% 被吸收，人乳中铁 50%、牛乳中铁 10% 被吸收，植物性食物中铁吸收率仅约 1%。维生素 C、果糖、氨基酸等有助于铁的吸收。但食物中磷酸、草酸、鞣酸（如喝浓茶）等可减少铁的吸收。此外，长期腹泻、呕吐、胃酸过少等均可影响铁的吸收。

4. 生长发育过快

婴儿期生长快，早产儿速度更快，随体重增长血容量也增加较快，较易出现铁的不足。

5. 铁的丢失过多

如因对牛奶过敏引起小量肠出血（每天可失血约 0.7mL），或因肠息肉、膈疝、肛裂、钩虫病等发生慢性小量失血，均可使铁的丢失过多而导致缺铁（每失血 1mL 损失铁 0.5mg）。

6. 铁的利用障碍

如长期或反复感染可影响铁在体内的利用，不利于血红蛋白的合成。

（三）缺铁对各系统的影响

1. 血液

不是体内一有缺铁即很快出现贫血，而是要经过 3 个阶段。①铁减少期（ID）：体内贮铁虽减少，但供红细胞合成血红蛋白的铁尚未减少。②红细胞生成缺铁期（IDE）：此期红细胞生成所需铁已不足，但血红蛋白尚不减少。③缺铁性贫血期（IDA）：此期出现低色素小细胞性贫血。

2. 其他

肌红蛋白合成减少。由于多种含铁酶活力降低，影响生物氧化、组织呼吸、神经介质的分解与合成等，使细胞功能紊乱，引起皮肤黏膜损害、精神神经症状以及细胞免疫功能降低等。

二、临床表现

（一）一般表现

起病缓慢。逐渐出现皮肤黏膜苍白，甲床苍白，疲乏无力，不爱活动，年长儿可诉头晕、耳鸣。易患感染性疾病。

（二）髓外造血表现

常见肝、脾、淋巴结轻度肿大。

（三）其他系统症状

食欲缺乏，易有呕吐、腹泻、消化功能不良等症状，可有异嗜癖（如喜食泥土、墙皮等）。易发生口腔炎。常有烦躁不安或萎靡不振，精力不集中，智力多低于同龄儿。明显贫血时呼吸、心率加快，甚至引起贫血性心脏病。

三、实验室检查

（一）血象

血红蛋白降低比红细胞减少明显，呈小细胞低色素性贫血，血涂片可见红细胞大小不等，以小细胞为主，中心浅染区扩大。网织红细胞、白细胞、血小板大致正常。

（二）骨髓象

幼红细胞增生活跃，以中、晚幼红细胞增生为主。各期红细胞均较小，胞浆量少，染色偏蓝。其他系列细胞大致正常。

（三）铁代谢检查

(1) 血清铁蛋白（SF）：缺铁的 ID 期即降低（小于 $12\mu g/L$），IDE、IDA 期更明显。

(2) 红细胞游离原卟啉（FEP）：IDE 期增高（大于 $0.9\mu mol/L$ 或大于 $50\mu g/dL$）。

(3) 血清铁（SI）、总铁结合力（TIBC）：IDA 时 SI 降低（小于 $9.0\sim10.7\mu mol/L$ 或小于 $50\sim60\mu g/dL$），TIBC 增高（大于 $62.7\mu mol/L$ 或大于 $350g/dL$）。

(4) 骨髓可染铁：骨髓涂片用普鲁蓝染色镜检，细胞外铁颗粒减少，铁粒幼细胞减少（小于 15%）。

四、诊断

根据临床表现、血象特点结合喂养史，一般可做出诊断。必要时可做骨髓检查。铁代谢的生化检查有确诊意义。铁剂治疗有效可证实诊断。异常血红蛋白病、地中海贫血、铁粒幼红细胞性贫血等也可表现为低色素小细胞性贫血，应注意鉴别。

五、治疗

（一）一般治疗

加强护理，改善喂养，合理安排饮食，纠正不合理的饮食习惯。避免感染，治疗引起慢性失血的疾病。

（二）铁剂治疗

铁剂治疗为特效疗法。口服铁剂宜选用二价铁盐，因其比三价铁易于吸收。常用铁剂有硫酸亚铁（含元素铁 20%）、富马酸铁（含元素铁 33%）、葡萄糖酸亚铁（含元素铁 11%）等。每日口服元素铁 4～6mg/kg，分 3 次于两餐之间口服。同时服用维生素 C 以促进铁的吸收。一般于服药 3～4 天后网织红细胞上升，7～10 天达高峰，其后血红蛋白上升，约 3～4 周内贫血可望纠正，但仍需继续服药 2 个月左右，以补充贮存铁。

个别重症病例或由于伴有严重胃肠疾病不能口服或口服无效者可应用铁剂（如右旋糖酐铁、山梨醇枸橼酸铁复合物等）肌内注射。总剂量按 2.5mg 元素铁/kg 可增加血红蛋白 1g/kg 计算，另加 10mg/kg 以补足贮铁量。将总量分次深部肌内注射，首次量宜小，以后每次剂量不超过 5mg/kg，每 1～3 日注射 1 次，于 2～3 周内注射完。

（三）输血治疗

重症贫血并发心功能不全或重症感染者可予输血。

六、预防

缺铁性贫血主要预防措施如下。

（1）做好喂养指导，提倡母乳喂养，及时添加富含铁的辅助食品，纠正偏食习惯。

（2）对早产儿、低体重儿可自生后 2 个月给予铁剂预防，约给元素铁 0.8～1.5mg/kg，也可食用铁强化奶粉。

（3）积极防治慢性胃肠病。

第四节 营养性巨幼细胞性贫血

营养性巨幼细胞性贫血又称营养性大细胞性贫血，主要是由于缺乏维生素 B_{12} 或（和）叶酸所致。多见于喂养不当的婴幼儿。

一、病因及发病机制

(一) 发病机制

维生素 B_{12} 和叶酸是 DNA 合成过程中的重要辅酶物质，缺乏时因 DNA 合成不足，使细胞核分裂时间延长（S 期和 G_1 期延长），细胞增殖速度减慢，而胞浆中 RNA 的合成不受影响，红细胞中血红蛋白的合成也正常进行，因而各期红细胞变大，核染色质疏松呈巨幼样变，由于红细胞生成速度减慢，成熟红细胞寿命较短，因而导致贫血。粒细胞、巨核细胞也有类似改变。此外，维生素 B_{12} 缺乏尚可引起神经系统改变，可能与神经髓鞘中脂蛋白合成不足有关。

(二) 维生素 B_{12}、叶酸缺乏的原因

1. 饮食中供给不足

动物性食物如肉、蛋、肝、肾中含维生素 B_{12} 较多；植物性食物如绿叶菜、水果、谷类中含叶酸较多，但加热后被破坏。各种乳类中含维生素 B_{12} 及叶酸均较少，羊乳中含叶酸更少。婴儿每日需要量维生素 B_{12} 为 $0.5\sim1\mu g$，叶酸为 $0.1\sim0.2mg$。长期母乳喂养不及时添加辅食容易发生维生素 B_{12} 缺乏；长期羊乳、奶粉喂养不加辅食易致叶酸缺乏。

2. 吸收障碍

见于慢性腹泻、脂肪下痢、小肠切除等胃肠疾病时。慢性肝病可影响维生素 B_{12}、叶酸在体内的贮存。

3. 需要量增加

生长发育过快的婴儿（尤其是早产儿），或患严重感染（如肺炎）时需要量增加，易致缺乏。

二、临床表现

本病约 2/3 患者见于 6～12 个月，2 岁以上者少见。急性感染常为发病诱因。临床表现特点如下。

（一）贫血及一般表现

面色蜡黄，虚胖，易倦，头发稀黄发干，肝脾可轻度肿大，重症可出现心脏扩大，甚至心功能不全。

（二）消化系统症状

常有厌食、恶心、呕吐、腹泻、舌炎、舌面光滑。

（三）神经系统症状

见于维生素 B_{12} 缺乏所致者。表现为表情呆滞、嗜睡、反应迟钝、少哭不笑、哭时无泪、少汗、智力体力发育落后，常有倒退现象，不能完成原来已会的动作。可出现唇、舌、肢体震颤，腱反射亢进，踝阵挛阳性。

三、实验室检查

（一）血象

红细胞数减少比血红蛋白降低明显。红细胞大小不等，以大者为主，中央淡染区不明显。重症白细胞可减少，粒细胞胞体较大，核分叶过多（核右移），血小板亦可减少，体积变大。

（二）骨髓象

红系细胞增生活跃，以原红及早幼红细胞增多相对明显。各期幼红细胞均有巨幼变，表现如胞体变大，核染色质疏松，副染色质明显，显示细胞核发育落后于胞浆。粒细胞系及巨核细胞系也可有巨幼变表现。

（三）生化检查

血清维生素 B_{12} 及叶酸测定低于正常含量（维生素 B_{12} 小于 $100ng/L$，叶酸小于 $3\mu g/L$）。

四、诊断

根据贫血表现、血象特点，结合发病年龄、喂养史，一般不难做出诊断。进一步做骨髓检查有助于确诊。少数情况下须注意与脑发育不全（无贫血及上述血象、骨髓象改变，自生后不久即有智力低下）及少见的非营养性巨幼细胞性贫血相鉴别。

五、治疗与预防

（1）加强营养和护理，防治感染。

（2）维生素 B_{12} 及叶酸的应用维生素 B_{12} 缺乏所致者应用维生素 B_{12} 肌内注射，每次 $50\sim100\mu g$，每周2～3次，连用 2～4 周，或至血象恢复正常为止。应用维生素 B_{12} 2～3 天后可见精神好转，网织红细胞增加，6～7 天达高峰，约 2 周后降至正常。骨髓内巨幼红细胞于用药 6～72 小时内即转为正常幼红细胞，精神神经症状恢复较慢。由于叶酸缺乏所致者给予叶酸口服每次 5mg，每日 3 次，连服数周。治疗后血象、骨髓象反应大致如上所述。维生素 C 能促进叶酸的利用，宜同时口服。须注意单纯由于缺乏维生素 B_{12} 所致者不宜加用叶酸，以免加重精神神经症状。重症贫血于恢复期应加用铁剂，以免发生铁的相对缺乏。

（3）输血的应用原则同缺铁性贫血。

（4）预防措施主要是强调改善乳母营养，婴儿及时添加辅食，避免单纯羊奶喂养，年长儿要注意食物均衡，防止偏食习惯。

第五节　急性白血病

白血病是造血系统的恶性增生性疾病；其特点为造血组织中某一血细胞系统过度地增生，进入血流并浸润到各组织和器官，从而引起一系列临床表现。在我国，小儿的恶性肿瘤中以白血病的发病率最高。据调查，我国小于 10 岁小儿的白血病发生率为3/100 000～4/100 000，男性发病率高于女性；任何年龄均可发病，新生儿亦不例外，但以学龄前期和学龄期小儿多见。小儿白血病中 90％以上为急性白血病，慢性白血病仅占 3％～5％。

一、病因和发病机制

尚未完全明了，可能与下列因素有关。

（一）病毒因素

人类白血病的病毒病因研究已益受到重视。1986 年以来，发现属于 RNA 病毒的逆转录病毒（称人类 T 细胞白血病病毒，HTLV）可引起人类 T 淋巴细胞白血病。这种白血病曾见于日本南方的岛屿、美国和以色列，在这种白血病高发地区的正常人血清测得 HTLV 抗体，证明病毒确可引起人类白血病。

病毒引起白血病的发病机制未明，近年来实验研究提示可能与癌基因有关；人类和许多哺乳动物以及禽类的染色体基因组中存在着癌基因，在正常情况时，其主要功能为控制细胞的生长和分化，而在某些致癌物质和病毒感染的作用下，癌基因可发生畸变，导致功能异常而引起细胞癌变，逆转录病毒的 RNA 中存在着病毒癌基因，它的结构与人类和许多哺乳动物的癌基因类似，这种病毒感染宿主的细胞后，病毒癌基因通过转染突变癌基因或使其畸变，激活了癌基因的癌变潜力，从而导致白血病的发生。癌基因学说为白血病的病因学研究开创了新的途径，但尚存在不少问题有待解决。

（二）物理和化学因素

电离辐射能引起白血病。小儿对电离辐射较为敏感，在曾经放射治疗胸腺肥大的小儿，白血病发生率较正常小儿高 10 倍；妊娠妇女照射腹部后，其新生儿的白血病发病率比未经照射者高 17.4 倍，电离辐射引起白血病的机制未明，可能因放射线激活隐藏体内的白血病病毒使癌基因畸变，或因抑制机体免疫功能而致发病。

苯及其衍生物、氯霉素、保泰松和细胞毒药物均可诱发急性白血病。化学物质与药物诱发白血病的机制未明，有可能是这些物质破坏了机体免疫功能，使免疫监视功能降低，从而导致白细胞发生癌变。

（三）体质因素

白血病不属遗传性疾病，但在家族中却可有多发性恶性肿瘤的情况。少数患儿可能患有其他遗传性疾病，如 21-三体综合征、先天性睾丸发育不全症、先天性再生障碍性贫血伴有多发畸形（Fanconi 贫血）、先天性远端毛细血管扩张性红斑症（Bloom 综合征）以及严重联合免疫缺陷病等，这些疾病患儿的白血病发病率比一般小儿明显增高。此外，同卵孪小儿中一个患急性白血病，另一个患白血病的概率为 20%，比双卵孪生儿的发病数高 12 倍。以上现象均提示白血病的发生与遗传素质有关。

二、分类和分型

急性白血病的分类或分型对于诊断、治疗和提示预后都有一定意义。根据增生的白细胞种类的不同，可分为急性淋巴细胞白血病（急淋）和急性非淋巴细胞白血病（急非淋）两大类，急淋在小儿中的发病率较高。目前，常采用形态学（M）、免疫学（Ⅰ）及细胞遗传学（C），即 MIC 综合分型，更有利于指导治疗和提示预后。

（一）急性淋巴细胞白血病（ALL）

1. FAB 分型

根据原淋巴细胞形态学的不同，分为 3 种类型。

（1）L_1 型：以小细胞为主，其平均直径为 $6.6\mu m$，核染色质均匀，核形规则，核仁很小，一个或无，胞浆少，胞浆空泡不明显。

（2）L_2 型：以大细胞为主，大小不一，其平均直径为 $8.7\mu m$，核染色质不均匀，核形不规则，核仁一个或数个，较大，胞浆量中等，胞浆空泡不定。

（3）L_3 型：以大细胞为主，细胞大小一致，核染色质细点状，均匀，核形规则，核仁一个或多个，胞浆量中等，胞浆空泡明显。上述 3 型中以 L_1 型多见，占 80% 以上，L_3 则最少，占 4% 以下。

2. 临床分型

分型标准尚无统一意见，根据全国小儿血液病会议提出的标准可分为 2 型。

（1）高危型急性淋巴细胞白血病（HR-ALL）：凡具备下述

1 项或多项与小儿急淋预后密切相关的危险因素者为 HR-ALL。①不足 12 个月的婴儿白血病。②诊断时已发生中枢神经系统白血病（CNSL）和（或）睾丸白血病（TL）者③染色体核型为 t（4；11）或 t（9；22）异常者。④少于 45 条染色体的低二倍体者。⑤诊断时外周血白细胞计数大于 $50 \times 10^9/L$ 者。⑥泼尼松试验不良效应者（泼尼松每日 $60mg/m^2$ 诱导 7 天，第 8 天外周血白血病细胞大于 $1 \times 10^9/L$）。⑦标危型急淋经诱导化疗 6 周不能完全缓解者。

（2）标危型急性淋巴细胞 C 血病（SH-ALL）：不具备上述任何一项危险因素，或 B 系 ALL 有 t（12；21）染色体核型者。

（二）急性非淋巴细胞白血病（ANLL）

FAB 分型分为以下几类。

1. 原粒细胞白血病未分化型（M_1）

骨髓中原粒细胞不低于 90%，早幼粒细胞很少，中幼粒以下各阶段细胞极少见，可见 Auer 小体。

2. 原粒细胞白血病部分分化型（M_2）

骨髓中原粒和早幼粒细胞共占 50% 以上，可见多少不一的中幼粒、晚幼粒和成熟粒细胞，可见 Auer 小体；$M_2 b$ 型即以往命名的亚急性粒细胞白血病，骨髓中有较多的核、浆发育不平衡的中幼粒细胞。

3. 颗粒增多的早幼粒细胞白血病（M_3）

骨髓中颗粒增多的异常早幼粒细胞占 30% 以上，胞浆多少不一，胞浆中的颗粒形态分为粗大密集和细小密集两类，据此又可分为两型，即粗颗粒型（$M_3 a$）和细颗粒型（$M_3 b$）。

4. 粒－单核细胞白血病（M_4）

骨髓中幼稚的粒细胞和单核细胞同时增生，原始及幼稚粒细胞大于 20%；原始、幼稚单核和单核细胞不低于 20%；或原始、幼稚和成熟单核细胞大于 30%，原粒和早幼粒细胞大于 10%。除以上特点外，骨髓中异常嗜酸粒细胞增多。

5. 单核细胞白血病（M_5）

骨髓中以原始、幼稚单核细胞为主。可分为两型。

（1）未分化型：原始单核细胞为主，大于 80％。

（2）部分分化型：骨髓中原始及幼稚单核细胞大于 30％，原始单核细胞小于 80％。

6. 红白血病（M_6）

骨髓中有核红细胞大于 50％，以原始及早幼红细胞为主，且常有巨幼样变；原粒及早幼粒细胞大于 30％。外周血可见幼红及幼粒细胞；粒细胞中可见 Auer 小体。

7. 急性巨核细胞白血病（M_7）

骨髓中原始巨核细胞大于 30％；外周血有原始巨核细胞。

（三）特殊类型白血病

如多毛细胞白血病、浆细胞白血病、嗜酸粒细胞白血病等，在儿科均罕见。

三、临床表现

各型急性白血病的临床表现基本相同，主要表现如下。

（一）起病

大多较急。少数缓慢，早期症状有面色苍白、精神不振、乏力、食欲缺乏，鼻出血或齿龈出血等；少数患儿以发热和类似风湿热的骨关节痛为首发症状。

（二）发热

多数患儿起病时有发热，热型不定，可低热、不规则发热、持续高热或弛张热，一般不伴寒战。发热原因之一是白血病发热，多为低热且抗生素治疗无效；另一原因是感染，常见者为呼吸道炎症、齿龈炎、皮肤疖肿、肾盂肾炎、败血症等。

（三）贫血

出现较早，并随病情发展而加重，表现为苍白、虚弱无力、活动后气促等。贫血主要是由于骨髓造血干细胞受到抑制所致。

（四）出血

以皮肤和黏膜出血多见，表现为紫癜、淤斑、齿龈出血，消化道出血和血尿。偶有颅内出血，为引起死亡的重要原因之一。

出血的主要原因是由于骨髓被白血病细胞浸润，巨核细胞受抑制使血小板的生成减少。血小板还可有质的改变而致功能不足，从而加剧出血倾向。白血病细胞浸润肝脏，使肝功能受损，纤维蛋白原、凝血酶原和第 V 因子等生成不足，亦与出血的发生有关；感染和白血病细胞浸润使毛细血管受损，血管通透性增加，也可导致出血倾向。此外，当并发弥散性血管内凝血时，出血症状更加明显。在各类型白血病中，以 M_3 型白血病的出血最为显著。

（五）白血病细胞浸润引起的症状和体征

1. 肝、脾、淋巴结肿大

肿大的肝、脾质软，表面光滑，可有压痛。全身浅表淋巴结轻度肿大，但多局限于颈部、颌下、腋下和腹股沟等处，有时因纵隔淋巴结肿大引起压迫症状而发生呛咳、呼吸困难和静脉回流受阻。

2. 骨和关节浸润

约 25% 患儿以四肢长骨、肩、膝、腕、踝等关节疼痛为首发症状，其中部分患儿呈游走性关节痛，局部红肿现象多不明显，并常伴有胸骨压痛。骨骼 X 线检查可见骨质疏松、溶解，骨骺端出现密度减低横带和骨膜下新骨形成等征象。

3. 中枢神经系统浸润

白血病细胞侵犯脑实质和（或）脑膜时即引起中枢神经系统白血病（CNSL）。由于近年联合化疗的进展，使患儿的寿命得以延长，但因多数化疗药物不能透过血脑屏障，故中枢神经系统便成为白血病细胞的"庇护所"，造成 CNSL 的发生率增高。浸润可发生于病程中任何时候，但多见于化疗后缓解期。它是导致急性白血病复发的主要原因。常见症状为颅内压增高，出现头痛、呕吐、嗜睡、视盘水肿等。浸润脑膜时，可出现脑膜刺激征。

4. 睾丸浸润

白血病细胞侵犯睾丸时即引起睾丸白血病（testicleukemia，TL），表现为局部肿大、触痛，阴囊皮肤可呈现红黑色。由于化疗药物不易进入睾丸，在病情完全缓解时，该处白血病细胞仍存在，常成为导致白血病复发的另一重要原因。

5. 绿色瘤

绿色瘤是急性粒细胞白血病的一种特殊类型，白血病细胞浸润眶骨、颅骨、胸骨、肋骨或肝、肾、肌肉等，在局部呈块状隆起而形成绿色瘤；此瘤切面呈绿色，暴露于空气中绿色迅速消退，这种绿色素的性质尚未明确，可能是光紫质或胆绿蛋白的衍生物。

6. 其他器官浸润

少数患儿有皮肤浸润，表现为丘疹、斑疹、结节或肿块；心脏浸润可引起心肌扩大，传导阻滞、心包积液和心力衰竭等；消化系统浸润可引起食欲不振、腹痛、腹泻，出血等；肾脏浸润可引起肾肿大、蛋白尿、血尿、管型尿等；齿龈和口腔黏膜浸润可引起局部肿胀和口腔溃疡，这在急性单核细胞白血病较为常见。

四、实验室检查

实验室检查为确诊白血病和观察疗效的重要方法。

（一）血象

红细胞及血红蛋白均减少，大多为正细胞正血色素性贫血。网织红细胞数大多较低，少数正常，偶在外周血中见到有核红细胞，白细胞数增高者约占 50% 以上，其余正常或减少，但在整个病程中白细胞数可有增、减变化。白细胞分类示原始细胞和幼稚细胞占多数。血小板减少。

（二）骨髓象

骨髓检查是确立诊断和评定疗效的重要依据；典型的骨髓象为该类型白血病的原始及幼稚细胞极度增生；幼红细胞和巨核细胞减少。但有少数患儿的骨髓表现为增生低下，其预后和治疗均有特殊之处。

（三）组织化学染色

1. 过氧化酶

在早幼阶段以后的粒细胞为阳性；幼稚及成熟单核细胞为弱阳性；淋巴细胞和浆细胞均为阴性。各类型分化较低的原始细胞均为阴性。

2. 酸性磷酸酶

原始粒细胞大多为阴性，早幼粒以后各阶段粒细胞为阳性；原始淋巴细胞弱阳性，T细胞强阳性，B细胞阴性；原始和幼稚单核细胞强阳性。

3. 碱性磷酸酶

成熟粒细胞中此酶的活性在急性粒细胞白血病时明显降低，积分极低或为0；在急性淋巴细胞白血病时积分增加；在急性单核细胞白血病时积分大多正常。

4. 苏丹黑

此染色结果与过氧化酶染色的结果相似，原始及早幼粒细胞阳性；原淋巴细胞阴性；原单核细胞弱阳性。

5. 糖原

原始粒细胞为阴性，早幼粒细胞以后各阶段粒细胞为阳性；原始及幼稚淋巴细胞约半数为强阳性，余为阳性；原始及幼稚单核细胞多为阳性。

6. 非特异性酯酶（萘酚酯 NASDA）

这是单核细胞的标记酶，幼稚单核细胞强阳性，原始粒细胞和早幼粒细胞以下各阶段细胞均为阳性或弱阳性，原始淋巴细胞为阴性或弱阳性。

（四）溶菌酶检查

血清中的溶菌酶主要来源于破碎的单核细胞和中性粒细胞，测定血清与尿液中溶菌酶的含量可以协助鉴别白血病细胞类型。正常人血清含量为 4～20mg/L；尿液中不含此酶。在急性单核细胞白血病时，其血清及尿液的溶菌酶浓度明显增高；急性粒细胞白血病时中度增高；急性淋巴细胞白血病时则减少或正常。

五、诊断和鉴别诊断

典型病例根据临床表现、血象和骨髓象的改变即可做出诊断。发病早期症状不典型，特别是白细胞数正常或减少者，其血涂片不易找到幼稚白细胞时，可使诊断发生困难。须与以下疾病鉴别。

（一）再生障碍性贫血

本病血象呈全血细胞减少；肝、脾、淋巴结肿大；骨髓有核细胞增生低下，无幼稚白细胞增生。

（二）传染性单核细胞增多症

本病肝、脾、淋巴结常肿大；白细胞数增高并出现异型淋巴细胞，易与急性淋巴细胞白血病混淆，但本病病程经过一般良好，血象多于 1 个月左右恢复正常；血清嗜异性凝集反血阳性；骨体无白血病改变。

（三）类白血病反应

类白血病反应为造血系统对感染，中毒和溶血等刺激因素的一种异常反应，以外周血出现幼稚白细胞或白细胞数增高为特征。当原发疾病被控制后，血象即恢复正常。此外，血小板数多正常，白细胞有中毒性改变，如中毒颗粒和空泡形成；中性粒细胞碱性磷酸酶积分显著增高等，可与白血病区别。

六、治疗

急性白血病的治疗主要是以化疗为主的综合疗法，其原则是要：①早期诊断、早期治疗。②应严格区分患儿的白血病类型，按照类型选用不同的化疗药物联合治疗。③药物剂量要足，治疗过程要间歇。④要长期治疗，交替使用多种药物，同时要早期防治中枢神经系统白血病和睾丸白血病，注意支持疗法。持续完全缓解 2.5～3.5 年者方可停止治疗。

（一）支持疗法

1. 防治感染

在化疗阶段，保护性环境隔离对防止外源性感染具有较好效果。用抗生素预防细菌性感染，可减少感染性并发症。并发细菌性感染时，应根据不同致病菌和药敏试验结果选用有效的抗生素治疗。长期化疗常并发真菌感染，可选用抗真菌药物如制霉菌素，两性霉素 B 或氟康唑等治疗；并发疱疹病毒感染者可用阿昔洛韦治疗；怀疑并发卡氏囊虫肺炎者，应及早采用复方新诺明治疗。

2．输血和成分输血

明显贫血者可输给红细胞；因血小板减少而致出血者，可输浓缩血小板。有条件时可酌情静脉输注丙种球蛋白。

3．集落刺激因子

化疗期间如骨髓抑制明显者，可给予 G-CSF、GM-CSF 等集落刺激因子。

4．高尿酸血症的防治

在化疗早期，由于大量白血病细胞破坏分解而引起高尿酸血症，导致尿酸结石梗阻、少尿或急性肾衰竭，故应注意多喝水以利尿。为预防高尿酸血症，可口服别嘌呤醇。

5．其他

在治疗过程中，要增加营养。有发热、出血时应卧床休息。要注意口腔卫生，防止感染和黏膜糜烂。并发弥散性血管内凝血时，可用肝素治疗。

（二）化学药物治疗

目的是杀灭白血病细胞，解除白血病细胞浸润引起的症状，使病情缓解以至治愈。急性白血病的化疗通常按下述次序分阶段进行。

1．诱导治疗

诱导缓解治疗是患儿能否长期无病生存的关键，需联合数种化疗药物，最大限度地杀灭白血病细胞。从而尽快达到完全缓解、柔红霉素（DNR）和门冬酰胺酶（L-ASP）是提高急性淋巴细胞白血病（ALL）完全缓解率和长期生存率的两个重要药物，故大多数 ALL 诱导缓解方案均为包含这两种药物的联合化疗，如 VDLP 等。而阿糖胞苷（Ara-c）则对治疗急性非淋细胞白血病重要。

2．巩固治疗

强力的巩固治疗是在缓解状态下最大限度地杀灭微小残留白血病细胞（MRLC）的有力措施，可有效地防止早期复发，并使在尽可能少的 MRLC 状况下进行维持治疗。

3. 预防髓外白血病

由于大多数药物不能到达中枢神经系统、睾丸等部位，如果不积极预防髓外白血病，则 CNSL 在 3 年化疗期间的发生率可高达 50% 左右。TL 的发生率在男孩可有 5%～30%。CNSL 和 TL 会导致骨髓复发、治疗失败，因此有效的髓外白血病的预防是白血病特别是急性淋巴细胞白血病患儿获得长期生存的关键之一。通常首选大剂量氨甲蝶呤＋四氢叶酸钙（HDMTX＋CF）方案，配合氨甲蝶呤（MTX）、Ara-c 和地塞米松三联药物鞘内注射治疗。ANLL 选用三联药物鞘内注射。

4. 维持治疗和加强治疗

为了巩固疗效，达到长期缓解或治愈的目的，必须在上述疗程后进行维持治疗和加强治疗。

（三）造血干细胞移植

这是将正常的造血干细胞移植到患儿骨髓内使增殖和分化，以取代患儿原来的有缺陷的造血细胞，重建其造血和免疫功能，从而达到治疗的目的。造血干细胞取自骨髓者称骨髓移植，取自外周血或脐带血者分别称外周血造血干细胞移植和脐带血造血干细胞移植；造血干细胞移植法不仅提高患儿的长期生存率，而且还可能根治白血病。随着化疗效果的不断提高，目前造血干细胞移植多用于急性非淋巴细胞白血病和部分高危型急性淋巴细胞白血病患儿，一般在第 1 次化疗完全缓解后进行，其 5 年无病生存率约为 50%～70%；标危型急性淋巴细胞白血病一般不采用此方法。

（四）常用化疗方法举例

1. 高危急性淋巴细胞白血病的化疗

（1）诱导治疗：例如 VDLP 方案 4 周。长春新碱（VCR）1.5mg/m²（每次最大量不超过 2mg）静脉注射，每周 1 次，共 4 次；柔红霉素（DNR）30mg/m²，快速静脉滴注，第 8～10 天使用，共 3 次，门冬酰胺酶（L-Asp）5 000～10 000U/m²，静脉滴注或肌内注射，从第 9 天开始隔日 1 次，共 8 次；泼尼松（Pred）第 1～28 天使用，每日 60mg/m²，分 3 次口服，第 29 开始每 2 日减半量，1 周内减停。

（2）巩固治疗：在诱导治疗 28 天达完全缓解时，宜在第 29～32 天开始巩固治疗。例如 CAM 方案：环磷酰胺（CTX）800～1000mg/m²，于第 1 天快速静脉滴注（注意水化和保持尿碱性）；阿糖胞苷（Ara-c）1g/m²，第 2～4 天使用，每 12 小时静脉滴注 1 次，共 6 次；6-MP 每日 50mg/m²，第 1～7 天使用，晚间 1 次口服。

（3）早期强化治疗。例如 VDL Dex 方案：VCR、DNR 均于第 1 天、第 8 天各 1 次，剂量同前；L-Asp 5000～10 000U/m²，于第 2 天、第 4 天、第 6 天、第 8 天使用，共 4 次；DEX 每日 8mg/m²，第 1～14 天使用，第 3 周减停。休息 1～2 周，接依托泊苷（鬼臼乙叉甙，VP16）＋Ara-c 方案：VP16 100mg/m² 静脉滴注，然后继续静脉滴注 Ara-c 300mg/m²，于第 1 天、第 4 天、第 7 天使用，共 3 次。

（4）维持治疗：6-MP＋MTX 方案。6-MP 每日 75mg/m²，夜间睡前顿服，共 21 次；MTX 每次 20～30mg/m²，肌内注射或口服，每周 1 次，连用 3 周；接着 VDex 1 周（剂量同前）；如此重复序贯用药，遇强化治疗暂停。

（5）加强治疗：自维持治疗期起，每年第 3 个月、第 9 个月各用 COA Dex 方案 1 个疗程（CTX 为 600mg/m²，其余剂量和用法同前，其中 O 即 VCR）；每年第 6 个月用 VDLDex 方案（用法同早期强化治疗）；每年第 12 个用替尼泊苷（VM26）或 VP16＋Ara-c 1 个疗程（同早期强化治疗）。

（6）HDMTX＋CF 治疗和鞘内注射：未做颅脑放射治疗者，从维持治疗第 2 个月开始，每 3 个月 1 次 HDMTX＋CF，共 8 次，然后每 3 个月三联鞘内注射 1 次。已做颅脑放射治疗者，只能采用三联鞘注，每 12 周 1 次直至终止治疗。

总疗程自维持治疗算起，女孩为 3 年，男孩为 3.5 年。

2. 标危型急性淋巴细胞白血病化疗

基本同高危急性淋巴细胞白血病，但 DNR 在诱导治疗时减为 2 次；在髓外白血病预防中，一般不用放疗；加强治疗为每年强化 1 次，第 1 年、第 3 年末选用 VDLDex，第 2 年末选用 VP16＋ Ara-c；维持期 HDMTX＋CF 共用 6 次，总疗程自维持治疗算起，女孩 2 年半，男孩 3 年。

3. 急性非淋巴细胞白血病的治疗

（1）诱导治疗。①DA 方案：DNR 每日 $30\sim40mg/m^2$，静脉滴注，每日 1 次，第 $1\sim3$ 天使用；Ara-c 每日 $150\sim200mg/m^2$ 静脉滴注或肌内注射，分 2 次（2 小时一次），第 $1\sim7$ 天使用。②DEA 方案：DNR 和 Ara-c 同上；VP16（或 VM26）每日 $100\sim150mg/m^2$，静脉滴注，每日 1 次，第 $5\sim7$ 天使用。

（2）缓解后治疗。①巩固治疗采用原有效的诱导方案 $1\sim2$ 个疗程。②维持治疗常选用 DA、DAE、COAP、CAM 中 3 个有效方案作序贯治疗，第 1 年每月 1 个疗程，第 2 年每 $6\sim8$ 周 1 个疗程，第 3 年每 $8\sim12$ 周 1 个疗程，维持 3 年左右终止治疗。或选用 HDAra-c＋DNR（或）VP16 方案：Ara-c 每 12 小时静脉滴注 1 次，每次 $2mg/m^2$，第 $4\sim6$ 天使用；DNR 每日 $30mg/m^2$，每日静脉滴注 1 次，第 $1\sim2$ 天使用；当 DNR 累积量大于 $360mg/m^2$，改为 VP16 每日 $100mg/m^2$ 静脉滴注，第 1 天、第 3 天各用一次。疗程间歇 $3\sim5$ 周，共 $4\sim6$ 个疗程后终止治疗。

七、预后

近十年来由于化疗的不断改进，急性淋巴细胞白血病已不再被认为是致死性疾病，5 年无病生存率达 $70\%\sim80\%$；急性非淋巴细胞白血病的初治完全缓解率亦已达 80%，5 年无病生存率 $40\%\sim60\%$。

第十章　内分泌系统疾病

第一节　生长激素缺乏症

生长激素缺乏症（GHD）又称垂体性侏儒症，是由于垂体前叶合成和分泌的生长激素部分或完全缺乏，或由于生长激素分子结构异常、受体缺陷等所致的生长发育障碍性疾病，其身高低于同年龄、同性别正常健康儿童生长曲线第 3 百分位数以下或低于正常儿两个标准差。

一、病因及发病机制

（一）病因

生长激素缺乏症是由于生长激素分泌不足所致，其原因如下。

1. 原发性（特发性）

占绝大多数。①遗传因素：约有 5％GHD 患儿由遗传因素造成。②特发性下丘脑、垂体功能障碍，下丘脑、垂体无明显病灶，但分泌功能不足。③发育异常：垂体不发育或发育异常。

2. 继发性（器质性）

继发于下丘脑、垂体或其他颅内肿瘤、感染、放射性损伤、头颅外伤、细胞浸润等病变，其中产伤是国内生长激素缺乏症的最主要原因，这些病变侵及下丘脑或垂体前叶时都可引起生长迟缓。

3. 暂时性

体质性青春期生长延迟、社会心理性生长抑制、原发性甲状腺功能减退等均可造成暂时性生长激素分泌不足，当不良刺激消除或原发疾病治疗后，这种功能障碍即可恢复。

（二）发病机制

生长激素由垂体前叶细胞合成和分泌，其释放受下丘脑分泌的生长激素释放激素（GHRH）和生长激素释放抑制激素（GH-RIH）的调节，前者刺激垂体释放生长激素，后者则对生长激素的合成和分泌有抑制作用。垂体在这两种激素的交互作用下以脉冲方式释放生长激素。儿童时期每日生长激素的分泌量超过成人，在青春发育期更为明显。

生长激素的基本功能是促进生长。人体各种组织细胞增大和增殖，骨骼、肌肉和各系统器官生长发育都有赖于生长激素的作用。当生长激素缺乏时，患儿表现出身材矮小。

二、临床表现

（一）原发性生长激素缺乏症

1. 身材矮小

出生时身高和体重都正常，1～2岁后呈现生长缓慢，身高增长速度＜4cm/年，故随着年龄增长，其身高明显低于同龄儿。患儿头颅圆形，面容幼稚，脸圆胖，皮肤细腻，头发纤细，下颌和颏部发育不良。患儿虽然身材矮小，但身体各部比例正常，体形匀称，与实际年龄相符。

2. 骨成熟延迟

出牙及囟门闭合延迟，恒齿排列不整，骨化中心发育迟缓，骨龄小于实际年龄2岁以上。

3. 伴随症状

生长激素缺乏症患儿可同时伴有一种或多种其他垂体激素的缺乏，从而出现相应伴随症状。若伴有促肾上腺皮质激素缺乏容易发生低血糖；若伴有促甲状腺激素缺乏可有食欲不振、不爱活动等轻度甲状腺功能低下的症状；若伴有促性腺激素缺乏，性腺发育不全，到青春期仍无性器官发育和第二性征，男孩出现小阴茎（即拉直的阴茎长度小于2.5cm），睾丸细小，多伴有隐睾症，女孩表现为原发性闭经、乳房不发育。

（二）继发性生长激素缺乏症

可发生于任何年龄，发病后生长发育开始减慢。因颅内肿瘤引起者多有头痛、呕吐等颅内高压和视神经受压迫等症状和体征。

三、辅助检查

（一）生长激素刺激试验

生长激素缺乏症的诊断依靠生长激素测定。正常人血清 GH 值很低且呈脉冲式分泌，受各种因素的影响，因此随意取血测血 GH 对诊断没有意义，须做测定反应生长激素分泌功能的试验。

1. 生理性试验

运动试验、睡眠试验。可用于对可疑患儿的筛查。

2. 药物刺激试验

所用药物包括胰岛素、精氨酸、可乐定、左旋多巴。由于各种 GH 刺激试验均存在一定局限性，所以必须 2 种以上药物刺激试验结果都不正常时，才可确诊为 GHD。一般多选择胰岛素加可乐定或左旋多巴试验。对于年龄较小的儿童，特别注意有无低血糖症状，以防引起低血糖惊厥等反应。

（二）其他检查

1. X 线检查

常用左手腕掌指骨片评定骨龄。生长激素缺乏症患儿骨龄落后于实际年龄 2 岁或 2 岁以上。

2. CT 或 MRI 检查

对已确诊为生长激素缺乏症的患儿，根据需要选择此项检查，以了解下丘脑和垂体有无器质性病变，尤其对肿瘤有重要意义。

四、诊断要点

（1）身材矮小：低于同年龄、同性别正常健康儿生长曲线第 3 百分位以下或低于 2 个标准差（-2SD）。

（2）学龄期年生长速率＜5cm。

（3）骨龄延迟，一般低于实际年龄2岁以上。

（4）GH激发实验峰值<10μg/L。

（5）综合分析：了解母孕期情况、出生史、喂养史、疾病史，结合体格检查和实验室检查结果综合判断。

五、鉴别诊断

（一）家族性矮身材

父母身高均矮，小儿身高在第3百分位数左右，但骨龄与年龄相称，智力和性发育均正常。父母中常有相似的既往史。

（二）体质性青春期延迟

男孩多见，有遗传倾向。2～3岁时身高低矮，3岁后生长速度又恢复至≥5cm/年。GH正常，骨龄落后，骨龄和身高一致。青春期发育延迟3～5年，但最终达正常成人身高。

（三）宫内生长迟缓

出生时身高、体重均低于同胎龄儿第10百分位，约8%患儿达不到正常成人身高。

（四）内分泌疾病及染色体异常

甲状腺功能低下、21-三体综合征、Turner综合征等均有身材矮小，根据特殊体态、面容可做出诊断。

（五）全身性疾病

包括心、肝、肾疾病，重度营养不良，慢性感染，长期精神压抑等导致身材矮小者，可通过病史、全面查体及相应的实验室检查做出诊断。

六、治疗

（一）生长激素替代治疗

目前广泛使用基因重组人生长激素（r-hGH），每天0.1U/kg，每晚睡前皮下注射。治疗后身高和骨龄均衡增长，其最终身高与开始治疗的年龄有关，治疗愈早效果愈好。治疗后第1年效果最显著，以后疗效稍有下降。GH可持续使用至骨骺融合，骨骺闭合后禁用。

治疗过程中，应密切观察甲状腺功能，若血清甲状腺素低于正常，应及时补充甲状腺激素。

（二）合成代谢激素

可增加蛋白合成，促进身高增长。可选用氧甲氢龙、氟甲睾酮或苯丙酸诺龙。由于此类药可促使骨骺提前融合，反而影响最终身高，故应谨慎使用。疗程不能长于 6 个月。

（三）性激素

同时伴有性腺轴功能障碍的患儿在骨龄达 12 岁时可开始用性激素治疗，促进第二性征发育。男孩用长效庚酸睾酮，女孩用妊马雌酮（一种天然合成型雌激素）。

（四）可乐定

为一种 α-肾上腺素受体兴奋剂，可促使 GHRH 分泌，使生长激素分泌增加。剂量为每日$75\sim150\mu g/m^2$，每晚睡前服用，3～6 个月为 1 个疗程。

（五）左旋多巴

可刺激垂体分泌生长激素。剂量为每日 10mg/kg，早晚各一次。

（六）其他

适当使用钙、锌等辅助药物。

第二节　儿童糖尿病

糖尿病（DM）是由于胰岛素绝对或相对缺乏所造成的糖、脂肪、蛋白质代谢紊乱，致使血糖增高、尿糖增加的一种疾病。糖尿病可分为 1 型、2 型和其他类型糖尿病，儿童糖尿病大多为 1 型。

一、病因及发病机制

（一）病因

1 型糖尿病的发病机制目前尚未完全阐明，认为与遗传、自身

免疫反应及环境因素等有关。其中,环境因素可能有病毒感染
(风疹、腮腺炎、柯萨奇病毒)、化学毒素(如亚硝铵)、饮食(如
牛奶)、胰腺遭到缺血损伤等因素的触发。机体在遗传易感性的基
础上,病毒感染或其他因子触发易感者产生由细胞和体液免疫都
参与的自身免疫过程,最终破坏了胰岛 G 细胞,使胰岛分泌胰岛
素的功能降低以致衰竭。

(二)发病机制

人体中有 6 种涉及能量代谢的激素:胰岛素、胰高糖素、肾
上腺素、去甲肾上腺素、皮质醇和生长激素。胰岛素是其中唯一
降低血糖的激素(促进能量储存),其他 5 种激素在饥饿状态时均
可升高血糖,为反调节激素。1 型糖尿病患儿 β 细胞被破坏,致使
胰岛素分泌不足或完全丧失,是造成代谢紊乱的主要原因。

胰岛素能够促进糖的利用,促进蛋白质、脂肪合成,抑制肝
糖原和脂肪分解等。当胰岛素分泌不足时,葡萄糖的利用量减少,
而增高的胰高糖素、生长激素和氢化可的松等又促进肝糖原分解
和糖异生作用,脂肪和蛋白质分解加速,使血液中的葡萄糖增高,
当血糖浓度超过肾糖阈值时(10mmol/L 或 180mg/dL)导致渗透
性利尿,引起多尿,可造成电解质紊乱和慢性脱水;作为代偿,
患儿渴感增加,导致多饮;同时由于组织不能利用葡萄糖,能量
不足而使机体乏力、软弱,易产生饥饿感,引起多食;同时由于
蛋白质合成减少,体重下降,生长发育延迟和抵抗力降低,易继
发感染。胰岛素不足和反调节激素增高促进了脂肪分解,使血中
脂肪酸增高,机体通过脂肪酸供能来弥补不能有效利用葡萄糖产
生能量,而过多的游离脂肪酸在体内代谢,导致乙酰乙酸、β-羟丁
酸和丙酮酸等在体内堆积,形成酮症酸中毒。

二、临床表现

(一)儿童糖尿病特点

起病较急剧,部分患儿起病缓慢,表现为精神不振、疲乏无
力、体重逐渐减轻等。多数患儿表现为多尿、多饮、多食和体重

下降等"三多一少"的典型症状。学龄儿可因遗尿或夜尿增多而就诊。

约有40％患儿首次就诊即表现为糖尿病酮症酸中毒，常由于急性感染、过食、诊断延误或突然中断胰岛素治疗等而诱发，且年龄越小者发生率越高。表现为恶心、呕吐、腹痛、食欲不振等胃肠道症状及脱水和酸中毒症状：皮肤黏膜干燥，呼吸深长，呼吸中有酮味（烂苹果味），脉搏细速，血压下降，随即可出现嗜睡、昏迷甚至死亡。

（二）婴幼儿糖尿病特点

遗尿或夜尿增多，多饮多尿不易被察觉，很快发生脱水和酮症酸中毒。

三、辅助检查

（一）尿液检查

尿糖阳性，通过尿糖试纸的呈色强度或尿常规检查可粗略估计血糖水平；尿酮体阳性提示有酮症酸中毒；尿蛋白阳性提示可能有肾脏的继发损害。

（二）血糖

空腹全血或血浆血糖分别$\geqslant 6.7 mmol/L$（120mg/dL）、$\geqslant 7.8 mmol/L$（140mg/dL）。1天内任意时刻（非空腹）血糖$\geqslant 11.1 mmol/L$（200mg/dL）。

（三）糖耐量试验

本试验适用于空腹血糖正常或正常高限，餐后血糖高于正常而尿糖偶尔阳性的患儿。试验方法：试验前避免剧烈运动、精神紧张，停服氢氯噻嗪、水杨酸等影响糖代谢的药物，试验当日自0时起禁食；清晨按1.75g/kg口服葡萄糖，最大量不超过75g，每克加温水2.5mL，于3～5分钟内服完；喝糖水时的速度不宜过快，以免引起恶心、呕吐等胃肠道症状；在口服前（0分）和服后60、120、180分钟各采血测定血糖和胰岛素含量。结果判定见表10-1。

表 10-1　糖耐量试验结果判定

	0 分钟	60 分钟	120 分钟
正常人	<6.2mmol/L (110mg/dL)	<10mmol/L (180mg/dL)	<7.8mmol/L (140mg/dL)
糖尿病患儿	>6.2mmol/L (110mg/dL)	—	>11mmol/L (200mg/dL)

（四）糖化血红蛋白（HbA1c）检测

该指标反应患儿抽血前 2~3 个月血糖的总体水平。糖尿病患儿此指标明显高于正常（正常人<7%）。

（五）血气分析

$pH<7.30$，$HCO_3<15mmol/L$ 时证实患儿存在代谢性酸中毒。

（六）其他

胆固醇、甘油三酯及游离脂肪酸均增高，胰岛细胞抗体可呈阳性。

四、诊断

典型病例根据"三多一少"症状，结合尿糖阳性，空腹血糖≥7.0mmol/L（126mg/dL）即可诊断。糖化血红蛋白等测定有助于诊断。

五、鉴别诊断

（一）婴儿暂时性糖尿病

病因不明。多数在出生后 6 周左右发病。表现为发热、呕吐、体重不增、脱水等症状。血糖升高，尿糖和酮体阳性。经补液等一般处理后即可恢复。

（二）非糖尿病性葡萄糖尿症

Fanconi 综合征、肾小管酸中毒等患儿都可发生糖尿，鉴别主要靠空腹血糖测定、肾功能检查，必要时行糖耐量试验。

（三）与酮症酸中毒昏迷相鉴别的疾病

如重度脱水、低血糖、某些毒物的中毒等。可根据原发病及病史鉴别。

六、治疗

（一）治疗原则与目标

（1）消除糖尿病症状。

（2）防止酮症酸中毒、避免低血糖。

（3）保证患儿正常生长发育和青春期发育，防止肥胖。

（4）早期诊断与预防急性并发症，避免和延缓慢性并发症的发生和发展。

（5）长期、系统管理和教育，包括胰岛素的应用、计划饮食、身体锻炼和心理治疗，并使患儿和家属学会自我管理，保持健康心理，保证合理的学习生活能力。

（二）胰岛素的应用

1型糖尿病患儿必须终身使用胰岛素治疗。

1. 常用制剂及用法

有短效的胰岛素（RI）、中效的珠蛋白胰岛素（NPH）和长效的鱼精蛋白锌胰岛素（PZI）三类制剂。PZI在儿童中很少单独使用。

应用方法：①短效胰岛素（RI）初剂量$0.5\sim1.0U/(kg\cdot d)$，年龄<3岁用$0.25U/(kg\cdot d)$，分$3\sim4$次，于早、中、晚餐前30分钟及睡前皮下注射（睡前最好用NPH）；②NPH与RI混合（NPH占60%，RI占40%）在早餐前30分钟分2次注射，早餐前注射总量的2/3，晚餐前用1/3。根据尿糖定性，每$2\sim3$天调整剂量一次，直至尿糖定性不超过（＋＋）。每次调整$2\sim4$个单位为宜。也有人主张年幼儿使用每日2次的方法，年长儿每日注射$3\sim4$次。

2. 胰岛素笔

为普通注射器的改良，用喷嘴压力和极细的针头将胰岛素推入皮下，操作简便，注射剂量准确。

3.胰岛素泵

胰岛素泵即人工胰岛，通过模拟正常人胰岛 β 细胞，按照不同的速度向体内持续释放胰岛素，适用于血糖波动较大、分次胰岛素注射不易控制者。

4.胰岛素治疗中易发生的问题

（1）注射部位萎缩：由于反复在同一部位注射所致，影响胰岛素的治疗效果。应选用双上臂前外侧、双下肢大腿前外侧、脐两侧和臀部轮换注射，每针间距 2cm，1 个月内不应在同一部位重复注射。

（2）低－高血糖反应（Somogyi 现象）：由于慢性胰岛素过量，夜间低血糖后引发的高血糖现象。此时应逐步减少胰岛素用量使血糖稳定。

（3）黎明现象：是一种在早晨 5～9 点空腹血糖升高，而无夜间低血糖发生的情况，为晚间胰岛素用量不足所致。可加大晚间胰岛素剂量或将 NPH 注射时间稍往后移即可。

（4）低血糖：胰岛素用量过大，或使用胰岛素后未按时进食，或剧烈运动后，均易发生低血糖。久病者肾上腺素分泌反应延迟，也是易发生低血糖的因素。严重的低血糖很危险，可造成永久性脑组织损伤，如不及时抢救，可危及生命。一旦发生，立即给予葡萄糖口服或静脉注射。

（三）饮食管理

合理的饮食是治疗糖尿病的重要环节之一，在制定饮食计划时，既要使血糖控制在正常范围，又要满足小儿生长发育的需要。每日所需热量（kcal）为 1000＋［年龄×（80～100）］。饮食供热量按蛋白质占 15%～20%，碳水化合物占 50%～55%，脂肪占 30%。蛋白质宜选用动物蛋白，脂肪应以植物油为主，碳水化合物最好以米饭为主。全日热量分 3 餐供应，分别占 1/5、2/5、2/5，并由每餐中留少量食物作为餐间点心。

（四）运动疗法

胰岛素注射、计划饮食和运动锻炼被称为糖尿病治疗的三要素。运动可使热量平稳并控制体重，减少冠心病的发生。但糖尿病患儿必须在血糖得到控制后才能参加运动，运动应安排在胰岛素注射及进餐后 2 小时之间，防止发生低血糖。若发生视网膜病变时应避免头部剧烈运动，以防发生视网膜出血。

（五）糖尿病的长期管理和监控

由于本病需要终生饮食控制和注射胰岛素，给患儿带来各种压力和心理负担，因此医务人员应介绍有关知识，定期讲座，帮助患儿树立信心，使其坚持有规律的治疗和生活。国内有举办糖尿病夏令营的经验，证实这种活动有助于患儿身心的康复。

对患儿的监控内容主要包括以下几项。

1. 建立病历

定期复诊，做好家庭治疗记录。

2. 监控内容和时间

（1）血糖或尿糖和尿酮体：尿糖应每天查 4 次（三餐前和睡前，至少 2 次），每周一次凌晨 2～3 点钟的血糖。无血糖仪者测尿糖同时测酮体。定期测 24 小时尿糖，至少每年一次。

（2）糖化血红蛋白：每 2～3 个月一次，1 年至少 4～6 次。

（3）尿微量清蛋白：病情稳定后 2～3 个月或每年 1～2 次。

（4）血脂：最好每半年一次，包括总胆固醇、甘油三酯、HDL、LDL、VLDL。

（5）体格检查：每次复诊均应测量血压、身高、体重和青春期发育状况。

（6）眼底：病程 5 年以上或青春期患者每年一次。

3. 控制监测

主要目的是使患儿维持尿糖定性在（＋）～（－）之间；尿酮体（－），24 小时尿糖≤5g；保证小儿正常生长发育，并早期发现并发症。予以及时处理：关于血糖的监测见表 10-2。

表 10-2　糖尿病患儿血糖控制监测表

项目	理想	良好	差	需调整治疗
空腹血糖（mmol/L）	3.6～6.1	4.0～7.0	＞8	＞9
餐后 2 小时血糖（mmol/L）	4.0～7.0	5.0～11.0	11.1～14.0	＞14
凌晨 2～4 时血糖（mmol/L）	3.6～6.0	≥3.6	＜3.0 或＞9	＞9
糖化血红蛋白（%）	＜6.05	＜7.6	7.9～9.0	＞9.0

（六）移植治疗

1.胰腺移植

多采用节段移植或全胰腺移植，文献报道 1 年成活率可达 80%，肾、胰腺联合移植成活率更高。

2.胰岛移植

采用人或猪胚胎胰岛细胞，可通过门静脉或肾被膜下移植于 IDDM 患者，移植后的胰岛细胞可以生存数月，可停止或减少胰岛素用量。

（七）酮症酸中毒的治疗

原则为纠正脱水，控制高血糖，纠正电解质紊乱和酸碱失衡；消除诱因，防治并发症。

酮症酸中毒是引起儿童糖尿病急症死亡的主要原因。主要治疗措施是补充液体和电解质、胰岛素治疗和重要并发症的处理。

1.液体和电解质的补充

治疗酮症酸中毒最重要的是扩充血容量以恢复心血管功能和排尿。

（1）纠正丢失的液体按 100mL/kg 计算。输液开始的第一小时，按 20mL/kg 输入 0.9% 氯化钠溶液；在第 2～3 小时，输入 0.45% 氯化钠溶液，按 10mL/kg 静脉滴注。当血糖＜17mmol/L 时用含有 0.2% 氯化钠的 5% 葡萄糖液静脉滴注，治疗最初 12 小时内补充丢失液体总量的 50%～60%，以后的 24 小时内补充继续丢失量和生理需要量。

（2）钾的补充：在患儿开始排尿后应立即在输入液体中加入氯化钾作静脉滴注，其浓度为 0.1%～0.3%。一般按每日 2～

3mmol/kg（150～225mg/kg）补给。

（3）纠正酸中毒：碳酸氢钠不宜常规使用，仅在血 pH 值＜7.1、HCO_3^-＜12mmol/L 时，按2mmol/kg给予1.4％碳酸氢钠溶液静脉滴注，当 pH 值≥7.2 时即停用。

2. 胰岛素治疗

现多数采用小剂量胰岛素静脉滴注，胰岛素（RI）最初剂量0.1U/kg 静脉注射，继之持续静脉滴注0.1U/（kg·h），即将胰岛素 25U 加入等渗盐水 250mL 中静脉滴注。当血糖＜17mmol/L时，改输含0.2％氯化钠的 5％葡萄糖液，RI 改为皮下注射，每次0.25～0.5U/kg，每4～6小时 1 次，根据血糖浓度调整胰岛素用量。

第三节　持续低血糖症

低血糖是指某些病理或生理原因使血糖下降至低于正常水平。低血糖症的诊断标准是血糖在婴儿和儿童＜2.8mmol/L，足月新生儿＜2.2mmol/L，当出生婴儿血糖＜2.2mmol/L 就应开始积极治疗。

正常情况下，血糖的来源和去路保持动态平衡，血糖水平在正常范围内波动，当平衡被破坏时可引起高血糖或低血糖。葡萄糖是脑部的主要能量来源，由于脑细胞储存葡萄糖的能力有限，仅能维持数分钟脑部活动对能量的需求，且不能利用循环中的游离脂肪酸作为能量来源，脑细胞所需要的能量几乎全部直接来自血糖。因此，持续时间过长或反复发作的低血糖可造成不可逆性脑损伤，甚至死亡。年龄越小，脑损伤越重，出现低血糖状态时需要紧急处理。

一、诊断

（一）病史采集要点

1. 起病情况

临床症状与血糖下降速度、持续时间长短、个体反应性及基础疾病有关。通常血糖下降速度越快，持续时间越长，原发病越严重，临床症状越明显。

2. 主要临床表现

交感神经过度兴奋症状：恶心、呕吐、饥饿感、软弱无力、紧张、焦虑、心悸、出冷汗等。

急性脑功能障碍症状：轻者仅有烦躁不安、焦虑、淡漠，重者出现头痛、视物不清，反应迟钝，语言和思维障碍，定向力丧失，痉挛、癫痫样小发作，偶可偏瘫。新生儿和小婴儿低血糖的症状不典型，并且无特异性，常被忽略。

小婴儿低血糖可表现为青紫发作、呼吸困难、呼吸暂停、拒乳，突发的短暂性肌阵挛、衰弱、嗜睡和惊厥，体温常不正常。儿童容易出现行为的异常，如注意力不集中，表情淡漠、贪食等。

（二）体格检查要点

面色苍白、血压偏高、手足震颤，如低血糖严重而持久可出现意识模糊，甚至昏迷，各种反射消失。

（三）门诊资料分析

婴儿和儿童血糖＜2.8mmol/L/足月新生儿血糖＜2.2mmol/L时说明存在低血糖症。

（四）进一步检查

1. 同时测血糖和血胰岛素

当血糖＜2.24mmol/L（40mg/dL）时正常人血胰岛素应＜5mU/L，而不能＞10mU/L。如果有2次以上血糖低而胰岛素＞10mU/L即可诊断为高胰岛素血症。

2. 血酮体和丙氨酸检测

禁食8～16小时出现低血糖症状，血和尿中酮体水平明显增高，并有血丙氨酸降低时应考虑酮症性低血糖。

3. 血促肾上腺皮质激素（ACTH）、皮质醇、甲状腺素和生长激素监测

如检测的水平减低说明相应的激素缺乏。

4. 酮体、乳酸、丙酮酸及 pH 值、尿酮体

除低血糖外还伴有高乳酸血症，血酮体增多，酸中毒时要考虑是否为糖原累积病。

5. 腹部 CT

发现胰岛细胞腺瘤有助诊断。

6. 腹部 B 超

发现腺瘤回声图有助于诊断。

二、诊断

（一）诊断要点

有上述低血糖发作的临床表现，立即检测血糖，在婴儿和儿童<2.8mmol/L，足月新生儿<2.2mmol/L，给予葡萄糖后症状消除即可诊断。

（二）病因鉴别诊断要点

低血糖发作确诊后必须进一步查明病因，然后才能针对病因进行治疗和预防低血糖再发。

1. 高胰岛素血症

高胰岛素血症可发生于任何年龄，患者血糖低而胰岛素仍>10mU/L，可因胰岛 β 细胞增生、胰岛细胞增殖症或胰岛细胞腺瘤所引起。胰岛细胞腺瘤的胰岛素分泌是自主性的，胰岛素呈间断的释放，与血糖浓度无相关关系。胰岛细胞增生是分泌胰岛素的 β 细胞增生，胰岛细胞增殖症是胰腺管内含有胰岛的四种细胞，呈分散的单个细胞或是细胞簇存在的腺样组织，为未分化的小胰岛或微腺瘤。腹部 B 超发现腺瘤回声图、腹部 CT 可能发现胰岛细胞腺瘤有助于诊断，确诊需要依靠病理组织检查。

2. 酮症性低血糖

为最多见的儿童低血糖，多在晚餐进食过少或未进餐，伴有感染或胃肠炎时发病。次日晨可出现昏迷、惊厥，尿酮体阳性。患儿发育营养较差，不耐饥饿，禁食 12～18 小时就出现低血糖，空腹血丙氨酸降低，注射丙氨酸 2mg/kg 可使血葡萄糖、丙酮酸盐

及乳酸盐上升。至 7~8 岁可能因肌肉发育其中所含丙氨酸增多，可供糖异生之用而自然缓解。

3. 各种升糖激素缺乏

生长激素、皮质醇不足以及甲状腺激素缺乏，均可出现低血糖。由于这些激素有降低周围组织葡萄糖利用，动员脂肪酸和氨基酸以增加肝糖原合成，并有拮抗胰岛素的作用。根据症状和体征临床疑诊升糖激素缺乏者可测定相应的激素，包括生长激素激发试验，血甲状腺激素、ACTH、皮质醇及胰高糖素水平检测。

4. 碳水化合物代谢障碍

（1）糖原累积病：除低血糖外还有高乳酸血症，血酮体增多和酸中毒。其 I 型、III 型、IV 型和 O 型均可发生低血糖，以 I 型较为多见。I 型为葡萄糖-6-磷酸酶缺乏，该酶是糖原分解和糖异生最后一步产生葡萄糖所需的酶，此酶缺乏使葡萄糖的产生减少而发生严重的低血糖。III 型为脱酶缺乏，使糖原分解产生葡萄糖减少，但糖异生途径正常，因此低血糖症状较轻。IV 型为肝磷酸化酶缺乏，可发生于糖原分解中激活磷酸化酶的任何一步，偶有低血糖发生，肝功有损害。O 型为糖原合成酶缺乏，肝糖原合成减少，易发生空腹低血糖和酮血症，而餐后有高血糖和尿糖。

（2）糖异生的缺陷：糖异生过程中所需要的许多酶可发生缺陷，如果糖-1, 6-二磷酸醛缩酶缺乏时可发生空腹低血糖，以磷酸烯醇式丙酮酸羧化酶缺乏时低血糖最为严重，此酶为糖异生的关键酶，脂肪和氨基酸代谢的中间产物都不能转化成葡萄糖，因而发生空腹低血糖。

（3）半乳糖血症：是一种常染色体隐性遗传病，因缺乏 1-磷酸半乳糖尿苷转移酶，使 1-磷酸半乳糖不能转化成 1-磷酸葡萄糖，前者在体内积聚，抑制磷酸葡萄糖变位酶，使糖原分解出现急性阻滞，患儿于食乳后发生低血糖。患儿在食乳制品或人乳后发生低血糖，同时伴有呕吐腹泻、营养差、黄疸、肝大、酸中毒、尿糖及尿蛋白阳性、白内障，给予限制半乳糖饮食后尿糖、尿蛋白转阴，肝脏回缩，轻度白内障可消退，酶学检查有助于确诊。

(4) 果糖不耐受症：因缺乏 1-磷酸果糖醛缩酶，1-磷酸果糖不能进一步代谢，在体内积聚。本病主要表现在进食含果糖食物后出现低血糖和呕吐。患儿食母乳时无低血糖症状，在添加辅食后由于辅食中含果糖，不能进行代谢，临床出现低血糖、肝大和黄疸等。血中乳酸、酮体和游离脂肪酸增多，甘油三酯减低。

5. 氨基酸代谢障碍

因支链氨基酸代谢中 α-酮酸氧化脱羧酶缺乏，亮氨酸、异亮氨酸和缬氨酸的 α-酮酸不能脱羧，以致这些氨基酸及其 α-酮酸在肝内积聚，引起低血糖和重度低丙氨酸血症。临床多有酸中毒、吐泻、尿味异常，可查血、尿氨基酸确诊。

6. 脂肪代谢障碍

各种脂肪代谢酶的先天缺乏可引起卡尼汀缺乏或脂肪酸代谢缺陷，使脂肪代谢中间停滞而不能生成酮体，发生低血糖、肝大、肌张力低下、心肌肥大，除低血糖外可合并有酸中毒，血浆卡尼汀水平降低，酮体阴性，亦可有惊厥。

7. 新生儿暂时性低血糖

新生儿尤其早产儿和低出生体重儿低血糖发生率较高，主要原因是糖原贮备不足，体脂储存量少，脂肪分解成游离脂肪酸和酮体均少，因而容易发生低血糖。糖尿病母亲婴儿由于存在高胰岛素血症及胰高糖素分泌不足，内生葡萄糖产生受抑制而易发生低血糖。

8. 糖尿病治疗不当

糖尿病患者因胰岛素应用不当而致低血糖是临床最常见的原因，主要是胰岛素过量，其次与注射胰岛素后未能按时进餐、饮食量减少、剧烈活动等因素有关。

9. 其他

严重的和慢性的肝脏病变、小肠吸收障碍等亦可引起低血糖。

三、治疗对策

（一）治疗原则

（1）一经确诊低血糖，应立即静脉给予葡萄糖。

（2）针对病因治疗。

（二）治疗计划

1. 尽快提高血糖水平

静脉推注 25%（早产儿为 10%）葡萄糖，每次 1～2mL/kg，继以 10% 葡萄糖液静脉滴注，按 5～8mg/（kg·min）用输液泵持续静脉滴注，严重者可给 15mg/（kg·min），注意避免超过 20mg/（kg·min）或一次静脉推注 25% 葡萄糖 4mL/kg。一般用 10% 葡萄糖，输糖量应逐渐减慢，直至胰岛素不再释放，防止骤然停止引起胰岛素分泌再诱发低血糖。

2. 升糖激素的应用

如输入葡萄糖不能有效维持血糖正常，可用皮质激素增加糖异生，如氢化可的松 5mg/（kg·d），分 3 次静脉注射或口服，或泼尼松 1～2mg/（kg·d），分 3 次口服。效果不明显时改用胰高糖素 30μg/kg，最大量为 1mg，促进肝糖原分解，延长血糖升高时间。肾上腺素可阻断葡萄糖的摄取，对抗胰岛素的作用，用量为 1∶2000 肾上腺素皮下注射，从小量渐增，每次小于 1mL。二氮嗪 10～15mg/（kg·d）分 3～4 次口服，对抑制胰岛素的分泌有效。

3. 高胰岛素血症的治疗

（1）糖尿病母亲婴儿由于存在高胰岛素血症，输入葡萄糖后又刺激胰岛素分泌可致继发性低血糖，因此葡萄糖的输入应维持到高胰岛素血症消失才能停止。

（2）非糖尿病母亲的新生儿、婴儿或儿童的高胰岛素血症时应进行病因的鉴别，应按以下步骤进行治疗，静脉输入葡萄糖急救后开始服用皮质激素，效果不明显时试用人生长激素每日肌内注射 1U，或直接改服二氮嗪，连服 5 天。近年报道长效生长抑素治疗能抑制胰岛素的释放和纠正低血糖。药物治疗效果不明显时需剖腹探查，发现胰腺腺瘤则切除，如无胰腺瘤时切除 85%～90% 的胰腺组织。

4. 酮症性低血糖的治疗

以高蛋白、高糖饮食为主，在低血糖不发作的间期应监测尿酮体，如尿酮体阳性，预示数小时后将有低血糖发生，可及时给含糖饮料，防止低血糖的发生。

5. 激素治疗

激素缺乏者应补充有关激素。

6. 糖原代谢病的治疗

夜间多次喂哺或胃管连续喂食，后者予每日食物总热量的1/3，于8～12小时连续缓慢静脉滴注入，尚可服用生玉米淀粉液，粉量每次1.75g/kg，每6小时1次，于餐间、睡前及夜间服用，可使病情好转。

7. 枫糖尿症患者

饮食中应限制亮氨酸、异亮氨酸及缬氨酸含量，加服维生素B_1，遇感染易出现低血糖时给予输注葡萄糖。